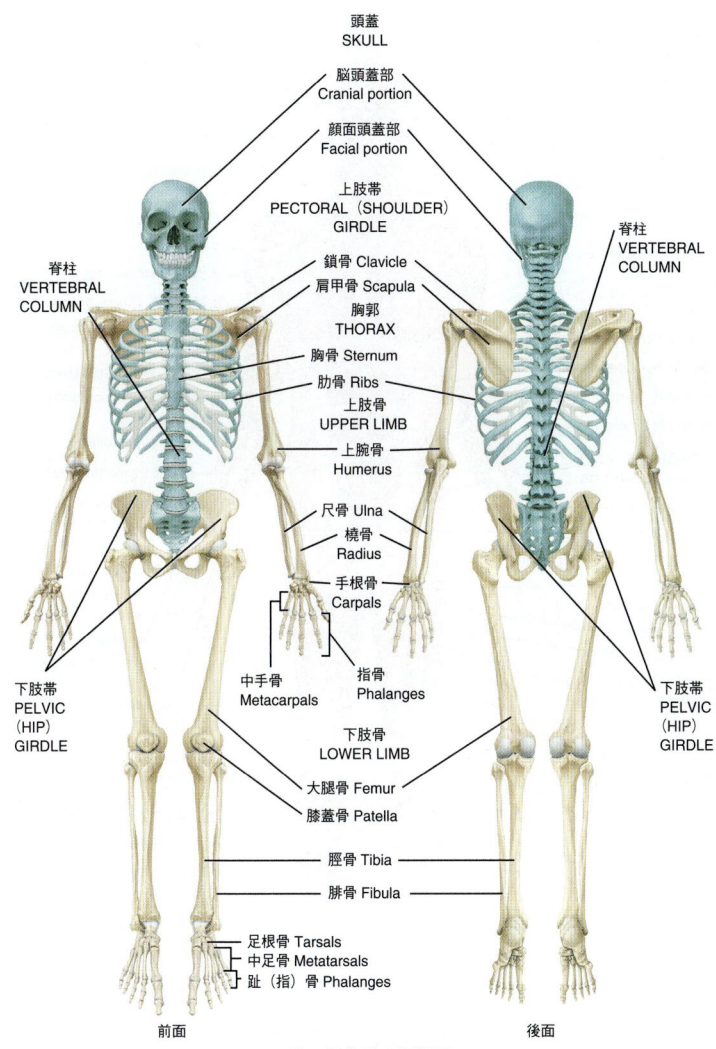

① 骨格系の解剖図
(桑木共之ら監訳:"トートラ人体の構造と機能 第4版", 丸善出版 (2012).)

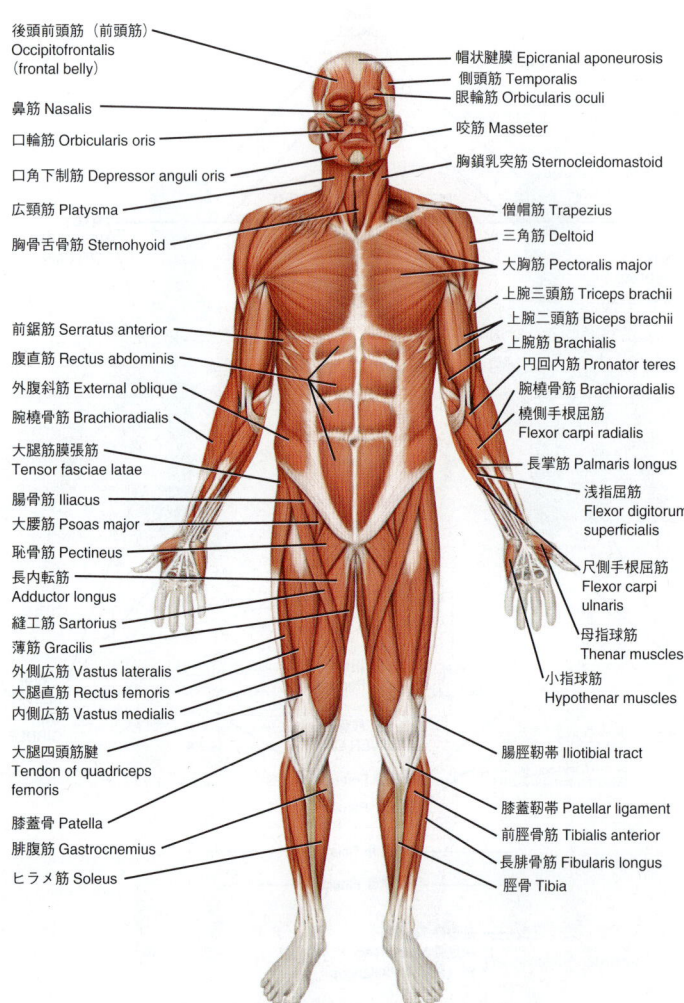

② 主要な浅層骨格筋系（浅層前面）の解剖図
（桑木共之ら監訳："トートラ人体の構造と機能 第4版", 丸善出版（2012）.）

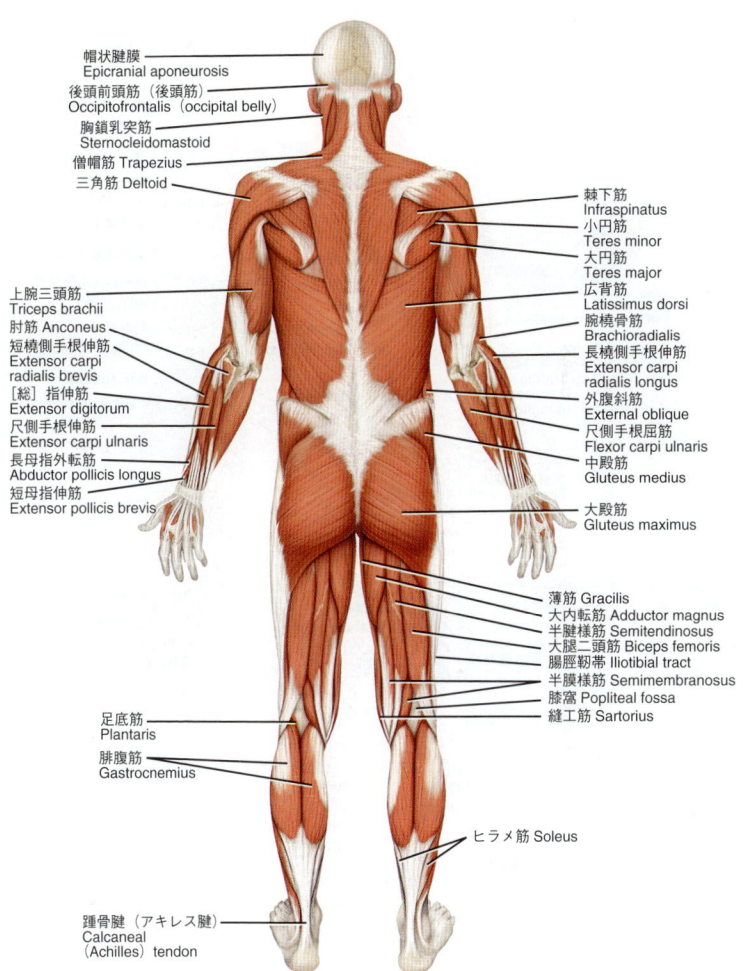

③ 主要な浅層骨格筋系（浅層後面）の解剖図
(桑木共之ら監訳："トートラ人体の構造と機能 第4版", 丸善出版 (2012).)

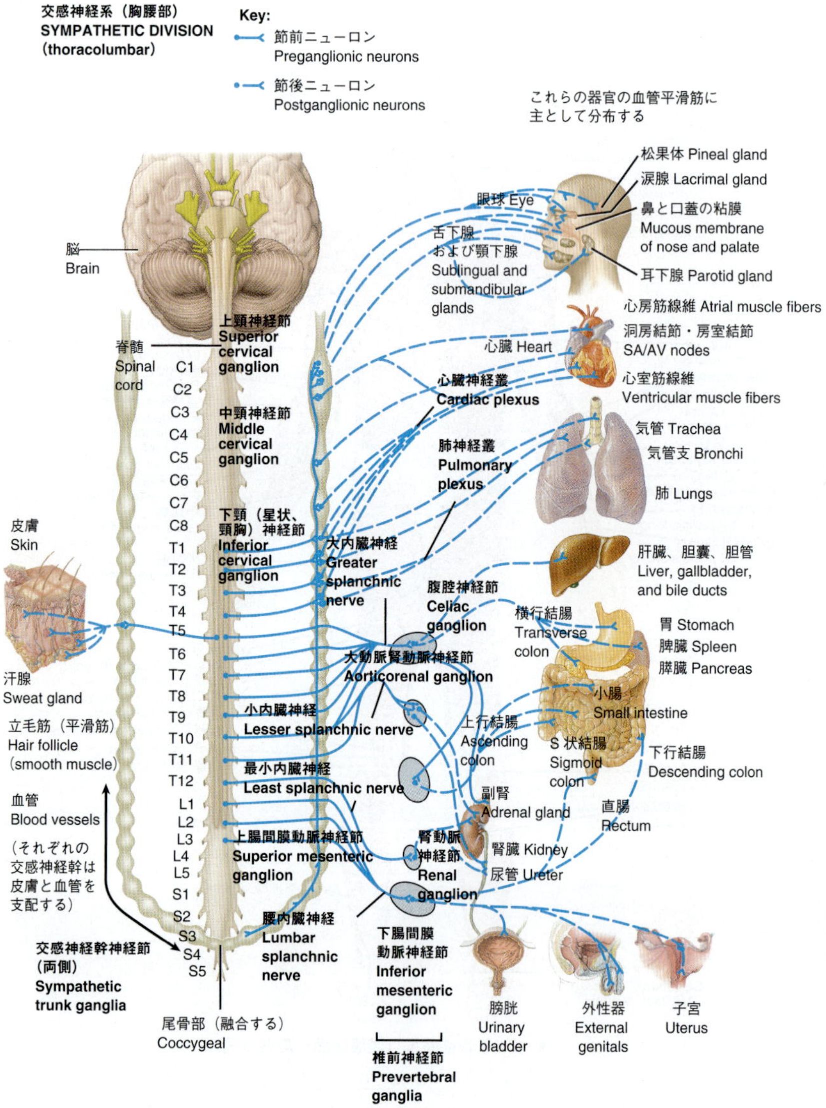

④ 自律神経交換神経系の解剖図
(桑木共之ら監訳:"トートラ人体の構造と機能 第4版", 丸善出版 (2012).)

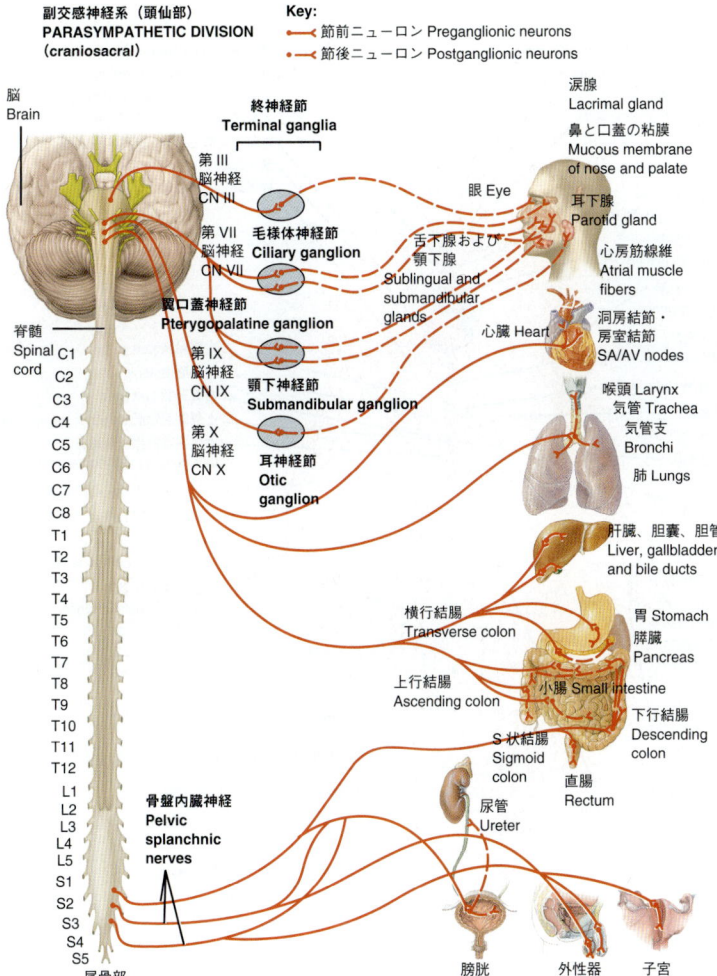

⑤ 自律神経副交感神経の解剖図

(桑木共之ら監訳:"トートラ人体の構造と機能 第4版",丸善出版(2012).)

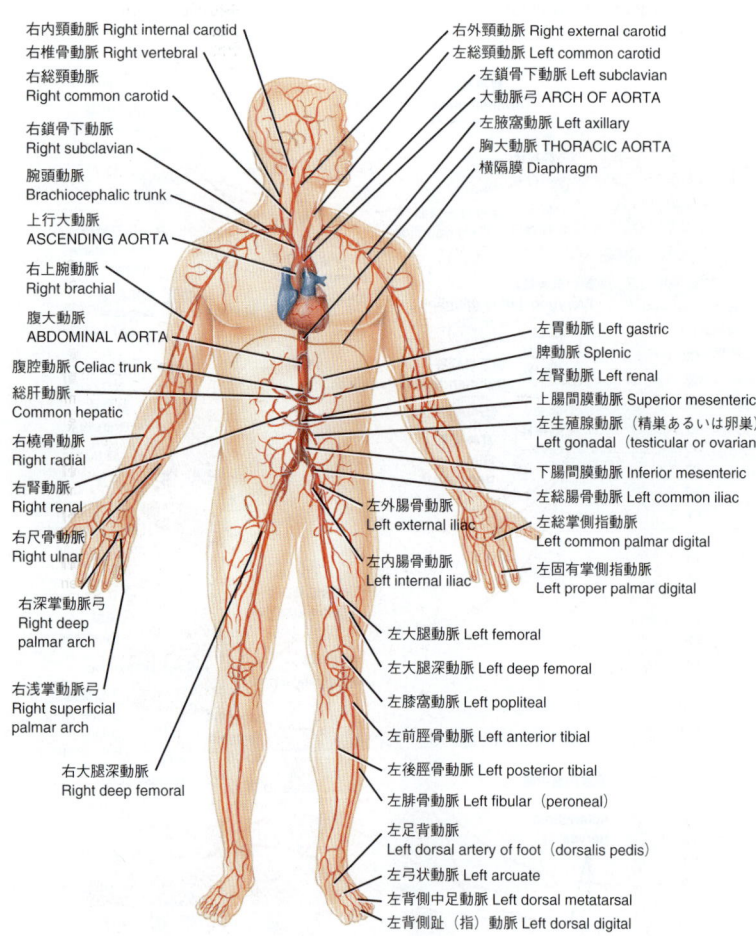

⑥ 血管系（大動脈の主な分枝の全体の前からみた概要）の解剖図
（桑木共之ら監訳："トートラ人体の構造と機能 第4版", 丸善出版（2012）.）

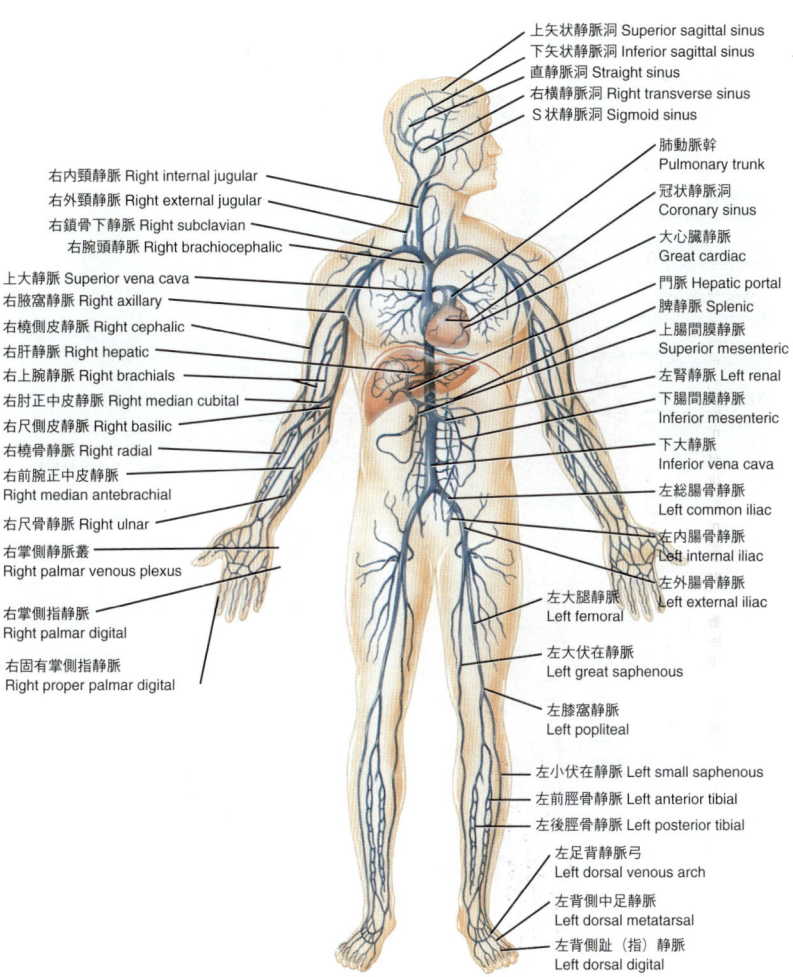

⑦ 血管系（前からみた全身の主な静脈）の解剖図
（桑木共之ら監訳："トートラ人体の構造と機能 第4版"，丸善出版（2012）．）

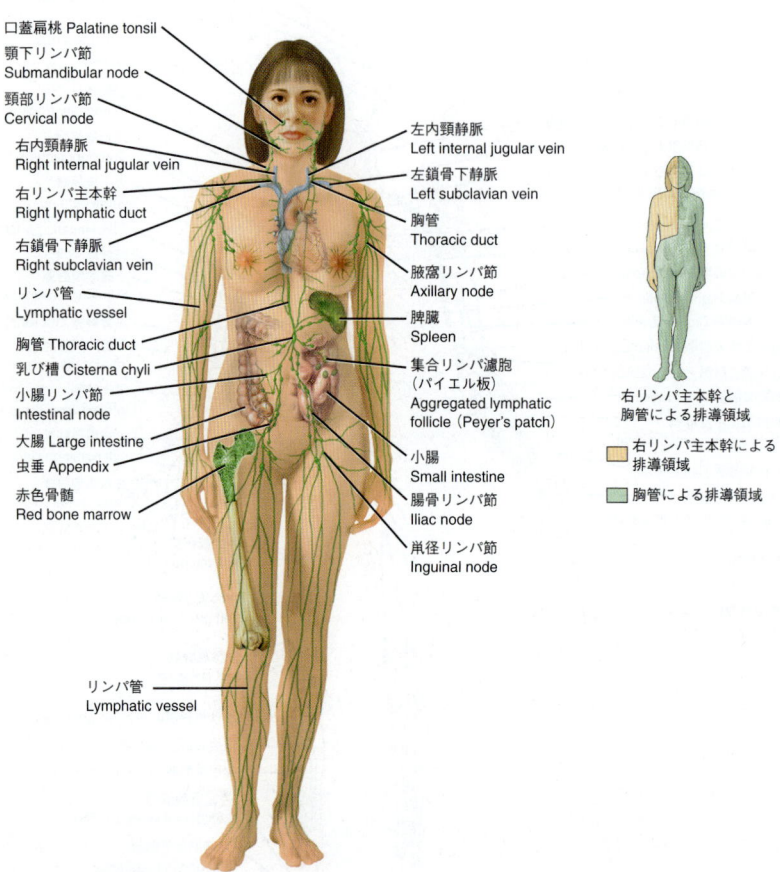

リンパ系の主な構成要素を示す正面像

⑧ リンパ系の解剖図

(桑木共之ら監訳:"トートラ人体の構造と機能 第4版", 丸善出版 (2012).)

アロマセラピー用語集

日本アロマセラピー学会 編

丸善出版

序　文

　このたび，日本アロマセラピー学会から『アロマセラピー用語集』が発刊されることになりました．今までこの分野においては，このようなまとまった用語集がなく，学会員や専門家などから発刊が待たれていました．とくにアロマセラピー学会会員においては，同じ意味をもつ別の言葉，あるいはアロマセラピー学会として好ましくない用語の使い方など，会員相互の情報交換においても不自由さや不便を感じることが多々ありました．本書の発刊により，学会会員はもちろん，学会員でない多くの人たちが，論文作成や学会発表の講演要旨などを執筆あるいは読まれるときに本書を座右において使っていただければ大いに助かるのではないかと思われます．

　本書は，文字通りアロマセラピー関連の用語を集めたものですが，単にアロマセラピーの専門用語を集めただけではなく，解剖学や生理学あるいは臨床医学などに使用される関連分野の用語についても幅広く解説を加えています．アロマセラピーを研究あるいは実践している人たちに大いに役立つことは言うまでもありません．また英語での表記もありますので，海外の文献を読む場合にも参考となります．巻末には精油の製造法，精油化合物の正確な表記，さらには接頭語や連結語，接尾語などについても詳しく記述されており，かゆいところに手の届くような配慮もなされています．したがって，単にアロマセラピーについての知識のみならず，精油やその製造方法などについても理解できるような配慮もされていますので，十分読みごたえのあるものに仕上がっています．

　本書は，日本アロマセラピー学会の用語集編集委員会が中心となって企画され，本に記載されている委員会のメンバーによってまとめられました．用語集のとりまとめにあたり，編集委員長の伊藤壽記（大阪大学医学部教授）先生には大変ご尽力をいただきました．1年間という短期間でこれほど内容の濃い用語集を作成されたことに敬意を表すとともに，感謝の

意を表します．

　日本アロマセラピー学会の会員の皆様，さらにアロマセラピーに興味をもたれる企業ならびに一般市民の方々には，是非この用語集と3冊の標準テキストを参考にしていただいてアロマセラピーの理解と正しい普及に努めていただければ幸いと存じます．

平成 25 年 8 月

　　　　　　　　　　日本アロマセラピー学会理事長

　　　　　　　　　　　　　　　　　　　塩　田　清　二

刊行にあたって

　このたび，一般社団法人日本アロマセラピー学会から用語集が発刊されることとなりました．2012年の京都での第1回国際アロマセラピー会議開催時に用語集編集委員会が組織され，その後約1年をかけて発刊の運びとなりました．本書はアロマセラピーに関する，医療従事者ならびに研究者が日頃の臨床，研究のために，また論文を読む際に，あるいは論文を作成する際に，少しでも役立つよう企画されました．

　さらに，本用語集は，原則として，医療・医学に即したものとしましたが，アロマセラピー関係者のほか，向学心のある一般の人も手に取れるものとしました．

　約2,500語の用語を収録しました．和文用語では必要に応じて説明を加えました．付録として巻末に，主な精油・キャリアオイルの一覧，精油製造法，アロマセラピーの歴史，医療・医学の英文用語の理解を助けるための接頭語・接尾語，そして口絵に解剖図などを付け加えました．

　本事業は今回，学会として初めての企画であり，また編集に要する期間が1年と短いこともありましたが，編集委員一同に最善を尽くしていただき作成したものです．今後は利用者からの率直なご意見ならびにご批判をいただければ幸甚です．

　最後に編集委員ならびに執筆・校正をお願いした先生方に，そして編集に際して，お世話になりました，丸善出版株式会社の東條健氏に，さらに，本事業の終始にわたり尽力してくれました，教室の阪上未紀さんに，この場をお借りして深謝致します．

平成25年8月

　　　　　　　　　　　　用語集編集委員会 委員長

　　　　　　　　　　　　　　　　　伊　藤　壽　記

編集委員・執筆者一覧

編集委員長	伊藤壽記	大阪大学大学院医学系研究科生体機能補完医学講座
編集委員	青 暢子	昭和大学医学部薬理学講座（医科薬理学部門）
	小林裕美	大阪市立大学大学院医学研究科皮膚病態学講座
	小山めぐみ	朱クリニック/オリエンタル・アロマセラピィ・カレッジ
	阪上未紀	大阪大学大学院医学系研究科生体機能補完医学講座
	谷垣礼子	埼玉社会保険病院産婦人科
	谷川富夫	国保水俣市立総合医療センター
	前田和久	大阪大学大学院医学系研究科生体機能補完医学講座
執筆・校正	相原由花	ホリスティックケアプロフェッショナルスクール
	青 暢子	昭和大学医学部薬理学講座（医科薬理学部門）
	伊藤壽記	大阪大学大学院医学系研究科生体機能補完医学講座
	甲田雅一	山野学苑山野美容専門学校
	小林裕美	大阪市立大学大学院医学研究科皮膚病態学講座
	小山めぐみ	朱クリニック/オリエンタル・アロマセラピィ・カレッジ
	阪上未紀	大阪大学大学院医学系研究科生体機能補完医学講座
	塩田清二	昭和大学医学部顕微解剖学講座
	柴 伸昌	東馬込しば整形外科
	谷垣礼子	埼玉社会保険病院産婦人科
	谷川富夫	国保水俣市立総合医療センター
	千葉栄一	八千代歯科クリニック
	鳥居伸一郎	鳥居泌尿器科・内科
	林 紀行	大阪大学大学院医学系研究科生体機能補完医学講座
	前田和久	大阪大学大学院医学系研究科生体機能補完医学講座
	眞下 節	市立豊中病院
	山崎 潤	ターミナル整形外科
	山下真理	旭山病院薬局
	吉田雅美	大阪大学大学院医学系研究科生体機能補完医学講座

凡　例

1. 本書の構成
　　本用語集は，和文用語，英文用語，付録の三部からなる．
　和文用語：五十音順に配列し，対応する英文用語を挙げ，説明が必要な用語については，解説を付した．
　英文用語：アルファベット順に配列し，対応する和文用語を挙げた．
　付　録：精油の抽出法（図），精油一覧，希釈油一覧，精油化合物，接頭語・接尾語（英語），年表を付けた．

2. 用語の取り扱い
和文用語
　　オイルについては，キャリアオイルはその後ろに〈希釈油〉，エッセンシャルオイルは〈精油〉，植物については〈植〉，また化合物については〈化物〉と追記した．なお，植物ならびに精油については，学名を付記し，ラテン語のイタリック体で表した．また，遺伝子記号，細菌，真菌，ウイルスなどもイタリック体で表した．

　　関連する用語がある場合，小見出しを付け列挙した．

　　[　]は略してもよいことを示す．

　　同義語は，用語の後ろに(　)で示した．

　　参照語は，用語の後ろに（⇒　）で示した．

　　対義語は，用語の後ろに（⇔　）で示した．

英文用語
　　英文用語でよく使われる略語は，その後ろに（　）で示した．

　　化合物の名称は NCBI (http://www.ncbi.nlm.nih.gov/) の PubChem substance および PubChem Compound によって記載した．

3. 付録

1) 精油の抽出法
2) 精油一覧
3) 希釈油一覧
4) 精油化合物（IUPAC名）
5) 接頭語・接尾語一覧（医学英語でよく使われるものを列挙）
6) 年表
7) 人体解剖図（骨格系，骨格筋系，神経系，脈管系（血管，リンパ管））

4. 参考文献

1) 日本アロマセラピー学会 編："アロマセラピー標準テキスト 基礎編"丸善出版（2008）．
2) 日本アロマセラピー学会 編："アロマセラピー標準テキスト 臨床編"丸善出版（2010）．
3) 日本医学会医学用語管理委員会 編："日本医学会医学用語辞典 英和 第3版"南山堂（2007）．
4) 佐藤登志郎 監修，西元寺克禮 編："医学英和大辞典 改訂12版"南山堂（2004）．
5) 桑木共之，黒澤美枝子，高橋研一，細谷安彦 編訳："トートラ人体の構造と機能 第4版"丸善出版（2012）．
6) 羽白清 著："プラクティカル医学英語辞典"金芳堂（2010）．
7) 伊藤正男，井村裕夫，高久史麿 編："医学大辞典 第2版"医学書院（2009）．
8) 永田和宏，宮坂昌之，宮坂信之，山本一彦 編："分子生物学・免疫学 キーワード辞典 第2版"医学書院（2003）．
9) E・ジョイ・ボウルズ 著，熊谷千津 訳："アロマテラピーを学ぶためのやさしい精油化学"フレグランスジャーナル社（2002）．

和文用語

あ

IgE 抗体 IgE antibody　免疫グロブリンの一種．アレルギー疾患をもつ患者では，血清中の濃度が上昇して肥満細胞などの細胞内顆粒中に貯蔵される生理活性物質の急速な放出（脱顆粒反応）を誘起する．ヒスタミンなどと同様，アレルギー反応において中心的な役割を果たす分子の1つである．

IUPAC 命名法
IUPAC nomenclature system　国際純正・応用化学連合（International Union of Pure and Applied Chemistry：IUPAC）で認定した化合物の命名法．現在，無機・有機化合物で1000万以上報告されている．各々，勧告という形で2冊の出版物（レッド・ブック，ブルー・ブック）として発表されている．

アヴィケンナ（イブン・シーナ）
Avicenna　中世アラビアの医師であり，錬金術者．著書『医学規範』は長らく医学の教科書とされた．バラの花と金属を用いた水蒸気蒸留を行い，偶然バラの精油抽出に成功した．

亜鉛華（酸化亜鉛） zinc powder　皮膚のタンパク質と結合して被膜を作り，収斂作用，消炎作用や防腐作用を発揮する．亜鉛華油（チンク油）や亜鉛華軟膏として用いられている．

アカラシア（噴門痙攣症） achalasia　下部食道括約筋の弛緩が欠如することによる食道の機能的狭窄症状．食道平滑筋の弛緩薬による薬物療法や筋の切開などの手術療法がある．

アキレス腱 achilles tendon, calcaneal tendon, heel cord

アキレス腱周囲炎 calcaneal paratendinitis

アキレス腱痛[症] achillodynia

アキレス腱反射 achilles tendon reflex, ankle jerk

悪液質（カヘキシー） cachexia　何らかの疾患を原因とする栄養失調により衰弱した状態．悪性腫瘍で認められる．がん末期に現れる炭水化物，タンパク質の代謝変化などを原因とする悪液質をがん悪液質とよぶ．

悪液質症候群 anorexia cachexia syndrome　栄養の摂取量に対して，著しい消費量の減少によって起こる．栄養状態が悪化し，ナトリウム，カリウム，カルシウムなどの電解質以上を引き起こし，不整脈などの循環器障害，せん妄などの精神症

状を引き起こす．

悪性関節リウマチ malignant rheumatoid arthritis　リウマチ因子が高値を示し，小中血管炎を伴う関節リウマチで，予後不良の亜型の1つ．

アグリコン〈化物〉 aglycone　配糖体を構成する糖を排除した部分のこと．分子量が小さいので体内吸収性に優れる．例えば花の色素はアントシアニン（アントシアニジン）をアグリコンとするO-グリコシドである．配糖体にグリコシダーゼを作用させて得られる．

顎 jaw

朝のこわばり morning stiffness

足 pes

趾（足ゆび） digit, toe

足アーチ arch of foot, foot arch, plantar arch

足クローヌス ankle clonus　錐体路障害の際にみられ，アキレス腱を弛緩した状態から急に伸長させると下腿三頭筋の規則的な収縮の反復が起こり，足部が上がったり下がったりを繰り返す．

足のうら foot sole, sole, planta pedis

アスカリドール〈化物〉 ascaridole　天然に存在する有機化合物（有機過酸化物）で，分子式は$C_{10}H_{16}O_2$，ペルオキシ基(-O-O-)を有する．アカザ属に属する植物であるアリタソウの精油成分の1つ．感染症領域で寄生虫，特に線虫の駆虫薬として使用された．

アズレン〈化物〉 azulene　カモミールやノコギリソウなどから得られる精油成分の1つ．非ベンゼン系芳香族化合物に分類される炭化水素($C_{10}H_8$)で，ナフタレン様臭気をもつ．誘導体は抗炎症作用を示すため，胃薬などに配合使用されることもある．

亜脱臼 incomplete dislocation, subluxation caput

圧潰 collapse

圧痕 impressio[n]

圧搾法 compression, expression　植物から精油を得るための手法の1つ．物理的に圧力を加えて搾り出す．柑橘類の果皮中の油包から精油を得るなどに使用される．熱を加えないので自然な成分が得られるが，不純物混入の機会が増えるので，圧搾法で得た精油は変性，酸敗しやすいなどの劣化の問題がある．

圧挫症候群（挫滅症候群） crush syndrome　外傷などで四肢の筋肉が圧挫された後，数時間で発症する一連の全身的反応で血液濃縮，血圧降下，乏尿に続いて腎不全に至る病態．

圧痛 tenderness, pressure pain, oppressive

圧痛点 tender point

圧迫 compression

圧迫骨折 compression fracture

圧迫[性]神経障害 compression neuropathy

圧迫法 pressing, packing

アディポネクチン adiponectin
脂肪細胞から分泌される，いわゆる善玉ホルモン．糖尿病や動脈硬化，心筋梗塞，がんなどを防ぐ優れた作用を有しており，メタボリックシンドロームの予防・改善に大きく関わっている．内臓脂肪の蓄積により濃度が低下する．

アデノシン三リン酸 adenoshine triphosphate（ATP）

アトピー性疾患 atopic disease, atopic disorder

アナフィラキシーショック（アナフィラキシー反応，アナフィラキシー型アレルギー） anaphylactic shock
異種タンパク質を含む抗血清やワクチンや抗生物質などの各種製剤や，ハチ毒やカニ・エビなどの食物に含まれる外来抗原に対する抗原抗体反応が引き金になり，急速に末梢血管拡張による循環不全，粘膜浮腫，気管の平滑筋収縮による呼吸困難，血管透過性亢進による蕁麻疹，毛細血管拡張による顔面の紅潮などのさまざまな症状を示し，しばしば死亡することもある病態．この反応はⅠ型アレルギー（即時型過敏反応）に属し，外来抗原に対する IgE 抗体が肥満細胞表面上の IgE レセプターに結合して準備状態となり，その後に同一抗原が侵入し，IgE 抗体と反応すると，ヒスタミンなどの化学伝達物質が放出され生じる．

アニシード〈精油〉 aniseed（学名：*Pimpinella anisum*）　セリ科の植物であるアニスの果実．原産はギリシャ，エジプトでインドや中国で栽培されている．主成分は，トランスアネトール，アニスアルデヒド，メチルカビコール，リモネン．香辛料として使用される．果実を水蒸気蒸留することで精油が得られる．

アニス〈植〉 anise（学名：*Pimpinella anisum L.*）　被子植物セリ科の一年草．原産地はアナトリア・エジプト．アニスの精油（アニシード）はその果実を水蒸気蒸留することで得られる．精油の甘い香りの成分として，アネトールが 80-90% 含まれている．

アニマルセラピー animal therapy

アネトール〈化物〉 anethole　アニスやフェンネルから得られる精油成分の 1 つ（$C_{10}H_{12}O$）．芳香族化合物．去痰作用，咳止め作用や抗菌作用も示す．甘味があるが，合成麻薬の成分であるパラメトキシアンフェタミンの前駆体でもあるため，大量摂取では急性中毒を起こす．

アピオール〈化物〉 apiol　パセリに含まれる精油の成分の 1 つ（$C_{12}H_{14}O_4$）．パセリ樟脳ともよばれる有機

化合物．中世では月経不順の治療や中絶目的に用いられた．大量摂取では嘔気や内臓障害があるとされる．

アブソリュート〈有機溶剤抽出法〉 absolute　花などをエーテル，ベンゼンなどの有機溶剤に浸漬することで芳香成分を有機溶剤に溶かし込み，有機溶剤を揮発させて精油を抽出する方法．アブソリュート法で得た精油にもこの名称を冠する．

アフタ aphtha

アフタ性口内炎 aphthous stomatitis

アプリコットカーネル〈希釈油〉 apricot kernel（学名：*Prunus armeniaca*）　バラ科の植物であるアプリコット（杏）の種子から冷搾法により得られるオイル．オレイン酸やリノール酸，ビタミン A, B, E などを含む．キャリアオイルとして使用する．使用感はサラリとして薄く伸び，べとつきが無い．保湿剤として単独での使用にも向いている．和名は杏仁油．

アボカド〈希釈油〉 avocado（学名：*Persea americana*）　クスノキ科の植物で，果実に油脂を多量に含むアボカドから冷搾法により得たオイルでキャリアオイルとして使用される．オレイン酸やリノール酸などの不飽和脂肪酸のほか，トコフェノール（ビタミン E）も多く含まれ，肌の保湿や栄養補給目的として単独使用もなされる．

アポクリン汗腺 apocrine sweat gland

アポトーシス apoptosis　細胞死の 1 つでプログラムされた死の形態．枯れ葉の落ちる状態やオタマジャクシからカエルに変態する際に尾がなくなるのは，アポトーシスの一種．核クロマチンの濃縮と DNA 断片化を伴って誘導される．細胞膜が物理的に障害されて起こるネクローシス（壊死）と区別される．

⇒ネクローシス

亜麻仁油〈希釈油〉 flaxseed oil（学名：*Linum usitatissimum*）　アマ科の一年草である亜麻の種子から冷搾法で得られるオイルで，セサミンと似た性質である．キャリアオイルとして使用されるが，α-リノレン酸が豊富に含まれているため最近は食用油としても人気がある．フラックスオイルとよばれることもある．

アミロイドーシス amyloidosis　線維構造を有する特異なタンパク質，アミロイド（類澱粉質）が全身のさまざまな臓器や組織に沈着して臓器障害を引き起こす代謝性疾患．家族性に起こる全身性アミロイドーシスや限局性アミロイドーシスとして，脳アミロイドーシス（アルツハイマー型認知症），内分泌アミロイドーシスや皮膚アミロイドーシスなどがある．

アミロイド苔癬 lichen amyloidosis

アメリカアリタソウ〈植〉 american wormseed （学名：*Chenopodium ambrosioides L.*） アカザ科の一年草で原産は南米大陸だが，現在は帰化植物として各地にみられる．薬用植物としても知られ，種子からヘノポジ油という精油が得られる．過去，駆虫薬とされていたが，毒性があるため現在では使用されていない．

アヤメ科〈植〉 iridaceae 多年草の単子葉類で，ユリ目に属する植物の科の一種．南アジアを除く熱帯から温帯にかけ広く分布し，特に南アフリカに原生する．地下茎は球根状である．アヤメ属，サフラン属など12属が属する．有名な種としてはアヤメ，ハナショウブ，サフラン，クロッカス，グラジオラス，フリージアなどがある．

アーユルヴェーダ ayurveda 紀元前15世紀にインドで起こった伝統的医学．人間の身体を風・火・水の3要素とし，そのバランスの不均衡を病気と考えた．病気の治療，予防医学，健康増進を目的とする．

アライメント alignment

アラキドン酸 arachidonic acid

アラントラクトン〈化物〉（ヘレニン） alantolactone 精油成分の1つ．ラクトン類（$C_{15}H_{20}O_2$）．抗細菌，抗真菌作用がある．駆虫剤としても知られているが急性中毒の危険があるため現在では使用されていない．皮膚との接触でアレルギー反応（接触皮膚炎）を起こすこともある．

アリタソウ〈植〉 （学名：*Chenopodium ambrosioides.*） アカザ科アカザ属（またはアクタソウ属）の一年草．別名エパソーテ．中南米，メキシコ南部原産野菜やハーブのほか，精油として用いられる．

アルガンオイル〈希釈油〉 argan oil （学名：*Argania spinosa*） アカテツ科の植物であるアルガンの果実の種子から得られる．ビタミンEやオレイン酸が豊富なことから近年普及しているオイル．ビタミンEがオリーブオイルの2倍以上含まれている．ビタミンEには過酸化脂質の生成を妨げる働きや，傷の治癒を助ける働きがある．

アルコール類 alcohol 非ベンゼン系炭化水素類の水素原子をヒドロキシ（OH）基で置換した物質の総称．炭素数5以下のアルコールは低級アルコール，6以上は高級アルコールに分類される．分子中のOH基の数が2個以上のものを多価アルコールとよぶ．1価低級アルコールは精油の可溶化剤としても使用される．高級アルコールには花の臭気を呈するものもある（例：フェニルエチルアルコール）．

アルコール中毒 alcoholism, alcohol poisoning

アルツハイマー病（アルツハイマー型認知症） Alzheimer['s] disease　認知機能低下，人格の変化を主な症状とする認知症の一種．わが国では，認知症のうちで最も多いタイプである．

アルデヒド類〈化物〉 aldehyde　アルデヒド基（CHO）をもつ有機物の総称で，アルコールの酸化，またはカルボン酸の還元で生成される．特有の臭気があり，精油の芳香を決定する因子の1つとなる．例えばジャスミンの香りはα-アミルシンナミックアルデヒドである．

アルニカ〈希釈油〉 arnica（学名：*Arnica montana L.*）　キク科の多年草．ヨーロッパ地方の高山植物．乾燥させた花を打撲箇所に貼るなど，薬草として使用されていた．この流れから，アルニカ抽出物を含むオイルは運動後などに筋肉をほぐす目的でマッサージオイルとして利用されることが多い．

アレルギー allergy
- 即時型アレルギー（過敏反応）　immediate type allergy
- 遅延型アレルギー　delayed type allergy

アレルギー[性]反応 allergic reaction

アレルギー性結膜炎 allergic conjunctivitis

アレルギー性鼻炎 allergic rhinitis

アレルゲン allergen　アレルギー症状を引き起こす原因となる物質（多くはタンパク質）．日本では，花粉（スギ花粉，ヒノキ花粉など），ハウスダスト，ダニなどにアレルギー反応を示す患者が多い．また，ソバや蜂毒などのアレルゲンは，アナフィラキシーとよばれる急激なアレルギー症状を引き起こすことがある．

アレルゲンエキス allergenic extract　アレルギーの原因物質を特定するためには皮下注射などで微量の抗原（アレルゲン）を接種，または貼付して（パッチテスト），局所における過敏反応の出現を判定する．この試験に使用する微量抗原を含む液をアレルゲンエキスとよぶ．アレルゲンエキスは気管支喘息などの減感作療法に使用することもある．

アロエベラ〈植〉 aloe vera（学名：*Aloe vera*）　ユリ目アロエ科の多肉植物．原産地はアフリカ大陸南部およびマダガスカル．乾燥に強く，その葉肉抽出液は民間薬として創傷，熱傷，胃部不快感など広く用いられる．アロエ精油は保湿作用，弱い抗炎症作用を有する．

アロディニア（異痛症） allodynia　通常では疼痛をもたらさない軽度の刺激でも疼痛として認識される感覚異常のこと．

アロマ湿布 aroma compress

アロマセラピー aromatherapy

精油を使用した補完代替医療の一種で，精油による各種ケア・キュアの総称．日本語では「芳香療法」と訳される．片仮名表記ではアロマテラピーとアロマセラピーがある．美容・エステ領域では「テラピー」と記すことが多いようであるが，メディカル領域の日本アロマセラピー学会では「セラピー」と記している．アロマテラピーはフランス語読み，アロマセラピーは英語読みである．

アロマティカ〈植〉 lycaste aromatica（学名：*Plectranthus amboinicus*）シソ科プレクトランサス属の多年草．原産地は南アフリカ．レモンミントの香りをもつ多肉植物．

アロマデンドレン〈化物〉 aromadendrene　セスキテルペン炭化水素（$C_{15}H_{24}$）で，精油に含まれる成分の1つ．鎮静作用や抗炎症作用があるとされる．

アロマトグラムディスク法 aromatogramme disk method　一定量の精油または希釈した精油を染み込ませた円形のディスク（濾紙など）を寒天培地の上に置き，抗菌力を発育阻止帯で測定する方法．

アロマトグラム法 aromatogramme method　菌を塗布した寒天培地に適度に希釈した精油を直接1滴滴下し，菌の発育阻止帯を観察する方法．

アロマバス aroma bath

アロマポット aroma pot

アンゲリカ酸イソアミル〈化物〉 isoamyl angelate　精油に含まれるエステル類の1つ（$C_{10}H_{18}O_2$）．アンゲリカ酸に2つのメチル基と2つのアミノ基が付いた化学構造をもつメチルアミルの異性体．

アンゲリカ酸イソブチル〈化物〉 isobutyl angelate　精油に含まれるエステル類の1つ（$C_9H_{16}O_2$）．アンゲリカ酸に2つのメチル基と2つのブテン酸が付いた化学構造をもつメチルブチルの異性体．

アンゲリカ酸メチルアリル〈化物〉 methylallyl angelate　精油に含まれるエステル類の1つ（$C_9H_{14}O_2$）．アンゲリカ酸に2つのメチル基と2つのアリル基が付いた化学構造をもつ．

アンゲリカ酸メチルブチル〈化物〉 methylbutyl angelate　精油に含まれるエステル類の1つ（$C_{10}H_{18}O_2$）．アンゲリカ酸に2つのメチル基と2つのブチル基が付いた化学構造をもつ．

アンゲリックエステル〈化物〉 angelic ester　アンゲリカ酸のエステル型化合物．精油成分の1つ（$C_9H_8O_2$）．化学的に合成する場合はアンゲリカ酸とアルコールとの縮合反応により得られる．

アンジェリカ〈植・精油〉 angelica（学名：*Angelica archngelica*）ヨー

ロッパのセリ科の草から得た精油．種子から得たアンジェリカシードと根から得たアンジェリカルートの2種がある．抗炎症作用や鎮静作用があるとされる．エストロゲン産生増強効果があり，生理不順に良いともいわれる．刺激があるため糖尿病患者や妊婦には不適切である．

アンジェリック酸〈化物〉 angelic acid　アンゲリカ（アンジェリカ）酸のこと．$C_5H_8O_2$の有機酸（カルボン酸）．精油成分の一種で，アミルやブチルなどの基が付いたものがある．

安静位　resting position

安息香酸ベンジル〈化物〉 benzyl benzoate　安息香酸とベンジルアルコールとの縮合体．精油成分の1つで，カルボン酸のエステル類である（$C_{14}H_{12}O_2$）．フローラル臭があるため香料として使用され，食品への添加も許可されている．

安定性　stability

アンドロゲン androgen　精巣から分泌される男性ホルモン．テストステロン，デヒドロステロン，アンドロステロンの総称．ペニスの発達，性欲増強，筋肉形成，変声，体毛増加，頭髪脱毛（男性型脱毛症）に関与する．

アンフルラージュ enfleurage　冷浸法．ガラス板にラード（豚脂）やヘット（牛脂）などの動物性の脂を塗り，その上に原料植物を並べ，しばらく放置すると香り成分が脂に吸着する．次に原料を新しいものに取り替えることを何度も繰り返し，香り成分が多量に含まれた「ポマード」とよばれる脂ができる．このポマードにエタノールを混ぜ，香り成分をエタノールに移した後，エタノールを蒸発させて精油を抽出する方法．

アンミ〈植〉 ammi （学名：*Ammivisnaga Lam*）　地中海沿岸から中東にかけて分布するセリ科アンミ属の二年草．果実からの生薬「アンミ実」は，成分としてケリン（クロモン誘導体），ビスナギン，ケロール配糖体を含み，鎮痙作用や利尿作用があり，喘息や気管支炎，腎結石に用いられる．

い

異栄養症（栄養失調） dystrophy

胃炎 gastritis

胃癌 gastric cancer

異型狭心症 atypical angina, vasospastic angina　冠攣縮性狭心症で，夜間や早朝，明け方などの安静時に発作が起こることが多く，安静時狭心症ともよばれる．副交感神経優位となって冠動脈が攣縮すると考えられる．

異形成 dysplasia　①腫瘍領域で，上皮内癌とはよべない程度の異型性を示す上皮内腫瘍を指し，前癌病変ないし良性悪性境界病変のこと．②発生異常の領域で，種々の臓器や組織の形成異常を指し，奇形の一種．

医原性 iatrogenic

意思決定 decision making

医師法 medical practitioners law

萎縮 atrophy

萎縮性腟炎（老人性腟炎） atrophic vaginitis

異常〈形〉 anomaly, pathologic[al]

異常角化 dyskeratosis

移植[術] graft, grafting, implantation, transplantation

異所骨化 ectopic ossification, heterotopic ossification

異所性骨形成 ectopic bone formation

異所性石灰化 ectopic calcification

異所性の〈形〉 ectopic

医真菌学 medical mycology

泉熱 izumi fever　1920年代後半に流行した，猩紅熱に類似した疾患で，発疹，発熱（二相性），結節性紅斑，腹部（腸）症状を呈する小児疾患．1929年に報告した泉仙助にちなんで命名された．飲食物の摂取により発症し，エルシニア菌による感染症と考えられている．

胃腺 gastric gland

遺族ケア（グリーフケア） grief care　大切な家族との死別経験をした人々が適度な期間内に悲嘆の苦痛を享受し，故人のいない生活に適応していくための支援をすること．

イソピノカンファー〈化物〉 isopinocamphone　ヒソップの精油に多く含まれる成分の1つ（$C_{16}H_{16}O$）．ケトン類に属する．ピノカンファー（ピノカンフォン）の異性体．ケトン類であるため，これを含む精油の大量使用では神経毒性に注意．

イソプレン〈化物〉 isoprene　分子式はC_5H_8で表され，二重結合を2つもつ鎖状構造の炭化水素．イソプレンからなる構造をイソプレン骨格とよぶ．重要な天然物であるゴムの成分として知られている．

イソプレン単位 isoprene unit　精油中のテンペルを構成するモノマー（反復ユニットを構成する1ユニット，C_5H_8）．イソプレン体の数によっていくつかのグループがある．例えば，モノテンペルは，2つのイソプレンから構成された化合物で分子式は$C_{10}H_{16}$．

イソメントン〈化物〉 isomenthone　ケトン類に属する($C_{10}H_{18}O$).　精油成分の1つで食品添加物ではミントの香りの香料として使用が許可されている.　ペパーミント精油などでみられる中枢興奮作用を有する成分.

痛み　sore, pain

痛み刺激　pain stimulation

位置覚　sense of position

Ⅰ型アレルギー疾患　type 1 allergic disease

一重項酸素　singlet oxygen　活性酸素の一種.

胃痛　stomachache

溢乳　milk regurgitation

遺伝性血管神経症性浮腫　hereditary angioneurotic edema

遺伝的素因　genetic factor　親から子へ受け継がれる遺伝的因子の総体.　一般的には疾病の起こりやすさが遺伝することを指す場合が多い.

移動盲腸　cecum mobile　生まれつき,盲腸や上行結腸が後腹膜に固定されていないもので,腸内容の停滞,回盲部の捻転,自律神経機能の異常などが複雑にかかわり,疼痛,ガス停滞,便秘や下痢,ときに発作性疝痛を訴えることがある.　虫垂炎と似た症状を呈することがあるが,炎症を伴わないので腹膜刺激症状はない.　捻転を併発しない限り緊急手術の適応は無い.

イネ科〈植〉　gramineae (学名: *Poaceae Barnhart*)　被子植物単子葉類.　米,小麦,トウモロコシ,ジャガイモ,サトウキビなど世界中に数多く存在する植物の科.　中にはカモガヤのように花粉症の原因となるものもある.　イネ科の精油にはシトロネラ,ベチバー,レモングラス,パルマローザなどがある.

イブニングプリムローズ〈希釈油〉　evening primrose (学名: *Oenothera biennis*)　アカバナ科の多年草で和名は月見草.　その種子から得た油は日本では月見草オイルとして知られている.　リノレン酸を多く含み,アロマセラピーでは美肌効果のあるキャリアオイルやトリートメントオイルとして使用するほか,化粧品の材料や食用油としても利用できる.

イブン・シーナ（アヴィケンナ）　Ibn Sina

医薬品　medicine

医薬部外品　quasi drug　薬事法に定められた医薬品と化粧品との中間的な語で,人体に対する作用の穏やかなもの.

癒し　healing, comfort

イランイラン〈植・精油〉　ylang-ylang (学名: *Cananga odorata var. genuina*)　パンレイシ科の植物で,花から水蒸気蒸留により精油が得られる.　酢酸ベンジル,リナロール,β-カリオフィレンなどを含みフ

ローラル系の強い臭気がある．リラックス効果，更年期障害に良いとされ，さらに催淫作用もあるとされる．

- イランイランエキストラ ylang-ylang extra　イランイランの花を部分水蒸気蒸留したグレードの1つ．エキストラは最初の数時間の蒸留で得られるグレードで酸化化合物を多く含む．
- イランイランサード ylang-ylang third　イランイランの花を部分水蒸気蒸留したグレードの1つ．酸化化合物よりセスキテルペン類の含有量を多く含む．
- イランイランセカンド ylang-ylang second　イランイランの花を部分水蒸気蒸留したグレードの1つ．
- イランイランファースト ylang-ylang first　イランイランの花を部分水蒸気蒸留したグレードの1つ．

医療過誤　medical malpractice

イルカ療法　dolphin therapy　動物介在療法の一種．人間がイルカと一緒に泳ぐことにより自閉症やうつ病などに効果があるとされている．最近ではがんや交通事故の後遺症など，肉体的な病気に関しても効果が期待できるとして研究されている．

引火性　inflammability

陰茎の〈形〉　penile

咽喉感染症　throat infection

インダストリアルグレード　industrial grade　工業用語．工業規格で定められたグレード（等級）を示す．例えば日本工業規格のAクラスの製品であれば「grade A by Japanese industrial standards」と表す．工業標準化法により日本工業標準調査会や日本規格協会の一定の基準をクリアしたグレード品には JIS (Japan Industrial Standards) マークを付けられる．

インターフェロン　interferon (IFN)　動物の体内で，ウイルスなどの病原体や異物の侵入に反応して細胞が分泌するタンパク質のこと．サイトカイン（ウイルスや細胞増殖の抑制，免疫系および炎症の調節などに働く）の一種であり，ウイルス性肝炎の治療薬など，多くの医薬品として用いられている．

インターロイキン　interleukin (IL)　サイトカイン（ウイルスや細胞増殖の抑制，免疫系および炎症の調節などに働く）の一種で，リンパ球やマクロファージから分泌される．キラーT細胞やNK細胞などの免疫細胞を増やす，活性化させる，あるいは抑制するなど，色々な効果を発揮すると考えられている．現在30種類以上が知られており，医薬品としても用いられる．

インディアンペニーワート〈植〉　indian penywort（学名：*Gentella asi-*

atica) ゴトゥコラともよばれるセリ科の多年草で、和名はツボクサ．インド原産で古くから老化防止や神経強壮作用があるとされハーブ茶として用いられている．主成分はトリテルペノイドサポニン．

咽頭 pharynx
- 咽頭蓋軟骨　pharynx lid cartilage
- 咽頭口部　oral pharynx
- 咽頭軟骨　pharyngeal cartilage
- 咽頭鼻部　nasal pharynx
- 咽頭扁桃　pharyngeal tonsil

咽頭痛 sore throat

院内感染 hospital (-acquired) infection, nosocomial infection

インピンジメント症候群 impingement syndrome　肩の関節運動機能不全によって球関節のボール部が垂直に上昇し、首の間にある腱や組織が挟まれることによって起こるさまざまな症状．

インフォームドコンセント informed consent (IC)　説明と同意．医師と患者の関係を規定した概念で、医療行為を行う際に、医師が患者に対して十分説明をしたうえで、患者から承認を受けること．

インプラント implant

インフルエンザ influenza

う

初産 primiparity

ウイルス virus

ウィンターグリーン〈植・精油〉
wintergreen　(学名：*Gaultheria procumbens*)　ツツジ科の低木で、その葉から水蒸気蒸留により精油が得られる．原産は中国で、アメリカ北東部からカナダで栽培されている．主成分としてサリチル酸メチルが含有され、芳香浴では気分高揚、マッサージでは筋肉痛の緩和や抗炎症目的で使用されることが多い．注意点としてワルファリンなどの血液抗凝固薬使用者は使用すべきではない．

ウィンターセイボリー〈植・精油〉
winter savory　(学名：*Satureja hortensis*)　シソ科の多年草．和名はキダチハッカ．ドイツ、ハンガリー、ロシア、セルビア（旧ユーゴスラビア）、オーストラリアで生産されている．辛味がありハーブ茶や香味野菜としても使用される．葉から得られる精油は消化促進、気管支

炎，口内炎などに良いとされる．
うおのめ corn, clavus
齲窩（うか） carious cavity　歯に穴があいた虫歯の状態．
齲窩消毒薬 carious cavity disinfectant　虫歯による歯牙の脱灰部に残存する細菌を消毒する為に使用する薬剤．クローブオイル，ユーカリオイル，カンファーなどの精油が古くから用いられてきた．
烏口鎖骨靭帯 coracoacromial ligament
烏口突起 coracoid process
齲蝕（うしょく） dental caries　いわゆる虫歯のこと．歯科２大疾患の１つ．口腔内細菌関与の下，歯質無機塩の脱灰と有機質の溶解によって生じる歯質の崩壊を伴う疾患．
うちわ歩行 toe[ing]-in-gait　内股歩行のこと．
うつ depression
うっ血 congestion, stasis
うつ症状 depressive symptom
うみ（膿） pus

運動 exercise, motion
運動学 kinematics, kinesiology
運動器 locomotive organ
運動器疾患 motor disorder
運動器症候群 locomotive syndrome　腰，膝など関節の疾患により，その人の活動性が低下して起きる症状．
運動後トリートメント treatment after exercise
運動失調 ataxia
運動神経 motor nerve
運動性 motor
運動ニューロン motor neuron
運動前トリートメント treatment before exercise
運動療法 kinesitherapy, therapeutic exercise
ウンベリフェロン〈化物〉 umbelliferone　7-ヒドロキシクマリンのことで，クマリン誘導体（$C_9H_6O_3$）．セリ科の植物から得た精油に多く含まれる．中波長の紫外線（UVB）の吸収作用があり，日焼け止めなどに応用されることもある．

え

エアフレッシュナー air freshener
鋭痛 sharp pain
鋭匙 curette

栄養サポートチーム nutrition support team（NST）　栄養管理に必要な高度な知識と技術をもつ，医

師，薬剤師，管理栄養士，看護師，臨床検査技師などで構成される専門チーム．

Aδ線維 Aδ fiber

会陰 perineum

会陰保護 protection of the perineum

会陰裂傷 perineal laceration

腋窩 axilla, axillary cavity

腋窩ブロック axillary block

エゴノキ科〈植〉 (学名：*Styracaceae*) ツツジ目の双子葉植物．北半球の熱帯・亜熱帯に分布．和名は安息香．果皮には毒性のあるサポニンが含まれる．材の樹脂の有機溶剤抽出で得られた精油はベンゾインを含み，香料（バニラの香り）として利用される．

壊死 necrosis

壊死性筋膜炎 necrotizing fasci[i]tis

エステティック・アロマセラピー aesthetic aromatherapy（英），esthetic aromatherapy（米）

エステル類〈化物〉 ester 酸とアルコールの分子間で水（H_2O）を外して結合した化合物（R-C(=O)-OR′（RR′はアルキル基またはアリール基）），すなわちオキソ酸とヒドロキシル基を含む化合物との縮合反応で得られる化合物．精油成分のエステルは油脂が多い．

エストラゴール（チャビコールメチルエーテル〈化物〉 estragole フェノールエーテル類の有機化合物（$C_{10}H_{12}O$）．精油成分の1つ．アニス臭があり香料として利用される．アネトールの原料ともなる．

エストロゲン（卵胞ホルモン） estrogen

エストロゲン様作用 estrogenic effect 大豆に含まれるイソフラボンなどがもつ，エストロゲン受容体を介したエストロゲンに似た作用．更年期障害や2型糖尿病の改善に効果があるとされる．

壊疽 gangrene 四肢の動静脈に炎症が起こり，そこに血栓が出来て内腔を塞ぎ，血液が流れなくなった結果，その末梢組織が壊死に陥り，紫色や黒色に変色した状態．

X脚 knock-knee

X線透視 fluoroscopy

エッセンシャルオイル essential oil 精油のこと．植物材料（花，果実，種子，葉，幹部，根 など）を水蒸気蒸留や圧搾，あるいは有機溶媒抽出することにより得られた油．

NMDA受容体 N-methyl-D-aspartate receptor 中枢神経系の興奮性シナプスに存在するグルタミン酸受容体の1つ．脊髄後角ニューロンの感作・過敏化を引き起こすワインドアップ現象に関与している．このような脊髄の可塑的変化によってアロディニアや痛覚過敏が引き起こされると考えられている．

MCP関節（MP関節）

metacarpophalangeal joint
MTP関節（MP関節） metatarsophalangeal joint

エフルラージュ effleurage　軽擦法．トリートメント手技の1つ．手掌全体を密着させゆっくりとなでる手技のこと．軽い連続のなでる動作．

エライザ enzyme linked immunosorbent assay（ELISA）　試料中の抗原や抗体を定量的に検出する方法で，RIA（ラジオイムノアッセイ）に代わる方法として使用される．標識物として放射性物質ではなく酵素反応による発色や発光を利用する．日本語では酵素結合免疫吸着法とよばれる．直接吸着法，サンドイッチ法，競合法の3法がある．

低密度リポタンパク質　low-density lipoprotein（LDL）

エレキャンペーン〈植〉 elecampane（学名：*Inula helenium.*）　キク科の多年草で和名はオオグルマ．根から精油を得る．漢方では土木香とよばれ，乾燥させた根を煎じる．精油成分としてアラントラクトン，イヌリン，アズレンなどを含み，健胃，抗菌，駆虫効果があるとされる．芳香はリラックス効果があるとされる．

遠位〈形〉 distal
遠位指（趾）節関節（DIP関節） distal interphalangeal joint（DIP）
嚥下 swallowing
円形脱毛症 alopecia areata
園芸療法 horticultural therapy
嚥下障害 dysphagia
炎症 inflammation
円背 round back, humpback

エンゼルケア angel care　死亡確認後の一切のケア．尊厳ある人間として旅立つために容姿を整えること．

エンドルフィン endorphin　脳で機能する神経伝達物質で，モルヒネ様作用を示す内在性オピオイドのこと．

エンパワーメント empowerment　パワー（力）を与え，患者のもつ力を引きだし，それを維持すること．

エンリッチメント enrichment　患者と家族にとって価値や象徴的な意味づけをもった出来事 enriching event を日常的に繰り返すことにより，相互の関係性を高め，双方が自尊心を獲得，維持するといった重要な成果がもたらされるプロセス．

お

オイゲノール〈化物〉 eugenol フェニルプロバノイド($C_{10}H_{12}O_2$). クローブ（丁子）などから得られる精油成分の1つ. クローブ臭を示す. 抗菌, 抗炎症, 鎮痛, 鎮静作用があるとされる.

横行結腸 transverse colon

凹足 hollow foot, pes cavus, talipes cavus, talipes excavatus

黄体期 luteal phase

黄体ホルモン luteinizing hormone (LH) 卵胞刺激ホルモン（FSH）と協力して卵胞を成熟させ, さらに急激かつ大量のLH放出により排卵の直接的引き金となる. 正常月経周期婦人では, 血中LH濃度は, 卵胞期および黄体期で0.5-20 mIU/ml, 排卵期ピークは10-80 mIU/mlの範囲にある.

黄疸 jaundice, icterus

嘔吐 vomiting

応力 stress

覆い布 drape

オーガニックグレード organic grade オーガニックとは有機栽培, すなわち化学薬品類（農薬や肥料）を使用せずに栽培したという意味. オーガニックグレードは有機栽培のみで栽培した野菜などに冠せられる言葉.

悪寒 shivering

オキサイド（オキシド） oxide 酸化物のこと. 物質が酸素を受け取る, またはその構造から水素を放出した状態の物質.

オクタナール〈化物〉 octanal アルデヒド類の鎖状有機化合物($C_8H_{16}O$). 精油成分の1つでフルーティな香りをもつ. 食品や化粧品の香料としても使用される.

3-オクタノール〈化物〉（3-オクチルアルコール） 3-octanol 脂肪族アルコールの1つ($C_8H_{18}O$)で, 精油成分の1つ. ハッカの成分としても有名.

3-オクタノン〈化物〉 3-octanone ケトン類の有機化合物($C_8H_{16}O$). 精油成分の1つで果実臭を示す. 香料として食品や化粧品に添加されることもある.

オシメン〈化物〉 ocimene モノテルペン炭化水素に分類される精油成分の1つ($C_{10}H_{16}$). いくつかの異性体が存在し, α-オシメンと2つのβ-オシメンは二重結合の位置が異なる. エクストラゴン, ラベンダー, バジルから抽出される. 昆虫の忌避作用が知られている.

悪心（吐き気） nausea

悪阻（妊娠悪阻，つわり） morning sickness

オトギリソウ科〈植〉 学名：*Hypericaceae* キントラノオ目テリハボク科（かつては，オトギリソウ科に分類された）の多年草．北米，欧州，トルコ，ロシア，インド，中国の温帯および亜熱帯地域に分布．精油はオトギリ草属のセント・ジョーンズ・ワート（セイヨウオトギリソウ）の花から抽出したものが多い．抗うつ作用あり．主成分はタンニン，フラボノイド．ワルファリンや抗HIV薬などの血中濃度を下げるため，ほかに薬を利用している患者には禁忌．

オピオイド opioid

オピオイド受容体 opioid receptor

オピオイド鎮痛薬 opioid analgesic アヘン様物質のことで，オピオイド受容体と結合して脊髄と脳への痛みを遮断する医療用鎮痛剤の総称．コデイン（弱オピオイド鎮痛薬），モルヒネ（強オピオイド鎮痛薬）などがある．

オピオイドローテーション opioid rotation あるオピオイドで，疼痛コントロールはされているが治療困難な副作用が起こる，長期使用によって発現した耐性を回復したいなど，オピオイドによる鎮痛効果と有害事象とのバランスの維持が困難なとき，使用中のオピオイドをほかのオピオイドに変更することによってそのバランスを回復させること．

オミナエシ科〈植〉 学名：*Valerianaceae* 双子葉植物の1つ．アフリカ，東南アジアを除く熱帯から温帯地域に分布．この科に属する植物は漢方やハーブとして古くから利用されている．オミナエシ科のスパイクナードなどの根から精油を抽出する．ストレス緩和・不眠改善効果をもつ．

親指 thumb, pollex

オリバノール〈化物〉 olibanol モノテルペンアルコール類の化合物で，香料として使用される．代表的な精油はフランキンセンスなど．

オリーブ〈希釈油〉 olive（学名：*Olea europaea*） モクセイ科の植物．オリーブの果実から得られる油．オレイン酸を多く含む不乾性油．主に食用や化粧品などの材料となる．アロマセラピーではキャリアオイルとして用いる．

オレガノ〈植・精油〉 oregano（学名：*Origanum vulgare L.*） シソ科の多年草．地中海東部が原産．葉は消化促進作用があるとされ，香辛料として肉料理などに供される．またその葉から精油を得ることができる．オレガノ精油はオリガナムともよばれ，抗菌，強壮作用があるとされる．香りはスパイシー．

オレンジ・スイート〈精油〉 orange

sweet（学名：*Citrus sinensis*）　ミカン科の常緑樹であるオレンジ・スイートの果皮から圧搾法で得た精油．中国・インドが原産．リラックス効果を得るために使用される．柑橘系精油にはリモネンが多く含まれる．香りは柑橘系の中でもマイルド．

オレンジ・ビター〈精油〉 orange bitter（学名：*Citrus aurantium var. amara*）　ミカン科の常緑樹．原産国はイタリア．主成分はリモネン．オレンジ・ビターの果皮から圧搾法で得た精油．リラックス効果や鎮痛，血流改善を得るために使用される．香りはオレンジ・スイートよりもきつめ．クマリンを含むため光感作に注意が必要である．

オレンジフラワーウォーター floral water of orange flower　フローラルウォーターの一種．オレンジの花から精油を得るための蒸留過程で得られた蒸留水．ビタミンを多く含み，化粧水としても用いられ，飲用することもできる．

悪露（おろ） lochia

温覚 thermesthesia, warm[th] sensation

温覚過敏[症] hypertherm[o]esthesia

温湿布 hot compress, warm compress

温浸法 maceration　マセレーション．油脂に花を入れて80℃前後に加熱し，花から析出してくる精油を油脂中に移し取るという精油採取方法．これとは反対に，常温で液体の油脂を使用して室温で行う冷浸法（アンフルラージュ）もある．

温泉療法 balneotherapy

温熱性侵害受容器 thermonociceptor

温熱療法 thermotherapy, hyperthermia　温熱に弱いがん細胞の性質を利用してがん細胞を死滅させる療法．がん病巣の温度を摂氏42-43度に上げることでがん細胞にダメージを与える．

か

臥位 decubitus, recumbency, recumbent position

外陰炎 vulvitis

外因性 extrinsic

回外 supination　手掌が上方に向くように前腕軸を中心に回転する運

動. ⇔ 回内
絵画療法 art therapy (AT)
外脛骨 accessory navicular bone, os naviculare secundarium, os tibiale externum
外頸静脈 external jugular vein
外頸動脈 external carotid artery
壊血病 scurvy
介護施設 care house, nursing home
外傷[学] traumatology
外傷性頸部症候群（むち打ち症，頸椎捻挫）
traumatic cervical syndrome
介助運動（介助訓練） assistance exercise, assistive exercise
回旋 rotation
外旋 external rotation　骨の長軸を回転軸に回転する運動．上腕では，真横に挙げて手掌を上に向けるように，外側へひねった状態
⇔ 内旋
外側顆 lateral condyle
外側塊 lateral mass
外側脊髄視床路
lateral spinothalamic tract
介達牽引 skin traction
開帳足 splay foot, spread foot, metatarsus latus, pes transversoplanus
外転 abduction　正中線から遠ざかる方向への運動または位置．⇔ 内転
• 外転筋　abductor
• 外転足　pes abductus

回転皮弁 rotation [al] flap, rotation [al] skin graft
回内 pronation　手掌が下方に向くように前腕軸を中心に回転する運動．⇔ 回外
• 回内足　pes pronatus
海馬 hippocampus　大脳の側脳室下角の内側に隆起する大脳皮質の一部．学習や記憶に関わるとされる．
外反〈形〉 valgus　外がえしのことで，足裏が外側を向き，足関節が背屈する．⇔ 内反
• 外反股　coxa valga
• 外反膝（X脚）　knock-knee, genu valgum
• 外反足　pes valgus, talipes valgus
• 外反肘　cubitus valgus
• 外反偏平足　talipes planovalgus
• 外反母趾　hallux valgus　足の第1趾が外側に偏移(位)する疾患．
開放骨折 compound fracture, open fracture
開放脱臼 compound dislocation, open dislocation
海綿骨 cancellous bone, spongiosa, spongy bone, trabecular bone
潰瘍 ulcer, sore
潰瘍性大腸炎 ulcerative colitis
炎症が直腸から連続性に始まり，大腸の表層粘膜に潰瘍やびらんができる原因不明の非特異性炎症性疾患．病変の広がりによって，全結腸炎症型，左側結腸炎型，直腸炎型に分類

される．大腸のみに所見を認める大腸型クローン病とは鑑別に苦慮されるが，ともに炎症性腸疾患（inflammatory bowel disease：IBD）として分類され，厚生労働省より特定疾患に指定されている．

海洋療法 thalassotherapy　ギリシャ語のthalasso（海），フランス語のtherapie（治療）の複合語．海洋気候の作用の中で，海水，海藻，海泥を用いて行う治療．海を活用した自然療法であり，美しい自然の海洋環境がもたらす快適性や海洋生物などの資源を最大限活用して心身を癒すもの．

カウザルギー causalgia　外傷後疼痛が治癒後も消退せず，疼痛の性質や強さなどが病的な状態を呈するもので，末梢神経の不完全損傷によって生じる灼熱痛を指す．

化学構造 chemical structure

化学受容体 chemoreceptor

化学発光 chemiluminescence　ルシフェリン，ルミノール，シュウ酸エステルなどの物質が過酸化水素などと反応して励起状態になり，それが基底状態に戻っていく過程でエネルギーとして光を放出する現象のこと．各種物質の定量測定系などに応用されている．

化学療法 chemotherapy

過活動膀胱 overactive bladder　膀胱の不随意収縮による尿意切迫感，頻尿，切迫性尿失禁を伴う疾患群の総称．狭義では膀胱炎，前立腺炎などの下部尿路炎症性疾患，膀胱癌，膀胱尿道周囲の炎症や腫瘍浸潤，残尿を伴う神経因性膀胱は含まれない．抗コリン薬などによる治療が一般的であるが，口渇や便秘，緑内障，残尿量増加などの副作用には注意を要する．

過換気症候群 hyperventilation syndrome　精神的な不安によって過呼吸になり，その結果，手足や唇の痺れや動悸，目眩などの症状が引き起こされる心身症の1つである．過換気により血中のCO_2が排出され，血液はアルカリ性となる．袋状のものを頭から被ったりして，酸素の過剰吸入を抑えるなどの方法があるが，熟知した医療者の元に行われることが勧められる．

角化症（角化異常症） keratosis, keratotic disorder　表皮は表面を被う薄い角層とそれを生成する角化細胞からなるが，角層の形成過程（角化過程）の障害によって，角層が異常に肥厚して，かさかさになる疾患．

- 掌蹠角化症　palmoplantar hyperkeratosis
- 日光角化症（光線角化症）　actinic keratosis
- 砒素角化症　arsenical keratosis

顎関節症 temporomanditular disorder　顎が痛い，口が開かないなどを主症状とした，顎口腔系の機能障害の総称．

核磁気共鳴 nuclear magnetic resonance (NMR)　分子中の原子核にその原子核の回転と同一周波数の回転磁場をかけると，磁場と原子核との間に起こる共鳴現象．核磁気共鳴状態が終息して分子安定状態に戻る過程で発生する分子運動や電磁気エネルギー吸収性を解析することで分子構造解析が可能である．

磁気共鳴撮像（核磁気共鳴画像） magnetic resonance imaging (MRI)　核磁気共鳴の原理を応用し，磁場を用いて生体内部を撮影し，それを立体的な画像として再現する方法．

角質細胞層 horny cell layer

角質層 stratum corneum

学名 scientific name　生物学領域用語．生物の命名における世界共通の名前．動植物，微生物などの国際命名規約に従って付けられ，ラテン語のイタリック体で記す．属と種に適用される．

過形成 hyperplasia　外来刺激に対する正常細胞の応答として細胞増殖が起こり，組織や器官の体積が増加すること．

下行性疼痛抑制系 descending pain inhibitory system　下行性疼痛抑制系は脳幹から脊髄後角に投射し，一次感覚神経から脊髄後角ニューロンへの痛覚情報伝達を抑制する．セロトニンおよびノルアドレナリンを神経伝達物質とする2系統があり，前者は中脳水道周囲灰白質から延髄大縫線核を，後者は橋外側被蓋を起始とする．

鵞口瘡 thrush　カンジダ・アルビカンスによる口腔内感染症で乳白色苔状の斑点が粘膜にみられる．新生時期は産道からの感染で，乳児期には哺乳時にカンジダの付着した手指や乳頭，哺乳びんから感染する．

下行結腸 discending colon

下行の〈形〉 discending

過誤支配 misdirection　障害を受けた神経が再生する際，本来の筋ではなく，ほかの筋を支配してしまうこと．

化骨（仮骨） callus　骨折の際の骨欠損部を埋めるために新生した不完全な骨組織．

仮死 asphyxia

下肢静脈血栓症 lower limb vein thrombosis

下肢静脈瘤 lower limb varix, varicose vein of lower extremities

カジネン〈化物〉 cadinene　セスキテルペン炭化水素類（$C_{15}H_{26}$）．精油成分の1つ．香りは森林の香り．リラックス効果があるとされる芳香物質．

荷重 weight-bearing

臥床 recumbency

下垂手 drop hand

下垂足 drop foot, footdrop

下垂体 hypophysis, pituitary body, pituitary gland

ガスクロマトグラフィー gas chromatography（GC） 化合物中の成分分析に用いられる方法で、移動度の違いで成分の定量同定を行う。試験試料は気体とし、移動相も気体であることからガスという名前を冠するクロマトグラフィー法の一方法。これに使用する機器をガスクロマトグラフ（GC）とよぶ。

ガスクロマトグラフ質量分析 gas chromatograph mass spectrometer（GCMS） 低分子有機化合物の定性定量に使用する方法。ガスクロマトグラフ（GC）と質量分析機（MS）が合体した機器を使用する。GCで分離した成分をMS部でスペクトル測定して定性を実施し、イオン強度差の解析を行うことで定量する。

ガス交換 gas exchange

鵞足 pes anserinus スポーツ障害で膝の内側の腱が集中する箇所に起こる炎症。

可塑性 plasticity

下腿浮腫 edema of lower limbs（extremities）

肩関節周囲炎 shoulder periarthritis, adhesive capsulitis, frozen shoulder, periarthritis scapulohumeralis

肩こり stiff shoulder

肩手症候群 hand-shoulder syndrome, shoulder-hand syndrome

滑液 synovia 滑膜が分泌する淡黄色で粘調な液で、関節腔の内面を潤し滑液胞内部を満たす。関節面での摩擦を軽減させ、関節軟骨に栄養を供給する。

滑液包 bursa

滑液包炎 bursitis

ガットフォセ R.M. Gattefosse ルネ・モーリス・ガットフォセ（1881-1950）。フランスの科学者で医師と共同で精油の研究を進めアロマセラピーを体系化した。

滑膜 synovium 関節包の内層や滑液胞を作る薄い膜血管に富んだ結合組織よりなり、滑液を分泌する。

可動域 range of motion（ROM）, range of movement, excursion 関節の動く範囲。角度で表示する。例えば、肘なら伸展0度から屈曲150度などと示す。

可動性 mobility

化膿[性]〈形〉 pyogenic

化膿性関節炎 purulent arthritis, pyogenic arthritis, septic arthritis, suppurative arthritis, arthritis purulenta

カバノキ科〈植〉 birch（学名：*Betula*） 双子葉植物の落葉樹。北半球の温帯に分布。代表的な種にシラカンバがある。カバノキの樹皮

から得た精油をバーチとよぶ．バーチの主成分はサルチル酸メチルで，臭気はメンソール様．

過敏症 hypersensitivity

過敏性腸症候群 irritable bowel syndrome（IBS）　下痢や便秘など，便通異常を伴う腹痛・腹部不快感が繰り返される疾患．正確な原因は不明だが，ストレスとの関連がみられることがあるため，心理・社会的因子を考慮する必要がある．重要な会議や出張などの際に，腹痛や下痢などで仕事に支障を来すような症状が出たり，最悪の場合，トイレが気になり外出ができなくなることもある．

下部尿路症状 lower urinary tract symptom（LUTS）　下部尿路機能障害による排尿障害と蓄尿障害を合わせたもの．排尿困難，排尿開始遅延，腹圧性排尿，頻尿，尿意切迫感，尿失禁などの症状を認める．男性とともに女性のLUTSも注目されつつある．

花粉症 pollinosis

カマズレン〈化物〉 chamazulene　セスキテルペン炭化水素でアズレン誘導体である．精油成分の1つ（$C_{14}H_{16}$）．カマズレンを含む代表的精油にカモミールがある．抗炎症，抗アレルギー効果を示すとされている．

科名 family　分類学上の上位にある（大きなくくりの）分類名．科，目，属，種の順に細かく分類されていく．⇒学名

カモミール〈植・精油〉 chamomile

- カモミール・ジャーマン chamomile german（学名：*Matricaria recutica*）　キク科の植物．ヨーロッパ原産．ハンガリー，エジプト，フランスなどで栽培され，花から精油が得られる．精油はカマズレンやビサボロールを含み，青リンゴの臭いで，鎮静，抗炎症，月経痛に使用されることが多い．

- カモミール・ローマン chamomile roman（学名：*Anthemis nobilis, Chamaemelum nobile*）　キク科の植物．イタリア・フランス原産．花から精油が得られる．精油中のカマズレン量や青リンゴ臭はジャーマン・カモミールよりも少ない．鎮静，抗炎症作用があるとされ，肌への効果を期待して化粧品にも含有されることがある．

カユプテ〈植・精油〉 cajuput（学名：*Melaleuca cajeputi*）　フトモモ科の樹木の葉からえた精油．東南アジア原産．成分として1,8-シネオール，α-ピネン，テルピネオール，リモネンなどを含み，臭気は樟脳様．抗菌作用，鎮痛作用などがあるとされる．

硝子圧法 diascopy　皮膚にみられる班が紅斑か紫斑かを区別する方法．スライドガラスなどを皮膚の班

部に押し当て，圧力を加える．斑が消失したら毛細血管の拡張が原因の紅斑，消失しないなら皮内出血斑の紫斑と判定する．

空の巣症候群 empty-nest syndrome　40-50歳代の女性にみられる抑うつ症状．

ガリーガム〈精油〉 gully gum（学名：*Eucalyptus smithii*）　フトモモ科の植物であるユーカリの一種．わが国ではグロブルスやラジアータが主流．オーストラリア，南アフリカ原産．精油は葉から得られ，1,8-シネオールやシトロネラールなどを含み，抗菌力が強いことで知られる．

カリオフィレン〈化物〉（β-カリオフィレン） β-caryophyllene　セスキテルペン炭化水素（$C_{15}H_{24}$）．クローブ，イランイラン，ローズマリーなどの精油に含まれる成分の1つ．抗炎症や鎮痛，鎮静作用が知られているが，これは大麻中の類似性成分でもある．

- カリオフィレノール β-caryophyllene alcohol　セスキテルペンアルコール（$C_{15}H_{24}O$）．精油成分の芳香成分の1つ．食品添加物の香料としても使用されている．正式にはβ-カリオフィレンアルコールとよぶ．

- カリオフィレンオキシド caryophyllene oxide　セスキテルペンオキシド類の化合物（$C_{15}H_{24}O$）．精油成分の1つで，クローブなどのカリオフィレンを含む精油に微量に含まれる．カリオフィレンの酸化体である．麻酔作用が知られている．

ガーリック〈植・精油〉 garlic（学名：*Allium sativum*）　ユリ科の植物であるニンニクの根（球根）から得た精油．アジア原産でエジプト，イタリア，スペインなどで栽培されている．アリシンを多く含み，強壮，鎮痙，鎮痛，利尿に効果があるとされる．臭気がニンニク臭なので用途が限られる．

顆粒層（小脳の） granular layer

カルダモン〈植・精油〉 cardamon（学名：*Elettaria cardamomum*）　ショウガ科の多年草．アジア原産で，インド，スリランカなどで栽培．種子は香辛料として利用される，実から精油が得られる．カルダモン精油にはテルピネオールやシネオールが含まれ，鎮静効果があるとされる．香りはスパイシーレモン．

カルバクロール〈化物〉 carvacrol　モノテルペンアルコール（$C_6H_{12}O_6$）．刺激臭がある．オレガノやタイムなどの精油の成分の1つ．抗菌，強壮作用などを示すとされる．

加齢 aging

加齢男性性腺機能低下症候群（LOH症候群） late onset hypogonadism syndrome　中年期から初老期にかけて男性ホルモン分泌低下などの内分泌環境の変化に伴う種々の不定

愁訴を訴える時期にみられる症状．しかし，女性の閉経のように明確な徴候はなく，症状も多様であり，年齢も個人的ばらつきが大きい．

ガレノス Claudius Galenos　ローマ帝国時代のギリシアの医学者．解剖学による体系的な医学を確立した．

カレンデュラ〈希釈油〉 calendula（学名：*Calendula officinalis*）　キク科の一年草で，マリーゴールドのこと．花を植物油に漬け込んだ浸出油．メントン，カリオフィレンなどを含み，皮膚トラブル（傷，あせも，その他炎症など）に使用することが多い．

カレンデュラ・チンキ calendula tincture　カレンデュラ精油を希釈して，塗り薬としたもの．あせも，おむつかぶれ，湿疹，切り傷などに使用すると良いとされる．含嗽に使用することもできる．クリームやジェル状のものもある．

癌（がん） cancer（CA，Ca），carcinoma（CA）

感覚 sensation

感覚異常（外的刺激による）（錯感覚） paresthesia　触られたときなどに，通常感じるものと異なる感覚．

感覚異常（自発的におこる） dysesthesia　自発性または誘発性に生じる不快な異常感覚．

感覚障害 sensory disturbance

感覚神経 sensory nerve

感覚脱失 anesthesia

感覚低下 hypesthesia

眼窩 orbita

柑橘系 citrus　ミカン科ミカン属の植物．果実にビタミンCやビタミンA，クエン酸，アミノ酸を多く含み，食用とされることが多い．

環境因子 environmental factor

ガングリオン（腫瘤） ganglion

間欠性跛行
intermittent claudication, claudicatio intermittens

観血的整復［術］ open reduction

還元 deoxidateion　酸化物から酸素が放出される，または水素が化合する反応．還元の逆は酸化．

肝硬変 liver cirrhosis

がんサバイバー cancer survivor　がんが治癒した人のみを意味するのではなく，がんと診断されてから治療中の人，また，その家族，介護者も含む．そういう意味で，がん体（経）験者と考えられる．

鉗子 clamp, forceps

環指 ring finger

乾式吸入法 dry type inhalation technique

環式セスキテルペン（環状セスキテルペン） cyclic sesquiterpene　セスキテルペンの基本構造はセスキテルペノイド（代表的なものはファルネソール）とよばれ直鎖（非環式）

だが，環状構造になることで安定性となる．通常は環状構造をもつものが多い．2環，3環の構造をもつものが多い．

カンジダ・アルビカンス *Candida albicans*

カンジダ症 candidiasis

カンジダ腟炎（腟カンジダ症） candidal vaginitis

間質性膀胱炎 intersitial cystitis

患者自己調節鎮痛法 patient-controlled analgesia (PCA) 患者自身が痛みに合わせて鎮痛薬の投与を行う疼痛自己管理法．持続注入量設定，レスキュー投与量設定およびレスキュー投与間隔設定の3機能があり，これらの機能を有するデバイスを使用する．

患者満足度 patient satisfaction

肝性昏睡 hepatic coma 肝臓機能の低下に伴い，意識障害など中枢性の症状を発症する状態．原因の全貌は不明であるが，肝硬変や肝炎などの悪化に伴い，本来肝臓で解毒されるアンモニアなどの有害物質が体内に蓄積することが一因と考えられている．

がん[性]疼痛 cancer pain 末期がん患者の7割以上が体験する主観的痛み．

がん性腹膜炎
peritoneal carcinomatosis, peritonitis carcinomatosa 腹腔を覆う腹膜にがん細胞が種を播いたように増殖している状態で，進行・再発した消化器，婦人科などのがんに認められる．

関節 joint

関節液 joint fluid, synovial fluid

関節炎 arthritis

関節可動性 joint mobility

関節鏡 arthroscope

関節腔 articular cavity, joint cavity

関節拘縮 contracture of joint, joint contracture 何らかの原因で関節の動き(可動域)が悪くなる状態．

関節周囲炎 periarthritis

関節症 arthropathy, arthrosis

関節穿刺 arthrocentesis, joint puncture

関節造影[法] arthrography

関節痛 arthralgia

関節半月 meniscus

関節半月板切除 meniscectomy

関節包
articular capsule, joint capsule

関節包炎 capsulitis

関節癒着 arthrofibrosis

関節リウマチ rheumatoid arthritis (RA)

関節裂隙 joint space

汗腺 sweat gland

乾癬 psoriasis 遺伝的素因に環境要因が加わって発症する．角化性丘疹が癒合した大小さまざまな紅色の局面を特徴とし，表面に典型的な落

屑が付着する．表皮の規則的な肥厚と不全角化と真皮の血管拡張，蛇行やリンパ球や好中球の浸潤がみられる．

感染性関節炎 infectious arthritis

乾癬(せん)性関節炎 psoriatic arthritis

感染制御チーム infection control team (ICT)

感染創 infected wound

含嗽 gargling

含嗽剤 mouthwash, gargle

頑痛 intractable pain

冠攣縮性狭心症（異型狭心症） coronary spastic angina　心臓の血管が痙攣し，極度に縮むことにより生じる．血管の痙攣により冠動脈の血流が低下し，胸が圧迫される，締め付けられる，息が切れる，場合によっては喉のあたりの違和感，肩の違和感などの症状が出現する．

冠動脈血流予備能 coronary flow velocity reserve (CFVR)　運動時にどれくらい冠動脈の血流を増加させられるかを示す指標．冠動脈狭窄の機能的重症度を示す．従来はドップラーワイヤーの冠動脈内挿入などの侵襲的手法を要したが，現在はMRIでの非侵襲的な検査での評価が可能となっている．冠血流予備能(CFR)が 2.0 以下だと運動時に心筋虚血障害が起こりやすいと判断される．

嵌頓(かんとん) incarceration, strangulation, locking

陥入(爪) ingrown nail, ingrown toenail, onychocryptosis

カンファー〈化物〉（カンフル） camphor　ケトン類に分類される($C_{10}H_{16}O$)．和名は樟脳．精油成分としてカンファーを含むものは多い．鎮痛，抗炎症，血流促進などの効果が認められており，医薬品成分でもある．日常生活でも，古くから衣類の防虫に使用している．

カンフェン〈化物〉 camphene　モノテルペン系モノテルペン炭化水素($C_{10}H_{16}$)．ネロリ，シトロネラなどの精油成分の1つ．香料として化粧品や食品に添加されることもある．鎮痛，抗炎症作用があるとされる．

漢方 kampo

汗疱（異汗症，異汗性湿疹） dyshidrosis　手掌や足底に自覚症状がないか，軽度のかゆみを伴う，小水疱や角質剥離が出現したり消褪したりを繰り返す疾患．異汗症の確証は得られにくく，手の湿疹の一病型と考えられる．

陥没骨折 depressed fracture

顔面神経麻痺 facial nerve palsy　顔面神経は，脳幹の橋部の顔面神経核から始まり，側頭骨の中を通って耳の後ろ（茎乳突孔）から側頭骨外に出て，耳下腺の中を通って顔面の表情筋に分布して筋肉を動かす．こ

れに障害が発生すると，顔面に麻痺が発生し，通常は片側だけに麻痺症状を生じる．顔面神経麻痺には中枢性と末梢性とがあり，中枢性は脳腫瘍，脳梗塞などの合併症に多くみられ，末梢性は日常生活においてみられる．

慣用名 trivial name 化合物では分子構造を表す組織名を正式名称としているが，分子量が大きく構造も複雑な場合には正式名では長くなりすぎる．そのような場合に付けられた簡便な名前．

カンラン科〈植〉（学名：*Burseraceae*）双子葉植物のムクロジ目の樹木．東南アジア原産で樹脂から精油を得ることができる．香料としても古くから用いられている．この科に属する精油を製造する代表的な種にフランキンセンスやミツラがある．

関連痛 referred pain

緩和医療 palliative medicine

緩和ケア palliative care 生命を脅かすような疾患による問題に直面している患者とその家族に対して，痛みやその他の身体的，心理社会的，スピリチュアルな問題を早期に発見し，的確なアセスメントと治療を行うことで苦痛を予防，軽減し，生活の質を向上させるアプローチ．

緩和ケアチーム palliative care team がん患者に限らず，生命を脅かす疾患に伴う，疼痛，倦怠感，呼吸困難などの身体的症状または不安，抑うつなどの精神症状をもつ患者に対して症状緩和に関わるチーム．

き

機械的侵害受容器 mechano-nociceptor

気管狭窄 tracheal stenosis

気管支拡張薬 bronchodilator

気管支喘息 bronchial asthma

偽関節 nonunion, pseudoarthrosis

キク科〈植〉（学名：*Asteraceae*）双子葉植物キク目の植物で一年草または多年草．観賞用，食用のほか薬草として利用されるものや精油を得るものなど数多くの種類がある．代表的な精油として，カモミール・ジャーマンやカモミール・ローマンがある．世界中に広く分布している．

奇形 anomaly, malformation

危険因子 risk factor 疾患発生の

危険性を増大させる可能性のある因子．がんの危険因子の例としては，年齢，ある種のがんの家族歴，喫煙，特定の食習慣，肥満，運動不足，放射線や発がん性物質への暴露，特定の遺伝子変異などが挙げられる．

基材（基剤） base material

蟻酸ゲラニル〈化物〉 geranyl formate　エステル類($C_{11}H_{18}O_2$)．ゼラニウムなどから得られる精油成分の1つで香りはバラ臭．食品香料や調合香料の原料となる．

蟻酸シトロネリル〈化物〉 citronellyl formate　エステル類($C_{11}H_{20}O_2$)．臭気や用途などは蟻酸ゲラニルとほぼ同等．

義肢 artificial limb, prosthesis

義歯性潰瘍 denture ulcer　義歯不適合，または誤った使用法による褥創性潰瘍．カンジダ菌由来が多く存在する．

義手 upper limb prosthesis

偽性痛風 pseudogout

義足 lower limb protesthesis

偽痛風（ピロリン酸カルシウム結晶沈着症，軟骨石灰化症） pseudogout　痛風は尿酸結晶が原因で起きる関節炎で，これに対し，偽痛風はピロリン酸カルシウム（CPPD）が軟骨に沈着して起こる関節炎．

吃逆（しゃっくり） hiccup

吉草酸（ペンタン酸） valeric acid　カルビン酸類の化合物．足の蒸れた臭いにたとえられる嫌な臭気をもつ．セイヨウカノコソウから取れる精油の成分として発見されたのが始まり．名前はこの草に由来する．

機能肢位 functional position

機能装具 functional brace, functional orthosis

機能的義手 functional arm

機能的装具 functional brace, functional orthosis

亀背 gibbus[deformity]

揮発性 volatility

揮発性溶剤抽出法 solvent extraction　アブソリュートの一方法．精油を得るためにエーテルやヘキサンなどの揮発性溶剤の中に材料（花や葉など）を入れて攪拌し，溶剤を揮発させ，残留物をエタノールに溶かすと精油含有のエタノールが得られる．このエタノールを揮発させて精油を得る．

ギプス plaster, cast, plaster of Paris

ギプスシーネ plaster slab

ギプス包帯 plaster bandage, plaster cast

気泡浴 bubble bath

偽膜性腸炎 pseudomembranous enteritis　抗菌薬の投与後に下痢や腸炎を来す疾患で，この90%は *Clostridium difficile* によるとされる．危険因子として長期入院，高齢，基礎疾患，抗菌薬，電子直腸体温計，経腸栄養，外科手術，腸管の

蠕動運動が関与しており，原因となる *Clostridium difficile* は内因性と外因性の両方が関与している．薬物療法としてはバンコマイシンの経口投与が第一選択であり，第二選択はメトロニダゾールがある．

GABA_A受容体 γ-amino-butyric acid A receptor　中枢神経系のシナプス後膜に存在するγアミノ酪酸（GABA）に対する五量体の受容体．シナプスを介する神経伝達の抑制に関与している．脊髄後角の介在ニューロンはGABAを多く含み抑制性ニューロンとして働いているが，神経障害性疼痛では介在ニューロンが機能低下や脱落を起こし（脱抑制），慢性痛の原因になると考えられている．

キャビティライナー　cavity liner

キャラウェイ〈植・精油〉　caraway（学名：*Carum carvi*）セリ科の二年草で，実を香辛料として利用する．和名はヒメウイキョウ．ヨーロッパ原産．実から得た精油にはリモネンやカルボン，ピネンなどが含まれ，消化促進，鎮静，抗菌などの作用があるとされる．香りはスパイシー．

キャリアオイル　carrier oil　精油を希釈するための溶剤．植物油が主流であり，ホホバ，オリーブ，マカダミアナッツ，スイートアーモンドなど多種のオイルが利用される．キャリアオイルに要求される重要な要素として，展延性の高さ，べとつかないこと，皮膚刺激がないことが挙げられる．

吸引　aspiration, suction

QOL（クオリティオブライフ）　quality of life　個人の主観的なよりよい状態（well-being）であり，生活の総合的な満足感（生活の質）．

嗅覚　olfaction

嗅覚試験法　olfactory examination

嗅球　olfactory bulb　嗅上皮の嗅細胞（嗅）の軸索が投射し，終脳の先端に位置する球状の神経組織．

吸光度（光学密度）　absorbance　分光光度計を私用する分析において，光が物質を横切って透過した場合に，光の強度が弱まる程度を示す値．入射光 I_0 と透過光 I の対数，$-\log_{10}(I/I_0)$ で表す．

嗅上皮細胞　olfactory epithelium

嗅診　smelling test

求心路遮断性疼痛　deafferentation pain　中枢神経系への感覚入力が途絶することによって出現する神経障害性疼痛．出現には，損傷部位よりも中枢側である脊髄や脳のニューロン過敏化や可塑的変化が関係していると考えられている．幻肢痛や腕神経叢引き抜き損傷後痛などが代表的である．

急性[疼]痛　acute pain

急性細菌性前立腺炎（急性前立腺炎）

acute bacterial prostatitis, acute prostatitis

急性腎盂腎炎 acute pyelonephritis　細菌が主として上行性に腎盂腎杯および腎実質に感染し，急性の炎症を生じた病態．原因菌はグラム陰性桿菌が主体である．発症は急激で，突然の悪寒戦慄，高熱を生じ，全身倦怠感，食欲低下，頭痛を伴う．他覚的には左右どちらかの背部に叩打痛を認める．

急性腎不全 acute renal failure　何らかの疾患，外傷や腎毒性物質の曝露などを原因に，数時間から数日の経過で急激な腎機能低下を来す症候群．腎臓における機能的ないしは構造的な障害により48時間以内に血清クレアチニンが急激に上昇する臨床状態と定義されている．浮腫，高血圧，呼吸困難，消化器症状，出血・血栓傾向，中枢・神経症状など多様な症状を呈する．

急性精巣上体炎（急性副睾丸炎） acute epididymitis

急性膀胱炎 acute cystitis　好気性グラム陰性桿菌，主に大腸菌型細菌（*E. coli*, *Proteus*, *Klebsiella*など）によって生じる膀胱の感染症．また若年者のクラミジア感染も原因となる．これは通常，尿道から膀胱への上行性感染で，感染の成立には膀胱内外の防御因子と易感染性因子が関わる．頻度は女性に圧倒的に多い．

吸入法 inhalation technique
胸郭出口症候群 thoracic outlet syndrome
競技スポーツ competition sports
胸鎖関節 sternoclavicular joint
強擦法（フリクション） friction　トリートメント手技の1つ．四肢末端などの冷たい部分に行う手技で，指腹，手掌を用いて力を入れずに素早く肌を擦る．強くスピーディーに摩擦する動作．

狭心症（虚血性心疾患） angina
矯正 correction
矯正ギプス corrective cast
強壮作用 tonic effect
キョウチクトウ科〈植〉 （学名：*Apocynaceae*）双子葉植物リンドウ目の植物．ニチニチソウやカズラもこの科である．代表種のキョウチクトウの花から得たブルメニア精油はフローラル臭をもち，血流促進や肌の手入れ用として使用されることが多い．

強直 ankylosis
胸痛 chest pain
局所消炎鎮痛剤 topical anti-inflammatory analgesic
局所脳血流 regional cerebral blood flow（rCBF）　脳の局所ごとの血流．脳血流SPECT，PET，MRIといった検査で計測することが可能となった．脳血管障害や認知症の診断のみならず，fMRIなどではリアル

タイムに脳の活動性をみることができる.

局所麻酔[法] local anesthesia
局所麻酔薬 local anesthetic
局方薬 official drug
虚血 ischemia
虚血性心疾患（心筋梗塞，狭心症） ischemic heart disease
虚血性疼痛 ischemic pain
巨細胞 giant cell, gigantocyte　正常細胞に比して，異常に大きな細胞で，通常複数個の核を有する多核巨細胞のこと．異物反応，肉牙腫性炎症や一部のウイルス感染症（サイトメガロウイルスなど）や特殊な腫瘍にみられる．細胞の融合細胞質の分裂を伴わない核分裂が原因でできると考えられている．
- **異物巨細胞** foreign body giant cell

挙上 elevation
去痰作用 expectorant action
ギラン・バレー症候群 Guillain-Barré syndrome
筋(腱)挫傷 strain
近位〈形〉 proximal
筋委縮 muscle atrophy
近位指節間関節 proximal interphalangeal joint (PIP joint)
禁煙 smoking cessation
- **禁煙外来** smoking cessation clinic

禁忌 contraindication
筋緊張 muscle tonus
筋緊張性頭痛 muscle tension headache　頭部の両側に持続性の頭重感，圧迫感ならびに締め付け感があり，軽度から中等度の頭痛発作が数十分から数日間持続するもの．精神的および社会的ストレスが発症要因となると考えられている．

筋膜性腰痛症 musculofascial lumbago　筋肉や筋肉を包んでいる筋膜由来で起こる腰痛．
筋痙攣 muscle spasm
菌交代現象 microbial substitation
筋弛緩 muscle relaxation
筋弛緩作用 muscle relaxant action
筋ジストロフィー myodystrophia
金属疲労 metal fatigue
禁断症状 withdrawal symptom
筋弾力計 muscle elasticity meter
筋断裂 muscle rupture, myorrhexis
緊張 strain, tone
筋電計 electromyograph
筋電図 electromyogram (EMG)　骨格筋が活動する際に発生する筋線維の活動電位を，体表の電極または筋内に刺入した針電極により導出，記録したもの．筋神経の電気刺激によって誘発する誘発筋電図は，反射活動の検査や神経伝達速度の測定に用いられる．

筋肉 muscle
筋肉弛緩[効果] muscle relaxation effect
筋肉痛 myalgia, myodynia
筋皮弁 muscle cutaneous flap, mus-

culocutaneous flap
筋腹 muscle belly

筋膜 fascia
筋膜炎 fascitis

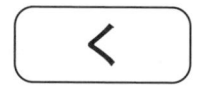

く

グアヤコール〈化物〉 guaiacol　フェノール類の有機化合物 $C_7H_8O_2$. はじめ Guaiacum（ユソウボク科の樹木）から抽出されていたが，その後クレオソートから得られるようになった．以前は歯神経の麻酔として使用されたが，毒性や刺激性があるため現在はほとんど使用されていない．

クオリティ・オブ・ライフ quality of life（QOL）

クスノキ科〈植〉（学名：*Lauraceae*）世界中に分布する被子植物に属する常緑樹（または落葉樹）．アジア南東部やブラジルに分布，代表的種としてクスノキ，シナモン，ゲッケイジュ，クロモジ，アボカドなどがある．精油を採取する以外にも樟脳，香辛料，香料，油脂の採取などに用いられ，生活と密着している．精油には，ローズウッド，ラベンサラ，ホーリーフ，シナモンなど多くある．

口 mouth
屈曲 flexion
屈曲拘縮 flexion contracture

屈筋支帯 flexor retinaculum, transverse carpal ligament
屈折率 refractive index　物質の中を光が透過する時に光が入射角と異なる方向に屈折して進行する角度を屈折計により測定した値．主に液体や固体に適用．
クッパーマンの更年期指数 Kupperman index　更年期障害の重症度を客観的に判定し，かつ治療効果を評価する目的で更年期症状を数値的に表現する方法としてクッパーマンにより考案された指数（1953）．
頸（うなじ(項)） neck, cervix
駆風作用 carminative action
クマツヅラ科〈植〉（学名：*Verbenaceae*）被子植物の科で，熱帯を中心に分布．日本古来種はクマツヅラとイワダレソウの2種．ハーブや薬草になる種もある．精油を得るクマツヅラ科の種としてレモンバーベナなどがある．
クマリン〈化物〉 coumarin　芳香属有機化合物で，ポリフェノールで

ある($C_9H_5O_2$). 精油成分の1つで、抗菌、血流促進効果が知られており、クマリン誘導体はワルファリンなどの抗凝固剤に使用されている.

クミン〈植・精油〉 cumin (学名: *Cuminum cyminum*) セリ科の一年草で、その種子は香辛料として使用される. 原産はエジプトで地中海地方やインド、ロシアでも栽培される. 種子から精油が得られる. クミン精油はピネン、シメン、フェランドレン、リモネンなどを含み、神経疲労や頭痛、消化促進に良いとされる.

クミンアルデヒド〈化物〉 cuminaldehyde ベンズアルデヒド誘導体に属する天然有機物($C_{10}H_{12}O$). 精油成分の1つ. クミン精油の芳香成分で香料として使用される. 香りはスパイシー.

くも膜 arachnoid

くも膜炎 arachnoiditis

くも膜下腔 subarachnoid space

くも膜下出血 subarachnoid hemorrhage

クラリセージ〈植・精油〉 clary sage (学名: *Salvia sclarea*) シソ科の二年草で、ハーブとして知られる. 原産はフランス. 葉と草から精油を得る. 精油には酢酸リナリルやリナロールが含まれ鎮静効果が期待できるほか、更年期障害などにも用いられる.

クリプトコッカス症 cryptococcosis 鳩の糞や土壌などに生息する酵母状の真菌(*Cryptococcus neoformans*)を経気道的に吸引して発症する感染症. 肺クリプトコッカス症は健常人でも発症するが、クリプトコッカス髄膜炎は AIDS などの免疫不全患者に発症する. 肺クリプトコッカス症は空洞を有する孤立性あるいは多発性結節影が特徴である. 抗真菌剤(アンホテリシンやフルコナゾール)が用いられる.

グルクロン酸抱合 glucuronidation 肝細胞における化学物質(薬物)処理の方法の1つ. 肝細胞中の滑面小細体にあるグルクロニルトランスフェラーゼという酵素によって、グルクロン酸が薬物と結合し、水溶性の物質に変わる. このような抱合型の物質は微小胆管に移動され、胆汁中に排出される.

グルコサミン〈化物〉 glucosamine 自然界では甲殻類のキチン質や貝殻や骨、またクロコウジカビなどに存在するアミノ糖の一種($C_6H_{13}NO_5$). 近年グルコサミンとコンドロイチン硫酸の混合物が変形性膝関節症に有効としてサプリメントとして販売されているが、効果はないとする論文もある. ワルファリンなどのクマリン系抗血液凝固剤との併用は血液凝固阻止作用の異常亢進を招くため注意が必要といわれている.

グルタチオン〈化物〉 glutathione
グルタミン酸，グリシン，システインの3種のアミノ酸からなるトリペプチド（$C_{10}H_{17}N_3O_6S$）．生体内でも肝臓などから生成される．抗酸化剤（還元剤）で，活性酸素や過酸化物を還元して解毒する作用を有する．医薬品でもある．主な用途は食品添加．

グルタチオン-S-トランスフェラーゼ〈化物〉 glutathione-S-transferase（GST）　酵素の一種．グルタチオンの解毒作用は，グルタチオンのチオール基に毒物が結合することで達成されるが，その結合を触媒する酵素．

くる病 rickets

車椅子 wheelchair

クレアチニン creatinine　クレアチニンは筋，神経内でクレアチンリン酸から，またクレアチンの脱水により生成される．血中に出現して（基準値：0.8-1.2 mg/dL），腎糸球体で濾過され，尿細管ではほとんど再吸収されず，尿中に排泄される（基準値：0.5-1.5 g/日）．尿中排泄量は筋の総量に比例し，食事や尿量などにはほとんど影響されない．血清クレアチニン濃度は腎機能障害の指標として，血清尿素窒素より正確であるが，しばしばスポーツ選手のような持続性の運動により上昇を示す．

グレード grade　品質の優劣を示す格付けのための表示用語．主に階級や等級を差別化する場合に用いられる．

グレープシード〈希釈油〉 grapeseed（学名：*Vitis vinifera*）　ブドウの種子から採油．コレステロールを含まず，オレイン酸やリノール酸が豊富でトコフェロールも含まれる．ポリフェノール類も入っているため健康志向の人に適する無味無臭の油．アロマセラピーではマッサージオイルとして利用するほか，美容領域ではクレンジングオイルとして利用することもある．

グレーブス病（バセドウ病） Graves' disease　甲状腺刺激ホルモン受容体に対する抗体の出現によって起こる自己免疫疾患．汗かき，痩せ，高血圧，倦怠感などの甲状腺機能亢進が起こる．

グレープフルーツ〈植・精油〉 grapefruit（学名：*Citrus paradisi*）　柑橘類ミカン科ミカン属の常緑樹．アメリカ原産．果実は食用だが，フマノクマリンを含むためカルシウム拮抗剤（高血圧の薬剤）やトリアゾラム（睡眠剤）などの薬剤血中濃度を高め，効きすぎる現象がでるので，服薬中は注意が必要である．果皮からは精油が取れる．精油はリモネン，ピネンなどを含み，鎮静，気分高揚，血行促進などの目的で使用さ

れる．皮膚に使用する場合には光毒性に注意する．

クローヌス clonus

クローブ〈植・精油〉 clove（学名：*Eugenia caryophyllata*）　フトモモ科の樹木で和名は丁子(チョウジ)．マダガスカル原産．花をつぼみのうちに採取乾燥し香辛料に使用するほか，健胃のための漢方として煎じて飲む．そこから得た精油はオイゲノールが含まれ，殺菌効果や麻酔効果を示すため歯科領域では歯痛止めとして利用されている．香りはスパイシー．

グロブロール〈化物〉 globulol　セスキテルペンアルコール（$C_{15}H_{26}O$）．ユーカリ・グロブルスに含まれる香り成分の1つ．抗菌，抗炎症作用などが知られている．純粋化合物は香料として利用される．

クロモジ〈植〉 kuromoji（学名：*Lindera umbellata*）　クスノキ科の落葉低木．本州，四国，九州などの低い山の斜面に分布．香料の黒文字油（精油として，テルピネオール，リモネンなど）が採れる．

クローン病 crohn's disease　口腔から肛門までの全消化管に，非連続性の慢性肉芽腫性炎症を生じる原因不明の炎症性疾患．潰瘍性大腸炎とともに，厚生労働省より特定疾患に指定されている．10-30歳に多くみられ，潰瘍性大腸炎に比べ炎症は腸管全層に及び，深い縦走潰瘍が特徴で，腸管狭窄や栄養障害を起こす．大腸に限局する大腸型クローン病は，潰瘍性大腸炎との鑑別に挙げられる．

群発頭痛 cluster headache　発作性周期をもって群発性に出現する前額部に及ぶ片側性頭痛で，結膜充血，流涙，鼻閉，縮瞳，眼瞼下垂などの自律神経症状を伴う．中枢神経系の異常を伴う神経血管性頭痛で，内頸動脈の拡張が関与しているとされる．

訓練 exercise, training

け

ケアリング caring　思いやり，知識・技術を伴う能力，信頼，良心，専心に特徴付けられる人間の存在様式．

鶏眼（うおのめ） clavus

頸肩腕症候群 neck shoulder arm

syndrome　事務的な仕事をしている人などに，肩や首周囲の痛み，こりが起こる疾患の総称．

経口　oral

経口吸収　oral absorption

経口避妊薬　oral contraceptives (OC)

脛骨神経　tibial nerve

脛骨粗面　tibial tuberosity

軽擦法（エフルラージュ）　effleurage

痙縮　myospasm, spasm, spasticity

芸術療法　art therapy (AT)

茎状突起　styloid process

頸髄症　cervical myelopathy

痙性　spasticity

形成[の]〈形〉　plastic

形成術　plasty

頸性頭痛　neck-related headache

痙性歩行　spastic gait

痙性麻痺　spastic palsy

頸体角　collodiaphyseal angle, neck shaft angle

経腟　transvaginal

経腟吸収　transvaginal absorption

経直腸　transrectal

経直腸吸収　transrectal absorption

頸椎症　cervical spondylosis

頸椎症性神経根症　cervical spondylotic radiculopathy (CSR)　頸椎の変性・変形により脊髄神経から分かれた神経根を圧迫する疾患．

頸椎装具　cervical orthosis, neck brace

頸椎椎間板症　cervical discopathy　頸椎と頸椎の間にある椎間板が変性し脊髄を圧迫し症状が出る疾患．

頸椎椎間板ヘルニア　cervical disc hernia　椎間板自体が後ろに飛び出し脊髄や神経根を圧迫する疾患．

頸椎捻挫（むち打ち症）　cervical sprain

経皮　percutaneous

経鼻　nasal

桂皮アルデヒド〈化物〉　cinnamic aldehyde　芳香族不飽和アルデヒド類で，シンナムアルデヒド(C_9H_8O)のこと．シナモンの木の樹皮や根から得られる桂皮油に多量に含まれる．飴類の菓子のニッキの主成分．香辛料として古くから利用され，漢方薬としても使用される．血糖値を降下させる作用があるとされる．

経皮吸収　percutaneous absorption

経鼻吸収　nasal absorption

経皮的神経電気刺激療法　transcutaneous electrical nerve stimulation (TENS)

桂皮油　cinnamon oil　クスノキ科の高木，セイロンニッケイ（シナモン）などの樹皮や葉を蒸留して得られる精油（シナモンオイル）．日本薬局方に薬剤として登録されている．主成分はシンナムアルデヒド．

痙攣　convulsion, cramp, myospasm, spasm

痙攣痛　spastic pain

ゲートコントロール説 gate control theory 1965年にMelzackとWallにより提唱された痛覚のコントロール機構についての古典的な仮説．脊髄後角に存在するゲートの開閉によって，C線維やAδ線維などの細い末梢神経からの侵害刺激入力をAβ線維の太い末梢神経からの非侵害性刺激が抑制するという理論．膠様質ニューロンがこのメカニズムに介在する．この仮説から脊髄電気刺激療法（SCS）や皮膚低周波電気刺激療法などの治療法が考案され，広く臨床で使われている．

激痛 intense pain

化粧品 cosmetics

血液浄化[作用] blood purification 血中から人体に有害な物質（尿素・アンモニア・免疫複合体・過剰リポタンパク，エンドトキシンなど病気の原因となる物質）を体外へ除去し，病態の改善を図ること．除去したい物質によってさまざまな種類があり，最も一般的に行われているのは腎不全の患者に行う透析である．

血液脳関門 blood-brain barrier (BBB) 血液と脳（そして脊髄を含む中枢神経系）の組織液との間の物質交換を制限する機構．

血管運動神経 vasomotor nerve

血管炎 vasculitis

血管拡張 vasodilatation, vasodilation

血管拡張作用 vasodilator action

血管収縮 vasoconstriction

血管内皮細胞 vascular endothelial cell

月経 menstruation, menses

月経困難症 dysmenorrhea 月経期間中に月経に随伴して起こる病的症状．下腹痛，腰痛，腹部膨満感，嘔気，頭痛，疲労・脱力感，食欲不振，イライラ，下痢，憂うつの順にみられる．無排卵性月経には通常みられない．

- 原発性（機能性）月経困難症 primary (functional) dysmenorrhea 頸管狭小やプロスタグランジンなどの内因性生理活性物質による子宮の過収縮．初経後2-3年より始まる．月経の初日および2日目頃の出血が多いときに強く，痛みの性質は痙攣性，周期性である．月経痛の原因となる病的疾患がないもの．

- 続発性（器質的）月経困難症 secondary (organic) dysmenorrhea 月経前4-5日から月経後まで続く持続性の鈍痛のことが多い．子宮内膜症，子宮筋腫など器質的疾患に伴う．

月経前症候群（月経前緊張症） premenstual syndrome (PMS) 月経前，3-10日の黄体期の間に続く精神的あるいは身体的症状で，月経発来とともに減退ないし消失するもの．いらいら，のぼせ，下腹部膨満感，下腹痛，腰痛，頭重感，怒りっ

ぽくなる，頭痛，乳房痛，落ち着かない，憂うつの順に多い．月経困難症に比べ，精神症状と乳房症状が多い．その他，浮腫あるいは体重増加を主徴とする場合もある．病状に周期性があることから診断は容易である．原因は不明であるが，卵胞ホルモンと黄体ホルモンの不均衡説などがある．40歳から更年期にかけて多い．

結合[組]織 connective tissue

血行遮断 devascularization

結紮 ligation

血腫 hematoma

血小板凝集 platelet aggregation

結節性多発動脈炎 polyarteritis nodosa

血栓症 thrombosis

ゲットウ〈精油〉 shell ginger（学名：*Alpinia zerumbet*）　ショウガ科ハナミョウガ属の多年草．熱帯・亜熱帯，アジア，日本では沖縄から九州南部に分布．精油（月桃）にリモネンを含む．

血尿 hematuria　尿中に赤血球が出現している状態．出血の量から肉眼的血尿と顕微鏡的血尿に分けられる．また出血の部位から腎前性血尿，腎性血尿，腎後性血尿に，排尿痛などの症状の有無から症候性血尿，無症候性血尿に，血尿の病因から内科的血尿，泌尿器科的血尿，特発性腎出血に分けられる．尿タンパクや尿沈渣により精密検査が必要かを判断する．

血流促進作用[効果] improvement of blood flow

解毒[作用] detoxification

ケトン類〈化物〉 ketone　ケトン基を構造中に含む化合物（R-C(=O)-R'（R, R'はアルキル基））のこと．2級アルコールの最終酸化物で還元されない化合物．アセトン，アセト酢酸，β-ヒドロキシ酪酸の総称で脂肪酸やアミノ酸の不完全な代謝産物．

ケモタイプ chemotype　化学種．精油などで原料植物は全く同じでありながら育った環境により化学成分が異なるタイプ．そうした精油をケモタイプ・エッセンシャルオイルとよぶ．組成別分類としてケモタイプを表す．

ケラチノサイト keratinocyte

ゲラニアール〈化物〉 geranial　アルデヒド類（$C_{10}H_{16}O$）．ネラールのトランス型．ゲラニオールの酸化物．精油成分の1つでレモングラスなどの精油に含まれる．

ゲラニオール〈化物〉 geraniol　モノテルペンアルコール（$C_{10}H_{18}O$）．酢酸ゲラニルの加水分解体．精油成分の1つ．香料として利用される．香りはローズ様．

ゲラニルアセテート〈化物〉〈酢酸ゲラニル〉 geranyl acetate　エステ

ル類，芳香成分として知られる天然エステル（$C_{12}H_{20}O_2$）．精油成分の1つ．香りは果実臭で，多くの芳香製品に利用されている．また安全性が高いため食品添加物としても利用されている．

ゲラニル酸[類]〈化物〉 geranylic acid　テルペン生合成の中間体でゲラニル酸にはゲラニルピロリン酸とゲラニルゲラニルピロリン酸，その他に蟻酸ゲラニルなどがある．蟻酸ゲラニルは果実臭の香料として利用される．その他のゲラニル類も香料で，精油中の芳香成分の一種といえる．

下痢 diarrhea

ケリン〈化物〉 khellin　$C_{14}H_{12}O_5$．クロモン誘導体の有機化合物で，血管拡張剤として利用される．天然のケリンは生薬やハーブとしても用いられているセリ科のアンミの果実といった精油から得られる．

ゲルマクレンD〈化物〉 germacrene D　セスキテルペン炭化水素（$C_{15}H_{24}$）．イランイランなどの精油に含まれる芳香成分で，バラの香りとして香料に使用される．鎮静，抗アレルギー作用を示すとされる．

腱 tendon

腱炎 tendinitis

減感作療法 desensitization therapy　アレルギー疾患の治療法の1つ．希釈したアレルゲンを患者の皮下に投与し，反復して（必要最低限量の）アレルゲンに曝露させる．アレルギーの治療は対症療法が主流であるが，減感作療法では免疫寛容，根治へと誘導することを目標とする．最近では舌下投与も試みられている．

限局性（局所性） local, localized, regional

肩甲鎖骨 omoclavicular

肩甲帯 shoulder girdle

言語療法士 speech therapist, speech-language therapist

肩鎖関節 acromioclavicular joint

幻肢痛 phantom pain　四肢を中心とする身体一部の切断後に出現する神経障害性疼痛．切断した四肢が存在していると感じる錯覚である幻肢感覚を伴うことが多い．普段は幻肢感覚がなくても，幻肢痛が起こるときには幻肢感覚も出現する．

腱周囲炎 peritendinitis

腱鞘 tendon sheath

腱鞘炎 tendovaginitis

倦怠感 malaise

肩痛 omalgia

肩峰 acromion

こ

抗アレルギー剤 antiallergic agent

抗アンドロゲン作用 antiandrogenic activity 男性ホルモン（アンドロゲン）の働きを抑制する作用．

抗鬱[作用] antidepressant [effect]

抗炎症[作用] anti-inflammatory [action]

高カルシウム血症 hypercalcaemia, hypercalcemia 多発性骨髄腫や悪性リンパ腫などにより血中のイオン化カルシウム濃度が正常値の上限を超えて上昇した状態．高カルシウム血症の程度と症状は必ずしも相関しない．未治療では腎不全，不整脈が起こりやすい．また痛みの増悪を引き起こすこともある．

抗加齢 antiaging

交感神経 sympathetic nerve

交感神経依存性疼痛 sympathetically maintained pain (SMP)

交感神経非依存性疼痛 sympathetically independent pain (SIP)

抗菌[作用] antiseptic, antibacterial action

口腔 oral

口腔カンジダ症 oral candidiasis

口腔ケア oral care 口腔の健康を維持増進する為の方法，行動を示す．化学的ケアと物理的ケアに分かれる．口腔ケアに用いる補助剤には精油配合製品が多く存在する．

口腔粘膜炎 oral mucositis 抗がん剤治療や放射線治療を受ける患者の口腔内に発生する副作用の中で，最も頻度が高く，頬や唇の内側の粘膜が炎症を起こし，粘膜がはがれたりする症状．出血，疼痛，味覚異常を来し，生活の質を低下させるために，全身ケアの中でも，口腔ケアも重視されるようになってきている．

抗けいれん薬 anticonvulsant

硬結 induration

高血圧 hypertension 血圧とは血管の壁に内側からかかる圧力のことで，血管の硬さや循環血液量により決定する．高血圧は，血管壁にかかる力が通常よりも強いということで，その状態が長期間にわたると血管壁に傷が付きやすくなり，傷が付いたところが徐々に厚くなってゆくことで動脈硬化が進展する．心疾患や脳血管疾患，腎不全などのリスクも上昇する．生活習慣病の1つである．

- **二次性高血圧** secondary hypertension 高血圧のうち約10%を占める．腎疾患や原発性アルドステロン症，甲状腺機能障害，睡眠時無

呼吸症候群など，ほかの疾患が原因で引き起こされる高血圧のこと．この場合，原疾患の治療を優先して行う．

- **本態性高血圧** essential hypertension　高血圧の約90％を占める原因のはっきりとしないもの．遺伝性素因に加えて加齢，生活習慣の乱れなどが重なって発症すると考えられている．特に，塩分の過剰摂取でリスクが上昇する．塩分摂取量を1日6g未満に抑えることが推奨されている．（日本高血圧学会 ガイドラインより）

抗血栓[作用] antithrombotic

高コレステロール血症 hypercholesterolemia

後根神経節 dorsal root ganglion (DRG)

広作働域ニューロン wide dynamic range neuron (WDR neuron)　脊髄後角第Ⅰ層，第Ⅱ層および第Ⅳ～Ⅵ層に存在し，触覚刺激や圧覚刺激などの非侵害性機械刺激および痛みを生じる侵害刺激の両刺激に反応する二次ニューロンのこと．広作働域ニューロンは脊髄における可塑的変化に中心的な役割を担うと考えられている．

抗酸化[作用]の antioxidant

口臭 halitosis, bad breath　口腔内または口腔を通じて発散される悪臭のある呼気．ほとんどは口腔（歯周病原生菌の増加）に由来するため，歯周病予防が口臭予防となりうる．

高周波（電気的）熱凝固法 radiofrequency thermocoagulation　高周波によって，熱凝固痛覚を伝導する細い神経のみを熱凝固で破壊すること．アルコールやフェノールを用いた神経ブロックに比べて選択的神経ブロックを行うことができ，調節性と安全性が高いとされる．

拘縮 contracture

甲状腺 thyroid gland

口唇 lip

抗真菌作用 antifungal action

抗ストレス作用 antistress effect

光線過敏症 photosensitivity　一定の薬剤（アロマセラピーでは精油）と日光により誰にでも発症しうる過敏症状．アロマセラピーの場合は日光にあたることで，潜伏期なしに発症することが特徴で，主に日焼け様症状である．

光線過敏性皮膚炎 actinic dermatitis

梗塞 infarction

高速液体クロマトグラフィー high performance liquid chromatography (HPLC)　液体クロマトグラフィーにおいて，移動相に圧力をかけて強制的に溶媒を移動させることで試料（溶質）の固定相への定着を迅速にすることで分析にかかる時間を短縮できる装置．自然移動よりも詳しい解析が行える利点がある．

酵素標識抗体法 enzyme labeled antibody technique　例えばサンドイッチ法では，抗原検出において，抗体に酵素を結合させて抗原と結合させ，固層付着抗体でこれを捉え，基質を加えると酵素の作用で発色などが起こり，抗原の存在を目視できるようになる．この抗体に酵素を付着させて行う抗原抗体反応のこと．

叩打法 hacking　トリートメント手技の1つ．断続的に皮膚を叩く動作手技のこと．

高中性脂肪血症 hypertriglyceridemia

硬直 stiffness

後頭神経痛 occipital neuralgia

口内炎 stomatitis

高尿酸血症 hyperuricemia　血清尿酸値が 7.0 mg/dL を超える状態．尿酸の産生過剰あるいは腎からの尿酸排泄低下によって生じる．中でも尿酸排泄低下型が多い．腎での尿酸排泄に関連する遺伝的・体質的背景に，過食，大量飲酒，肥満，激しい運動，脱水などの種々の要因が重なって発症すると考えられる．男性に多く，女性ホルモンの尿酸排泄促進作用のために女性には少ない．わが国では食生活や生活習慣の変化に伴って高尿酸血症が増加している．長期間持続する高尿酸血症は痛風発症のリスクとなる．

更年期 climacterium, climcteric, climcteric period　生殖期から老年期への移行期で，閉経の前後5年間のこと．この時期では加齢に伴い性腺機能が衰退し，特に卵巣では排卵などの機能が消失し始め，やがて月経が不順から完全に閉止し，閉経となる．その後は生殖内分泌機能が低下する．わが国の平均閉経年齢は 50.5 歳である．

更年期障害 climacteric (menopausal) symptom, climacteric disturbance (disorder), climacteric disturbance (disorder)　更年期に現れる多種多様な症状の中で，器質的変化に起因しない症状を更年期症状とよび，これらの症状の中で日常生活に支障を来す病態のこと．主たる原因は卵巣機能の低下であり，これに加齢に伴う身体的変化，精神・心理的な要因，社会文化的な環境因子などが複合的に影響することにより症状が発現すると考えられている．

紅斑 erythema　皮膚乳頭部における毛細血管拡張による皮膚の潮紅で，圧迫にて退色する．
- 手掌紅斑　palmar erythema
- 多形［滲出性］紅斑　erythema multiforme exudativum
- 蝶形紅斑　butterfly erythema
- 伝染性紅斑（リンゴ病）　slapped cheek disease
- 乳児寄生菌性紅斑　erythema

mycoticum infantile

抗ヒスタミン剤 antihistamine (AH)

硬膜 dura mater

硬膜外腔 epidural space

硬膜外脊髄電気刺激法 epidural spinal cord stimulation 脊髄硬膜外腔に刺激電極を埋め込んで脊髄に電気刺激を行い，痛みをコントロールする治療法．電気刺激の感覚が感じられる疼痛部位に刺激電極を留置することが，有効な除痛を得るために必須である．刺激装置も皮下に埋め込むことで，長期にわたって患者自身が痛みを自己調節することが可能となる．

硬膜外鎮痛法 epidural analgesia 一般的に硬膜外腔にオピオイド鎮痛薬を投与する鎮痛法．硬膜外腔オピオイド投与法は全身投与法に比べてオピオイド投与量を減量することが可能で，副作用も少ないとされる．なお，硬膜外腔に局所麻酔薬を投与する鎮痛法は硬膜外ブロックとよばれることが多い．

硬膜外ブロック epidural block

高密度リポタンパク質 high-density lipoprotein (HDL)

肛門裂創 anal laceration

絞扼性神経損傷モデル constriction injury model

膠様質 substantia geratinosa

誤嚥 accidintal swallowing

誤嚥性肺炎 aspiration pneumonia

股関節炎 coxitis

股関節症（変形性股関節症） cox-arthrosis

股関節痛 coxalgia, hip pain

呼吸器感染 respiratory infection

呼吸困難 dyspnea

ココナッツ〈希釈油〉 coconut (学名：*Cocos nucifera*) ヤシ科の植物で，和名はココヤシ．種子を低温圧搾や溶剤抽出で採油．飽和脂肪酸が多く含まれており，空気にさらされても安定性を保つ．皮膚を冷やし保護し安定化するので，神経性皮膚炎に良いとされる．

五十肩 adhesive capsulitis, frozen shoulder, periarthritis scapulohumeralis

コショウ科〈植〉 (学名：*Piperaceae*) 双子葉植物コショウ目の植物．世界の熱帯・亜熱帯に広く分布．香辛料であるコショウはこの科の中のコショウ属コショウの果実．果実が緑色のときに摘み取り乾燥させたものが黒コショウで香が強い，完熟した赤色の実の乾燥物は赤コショウ，この皮を剥ぎ，粉にしたものが白コショウで香がマイルド．黒コショウからはブラックペッパー精油が得られる．主成分はβ-フェランドレン，リモネン，サビネンなど．

骨萎縮 bone atrophy

骨壊死 osteonecrosis

骨炎 osteitis, ostitis

骨塩密度　bone mineral density
骨塩量　bone mineral content
骨化　ossification
骨関節炎　osteoarthritis
骨棘　osteophyte, spur
骨髄炎　osteomyelitis
骨髄腫　myeloma
骨髄　marrow, bone marrow
骨折　fracture
骨接合[術]　osteosynthesis
骨粗鬆症　osteoporosis
骨代謝マーカー　bone turnover marker
骨端線　epiphyseal line
骨軟化症　osteomalacia
骨盤　pelvis
骨膜　periosteum
骨膜炎　periostitis
ゴナドトロピン放出ホルモンアゴニスト　gonadotropin-releasing hormone (GnRH) agonist
GnRH受容体作動薬（アゴニスト）．下垂体のGnRH受容体のダウンレギュレーション（下方制御）を狙って用いられる．GnRHに対する結合力が強く，継続的に使用することでGnRH受容体がダウンレギュレーションを受けてゴナドトロピンの分泌が抑制される．適応としては前立腺癌，閉経前乳癌治療，子宮内膜症治療である．

コホート研究　cohort study　関心ある事項へ曝露した集団と曝露していない集団の2つの集団（コホート）を同定し，これらの集団が関心ある転帰を示すまで「前向き」に「縦断的」に追跡する研究様式．語源はローマ時代の300人程度の歩兵軍団．

小麦胚芽〈希釈油〉（ウィートジャーム油）　wheatgerm oil（学名：*Triticum vulgare*）　イネ科の植物．小麦胚芽は植物油脂を含む．オイルは小麦の胚芽から圧搾法で得られる．アロマセラピーではキャリアオイルとして使用する．トコフェロール（ビタミンE）を豊富に含み，特に乾燥肌に向いているオイル．酸化しやすいキャリアオイルに10％程度に混入しての酸化防止にも使用される．

こむら返り　leg cramp
コラーゲン　collagen
コリアンダー〈植・精油〉　coriander（学名：*Coriandrum sativum*）　セリ科の一年草の食用草．中東，北インドが原産．種子から精油が得られる．香りはスパイシーレモン様．精油はリナロールを主成分とし，主に芳香浴やマッサージにも使用される．その香りは気分高揚に適しているとされる．

コルチゾール　cortisol
コルチゾン　cortisone　副腎皮質ホルモンの1つ．自己免疫性・アレルギー性疾患のほかネフローゼ症候群の治療など広範囲に適用される．長

期使用では，免疫力の低下，高血圧，糖尿病，骨粗鬆症，うつ状態などの副作用に注意が必要である．

コルドトミー cordotomy

こわばり stiffness

混合感染 mixed infection

混合診療 treatment partially covered by insurance　わが国の医療における保険診療に保険外診療（自由診療）を併用すること．

根性痛 radicular pain

根治術 radical operation

コンドロイチン chondroitin

コンパートメント症候群 compartment syndrome

コンパートメントブロック compartment block

コンピュータ断層撮影 computed tomography（CT）　放射線画像の断層撮影（輪切り状態）し，その連続画像をコンピューター処理して，精密な断層像，さらには立体的な画像として再現する撮影法．

コンフリー〈希釈油〉 comfrey（学名：*Symphytum officinale*）　ムラサキ科ヒレハリソウ属の多年草．昔は食用とされていたが葉や根にアルカロイドのピロリジジンを含有しており，肝臓への急性毒性が報告されているため，食用には適さない．コンフリー精油は皮膚保護効果が高いとされ，マッサージオイルとして使用される．

混乱 confusion

さ

細菌性腟症 bacterial vaginosis

サイコオンコロジー psychooncology　がんに関するすべての病期において患者や家族，ケア提供者の情緒的な反応を扱う学問．がんの発症率や死亡率に影響を与える心理的，行動的，社会的要因について研究する学問領域．

最小発育阻止濃度 minimum inhibitory concentration（MIC）　検査対象の微生物の発育を阻止できる抗微生物剤の最少濃度量．抗微生物剤の希釈系列（倍々希釈）添加培地を準備し，そこに目的微生物を接種・培養し，発育がみられなかった最少濃度を MIC とする．

最大尿意 maximum desire to void（MDV），strong desire to void（SDV）

サイトカイン cytokine　低分子タ

ンパク質の細胞調節因子．リンパ球が産生するリンホカイン，マクロファージ，単球が産生するモノカインなどの総称．本来，免疫系の細胞によって産生され免疫反応や炎症反応に関わる因子とされてきたが，現在では，免疫系以外のさまざまな細胞でも産生され免疫系細胞，およびほかの細胞の増殖，分化，細胞機能を調節する多様な作用を有する因子であることが明らかとなっている．

再燃 relapse

再発 recurrence

サイプレス〈精油〉 cypress（学名：*Cupressus sempervirens*）　ヒノキ科の常緑樹．フランス原産．葉から精油を得る．精油にはピネンやカジネンなどが含まれ，鎮静，更年期障害の改善などの目的で使用されることが多い．収れん作用もあることから化粧水などに添加することもある．

細胞毒性 cytotoxicity

サーカディアンリズム（生体リズム） circadian rhythm　ラテン語で，サーカは約・概ね，ディアンは1日を示す．概日リズムとも和訳され，約24時間周期で変動する生理現象の体内時計ともいえる．動物，植物，菌類，藻類などほとんどの生物に存在していると考えられ，光や温度，食事など外界からの刺激によって修正される．

作業療法 occupational therapy

作業療法士 occupational therapist (OT)

錯感覚 paresthesia

酢酸〈化物〉 acetic acid　メタノールがカルボニル化された単純構造のカルボン酸で，分子式は CH_3COOH．刺激臭のある弱酸．純粋酢酸を氷酢酸とよぶ．自然界でも細菌により遊離酸が生成されたり，エステルや塩の形で存在する．

酢酸 α-テルピネル〈化物〉 α-terpinyl acetate　アセチル α-テルピネオール．精油成分としても含まれるエステル類．テルピネオール異性体の1つ．香料類．

酢酸オイゲニル〈化物〉 eugenyl acetate　アセチルオイゲノール．エステル類（$C_{12}H_{14}O_3$）．精油成分の1つで，香料である．

酢酸ゲラニル〈化物〉（ゲラニルアセテート） geranyl acetate　エステル類．芳香成分として知られる天然エステル（$C_{12}H_{20}O_2$）．リナロールの誘導体．精油成分の1つ．香りは果実臭で，多くの芳香製品に利用されている．また安全性が高いため食品添加物としても利用されている．

酢酸シトロネリル〈化物〉 citronellyl acetate　エステル類（$C_{12}H_{22}O_2$）．香気はバラやラベンダーに例えられる．シトロネラ精油などに含まれる．香料として食品や化粧品に添加

することもある.

酢酸テルピニル〈化物〉 terpinyl acetate　エステル類($C_{12}H_{20}O_2$). エステル類で, 精油の芳香成分. 香料として食品や化粧品に添加することもある.

酢酸ネリル〈化物〉 nerol acetate　エステル類($C_{12}H_{20}O_2$). リナロールの誘導体. 分子式は酢酸テルピネルと同じ（化学式は異なる）. 精油の芳香成分の1つ.

酢酸ベンジル〈化物〉 benzyl acetate　エステル類($C_9H_{10}O_2$). 精油の芳香成分. ジャスミン臭. 化粧品や食品の香料としても使用される.

酢酸ボルニル〈化物〉 bornyl acetate　エステル類. 精油の芳香成分の1つで, 香りは松葉様. ウッディな香りとして芳香剤などにも利用されている.

酢酸メンチル〈化物〉 menthyl acetate　エステル類, ハッカ類の精油に多く含まれる芳香成分で, 食品添加物の香料として使用される. $C_{12}H_{22}O_2$.

酢酸ラバンデュリル〈化物〉 lavandulyl acetate　エステル類($C_{12}H_{20}O_2$). ラベンダーなどに含まれる主要芳香成分の1つ. 化学的性質などは酢酸テルピニルに似ている.

酢酸リナリル〈化物〉 linalyl acetate　リナロールのエステル類である($C_{12}H_{20}O_2$). ベルガモット様の香りをもつ. 多くの植物精油中にリナロールとともに存在していることが知られている. クラリセージ, ラベンダー, ベルガモット, プチグレン, ネロリの精油の主成分である. 天然物中に存在する酢酸リナリルは高い光学純度の (R)-l-体であることが多い. 鎮静作用, 抗炎症作用, 抗痙攣作用, 神経のアンバランスの回復に用いられる.

鎖骨 clavicle

坐骨神経 sciatic nerve

坐骨神経痛 ischialgia (sciatica)

坐剤 (坐薬) suppository

挫傷 contused wound (contusion), bruise

痤瘡 acne　にきび. 皮脂の分泌が多い額や頬, 顎, 胸, 背中において, よく認められ, 皮脂腺の感染によって起こる.

- 痤瘡様発疹　acneiform eruption
- 集簇性痤瘡　acne conglobata, acne agminata
- 酒さ性痤瘡　acne rosacea
- 人工性痤瘡　acne artificialis
- 尋常性痤瘡　acne vulgaris
- 新生児痤瘡　acne neonatorum
- ステロイド痤瘡　steroid acne
- 毛包虫性痤瘡　acne demodecica
- 薬剤[起因]性痤瘡　acne medicamentosa

擦過傷 abrasion, excoriation

殺菌(作用) bactericidal action

サッサフラス〈植・精油〉 sassafras (学名：*Sassafras albidum*) クスノキ科の植物．北米東部原産．主成分はサフロールであるが，毒性をもつため，現在ではサッサフラス油の使用は制限されている．

作動薬 agonist

サビネン〈化物〉 sabinene モノテルペン系モノテルペン炭化水素($C_{10}H_{16}$)．ティートリーやジュニパー，レモングラスなどの精油の主要成分である．抗菌力もあり，森の香りに例えられる．

サビノール〈化物〉 sabinol モノテルペン系モノテルペンアルコール($C_{10}H_{16}O$)．サイプレスなどの精油に含まれる．木の香りの芳香成分である．サビネンにヒドロキシ基が付いた構造．

詐病 malingering

サプリメント supplement

サフロール〈化物〉 safurole クスノキの根やカンファー精油に含まれる炭化水素($C_{10}H_{10}O_2$)．芳香成分の一種で香料として用いられる．また，鎮痛作用を示すともいわれる．

サポーティブケア supportive care 重篤な生命を脅かす病気に罹った患者のQOLを改善するために提供されるケア．症状緩和，機能障害，生活活動支援，心理的サポートなどが含まれる．治療により起こる副作用，病気や治療に関連した心理的，社会的，スピリチュアルな問題をできる限り早く予防・治療することが重要であることから生まれた言葉．

挫滅症候群 crush syndrome

サーモグラフィー thermography

座浴（坐浴） hip bath

サリチル酸メチル〈化物〉 methyl salicylate エステル類．サリチル酸とメチルアルコールの縮合エステル($C_8H_8O_3$)．やや刺激臭があり，消炎作用がある．医薬品では消炎鎮痛剤として使用される．ウインターグリーンをはじめ，スポーツマッサージに使用される精油に含まれることが多い．

サルコイドーシス sarcoidosis

酸化 oxidation ⇒還元

酸化亜鉛ユージノール zinc oxide eagenol う蝕治療に最も用いられてきた薬剤．酸化亜鉛粉末とクローブオイル(ユージノール)を練和した硬化物(EBAセメント)．歯科における用途はきわめて広い．

三角靱帯 deltoid ligament

三叉神経痛 trigeminal neuralgia

三重項酸素 triplet oxygen

産褥 puerperium, postpartum

産褥血栓静脈炎 puerperal thrombophlebitis

サンダルウッド〈植・精油〉 sandalwood (学名：*Santalum album*) ビャクダン科の植物．原産はインド．主成分は，α-サンタロール，β-

サンタロール 尿路系の感染症に対する殺菌作用，鎮静作用，強心作用がある．

サンタレン〈化物〉 santalene　セスキテルペン系炭化水素（$C_{15}H_{24}$）．サンダルウッド精油などに含まれる精油成分の1つで，芳香成分として知られる．作用としては鎮痛作用が知られている．その香りはビャクダンの香りを特徴付けるもので，お香の香りを再現したい場合などに香料として使用される．異性体として$α$と$β$が知られている．

サンタロール〈化物〉 santalol　セスキテルペンアルコール（$C_{15}H_{24}O$）．サンダルウッド（ビャクダン）の精油に含まれる．ビャクダンの香りを規定する芳香成分の1つ．異性体として$α$と$β$が存在する．

サントリーナ〈植・精油〉 santlina

サンフラワー〈希釈油〉 sunflower（学名：*Helianthus annuus*）　キク科の植物で種子から採油される．リノール酸，オレイン酸，ビタミンEを含む．粘性が低く，質感は軽く，しっとりした肌触りが好まれ，キャリアオイルとして使用される．

し

肢 limb
痔 hemorrhoid
肢位 position
CM[C]関節 carpometacarpal joint
C線維 C fiber
シェロング起立試験 Schellong test　体位変換による血圧，脈拍の変化を計測する試験．起立性低血圧の診断ができる．臥位10分後と，その後に10分間起立させて血圧と脈拍を測定する．収縮期血圧が起立時に21mmHg以上低下した場合，異常と判定される．

歯科[の]〈形〉 dentistry, dental
紫外線 ultraviolet（UV）　紫外線のうち波長の短いものはオゾン層で吸収され，地表に到達するものは，UVB（290-320nm）の一部とUVA（320-400nm）である．波長が短いほど生物学的作用が強く，UVBはDNA障害を引き起こし，日焼け，光老化や光発がんに関与する．
- 短波長紫外線　short wavelength UV（UVC）
- 中波長紫外線　middle wavelength UV（UVB）

- **長波長紫外線** long wavelength UV（UVA）
- **視覚的評価スケール** visual analogue scale（VAS）　主観的な痛みの強さの評価法の1つ．10cmの直線を示し，その左端を無痛，右端を想像できる最大の痛みとし，被験者の痛みが一直線（スケール）上のどこにあるかを示してもらう．痛みの強さを0-100cmまたは0-10cmで評価する．その他の評価法として数値評価スケール numeric rating scale（NRS）もよく用いられる．
- **歯科用フェノールカンファー** dental phenol camphor
- **弛緩** laxity, relaxation
- **弛緩作用** relaxant effect
- **弛緩性[症]** laxity
- **色素性乾皮症**
 xeroderma pigmentosum　光線過敏症により日光に曝される露出部に色素斑，脱色素斑，乾燥症状を呈し，さらに皮膚がんが続発する常染色体劣性の遺伝性疾患．
- **色素増加[症]** hyperpigmentation
- **色素脱失[症]** depigmentation
- **色素沈着（色素変性）** pigmentation
- **色素斑** pigmented spot
  - 老人性色素斑 senile pigmented spot
- **子宮** uterus, metra, womb
- **子宮筋腫** myoma uteri
- **子宮底** uterine fundus, fundus of uterus
- **子宮内膜症** endometriosis　子宮内膜様組織が本来の正常な位置，すなわち子宮腔内面以外の組織や臓器などに，異所性 ectopic に存在し，増生するために生じる病態をいい，発生部位により，内性子宮内膜症（子宮腺筋症）と，子宮外に発生する骨盤内子宮内膜症などの外性子宮内膜症に分けることができる．
- **子宮マッサージ** uterine massage, massage of the uterus
- **軸索** axon
- **軸の配列調整** alignment　骨折などが原因で生じた体幹や四肢の軸，配列の変化を元の正しい軸，配列に直すこと．
- **止血** hemostasis
- **止血剤** hemostat
- **歯垢** dental plaque
- **時差ぼけ** jet lag
- **死産** stillbirth, fetal death
- **示指（じし）** index, index finger
 人差し指．
- **脂質異常症** dyslipidemia　血中の脂質が異常に増えた状態，または不足した状態のこと．高LDLコレステロール血症，低HDLコレステロール血症，高トリグリセリド血症などがある．加齢や遺伝素因に加え，喫煙，過食，運動不足などの生活習慣の乱れが大きく関係する．ただし，家族性脂質異常症の場合は，若

年時より脂質の異常高値を呈するため，早期の治療開始が必要となる．放置すると，動脈硬化の進展，心疾患，脳血管疾患などのリスクが上昇する．

四肢麻痺 quadriplegia, tetraplegia

歯周病（歯周疾患） periodontal disease　歯周組織に原発しその機能を侵す病的状態．近年，種々の全身疾患との関連が解明されつつある．

歯周病原生菌 periodontopathic bacteria

思春期 puberty, adolescence, pubertas

刺傷 bite, sting

視床 thalamus

矢状〈形〉 sagittal

視床下部 hypothalamus

歯状線 dentate line　肛門縁から約2cmの所にみられる鋸歯状の起伏のある境界線．組織学的には肛門の扁平上皮と直腸の円柱上皮の境界で，腫瘍の下縁は「歯状線から○cmに存在」などと記述し，直腸病変の部位の基準となる．

シス-β-オシメン〈化物〉 cis-β-osimene　オシメンのβ型の異性体のシス型．バラの香りをもつピラン系・モノテルペン系成分の１つ．ラベンダーに含まれる成分．シス型とトランス型がある．⇒オシメン

姿勢 posture

指節 phalanx

指尖 fingertip

死前喘鳴 death rattle　患者が非常に衰弱し，死が切迫した死亡数時間〜数日前に気道内に分泌物が増加し，その振動によって下咽頭から喉頭にかけて「ゴロゴロ」と音がする状態．意識が低下していることが多く，本人より家族にとって苦痛な症状としてとらえられることが多く，家族が過剰な心配をしないように説明が必要となる．

自然治癒 spontaneous cure

自然療法 naturopathy　薬物や手術を用いない疾患の予防および治療の体系．自然療法では，空気，水，光，熱，それに身体の治癒能力を促進するためのマッサージなど，自然にあるものを用いることが基礎となる．その治療形態としては，ハーブ製品，各種の栄養素，鍼療法，アロマセラピーなどが含まれる．

シソ科 （学名：*lamiaceae*）　双子葉植物，合弁花．ほとんどが草本で，シソ，バジル，ミント，ローズマリー，セージ，マジョラム，オレガノ，タイム，レモンバームなど多くのハーブを含む．

シダーウッド〈精油〉 cedarwood（学名：*Cedrus atlantica*）　フランス原産の植物．主成分は，α, β-ヒマカレン，アトラントン．去痰作用，尿路系感染鎮静作用をもつ．妊婦には禁忌．

- シダーウッド・アトラス　atlas cedarwood
- シダーウッド・バージニア　verginian cedarwood（学名：*Juniperus virginiana*）　米国原産の植物．主成分は，α, β-セドレン，ツヨプセン．利尿作用，月経誘発作用をもつ．妊婦には禁忌．

耳痛　earache, otalgia
膝窩　popliteal fossa, poples
膝蓋骨　patella
膝関節　knee joint
膝関節炎　gonitis
膝関節症　gonarthrosis
膝関節全置換[術]
　total knee arthroplasty, total knee replacement
膝[関節]痛　gonalgia, knee pain
失禁　incontinence
湿式吸入法
　wet inhalation technique
失神　syncope
湿疹　eczema　表皮に起こる炎症で，瘙痒を伴う点状要素（紅斑，丘疹，小水疱，小膿疱）の状態が基本病変であるが，点状要素が湿潤，痂皮，落屑などとともに混在していることが特徴．
- 異汗性湿疹　dyshidrotic eczema ⇒汗疱性湿疹
- 貨幣状湿疹　nummular eczema
- 小児乾燥型湿疹（アトピー性ドライスキン）　atopic dry skin
- 脂漏性湿疹　seborrheic eczema
- 手湿疹　hand eczema
- 乳児脂漏性湿疹　infantile seborrhea
- 膿痂疹性湿疹　eczema impetiginous, contagious pustular dermatitis
- 皮脂欠乏性湿疹　asteatotic eczema
- 慢性湿疹　chronic eczema

膝内障　internal derangement of knee joint　膝の外傷で半月板，十字靱帯，側副靱帯などが損傷された状態．
失認　agnosia
湿布　compress
質量分析　mass spectrometry
ジテルペノール〈化物〉　diterpenol ジテルペンアルコール（$C_{20}H_{34}O$）．スクラレオールなどがある．精油中の含有量は微量であるが，女性ホルモン様作用があるとされる．
ジテルペン〈化物〉　diterpene　4つのイソプレンから構成された化合物の総称．分子式は$C_{20}H_{32}$．ゲラニルゲラニルピロリン酸から生合成されたテルペン類の1つ．大別してセンブラン系（カチオン由来）とラブダン系（コパリルピロリン酸由来）の2系に分かれる．抗菌作用，抗炎症作用が知られている．
自動運動　active movement
自動介助運動　active assistive movement

自動訓練 active exercise

シトクロム（チトクローム） cytochrome　細胞内の酸化還元機能をもつヘム鉄を含有するヘムタンパク質の一種．

シトクロム P450（チトクローム P450） cytochrome P450　プロトヘムを補酵素とする酸化還元酵素の一種でモノオキシゲナーゼの一成分．

シトラール〈化物〉 citral　強いレモン様の香気をもつ非環式アルデヒド類（$C_{10}H_{16}O$）．レモングラスなどの精油の主成分．1組のシス-トランス異性体であるゲラニアール（トランス体：トランス-シトラール）とネラール（シス体：シス-シトラール）を合わせて示す．

シトロネラ〈植・精油〉 citronella　イネ科の多年草シトロネラ（学名：*Cymbopogon nardus*）の精油．いわゆるシトラス系の芳香をもつ．防虫，消臭などの目的で使用されることもある．

シトロネラール〈化物〉 citronellal　アルデヒド類．シトロネラなどの精油に含まれる成分の1つ（$C_{10}H_{20}O$）．フルーツ臭をもち，食品添加物の香料として広く使用されている．

シトロネロール〈化物〉 citronellol　モノテルペンアルコール（$C_{10}H_{20}O$），ゼラニウムやローズなどの精油に含まれる成分の1つ．この成分を含む精油は鎮静，血圧効果，虫避けなどの目的で使われることが多い．香りはローズ臭．

- β-シトロネロール　β-citronellol

シナプス synapse

シナモン〈植・精油〉 cinnamon　シナモンバーグ（樹皮）とシナモンリーフ（葉）があり，シナモンバーグは甘く，暖かみのあるスパイシーな香りでシンナムアルデヒドを約70%含有する．一方，リーフは暖かみがありスパイシーだが，香りに深みが欠ける．オイゲノールを約75%含有し，発汗作用がある．

- シナモン葉　cinnamon leaf（学名：*Cinnamomum zeylanicum*）

シーネ splint

歯肉炎 gingivitis

シネオール〈化物〉（ユーカリプトール） cineole　モノテルペノイド（$C_{10}H_{18}O$）．ローズマリーやユーカリなどの精油成分の1つ．シネオールを多く含む精油は高血圧や冷え性に対して使用されることが多い．

1,8-シネオール〈化物〉 1,8-cineole　エーテル環をもつモノテルペノイド（オキサイド）に属する有機化合物（$C_{10}H_{18}O$）で，別名ユーカリプトール．精油成分の1つで樟脳臭がする．香料や食品添加物としても利用される．抗菌，抗炎症，去痰などの作用が知られている．これを含む代表的精油にティートリーやユーカリ

シネンサール sinensal　セスキテルペン系($C_{15}H_{22}O$)．オレンジの花などの精油に含まれる柑橘系の香気成分．基本骨格が非環式という構造上の特徴を有する．香料として利用される．

自発痛 spontaneous pain

痺れ(しびれ) numbness

指腹 finger pulp

死別 bereavement

ジペンテン〈化物〉 dipenten　リモネンのこと．単環式モノテルペノイド($C_{10}H_{16}$)．柑橘類の果皮に含まれて，その香りを構成する．

脂肪酸 fatty acid　一般的に脂肪または油脂とよばれる物質の構成要素．数個から十数個の炭素が一列につながって構成されている．炭素数により，飽和脂肪酸(S)，一価不飽和脂肪酸(M)，多価不飽和脂肪酸(P)に分けられる．体内に入ると脂肪組織の中にエネルギー源として蓄えられるほか，細胞膜，脳，各種ホルモンを構成する材料になるなど，極めて重要な働きをもつ．不足した場合，体内で合成されるものもあるが，さまざまな食品からバランス良く摂取するのが望ましい．

- 1価不飽和脂肪酸 monounsaturated fatty acid (MUFA)　不飽和結合を1つもつ不飽和脂肪酸．オリーブ油に多く含まれるオレイン酸が代表的である．HDLコレステロールを減らすことなく，LDLコレステロールを抑制すると考えられており，脂質異常症をはじめとする生活習慣病の予防改善に有効と考えられている．

- 多価不飽和脂肪酸 polyunsaturated fatty acid (PUFA)　不飽和結合を2つ以上もつ不飽和脂肪酸．ω-6脂肪酸のリノール酸，γ-リノレン酸，アラキドン酸，ω-3脂肪酸のα-リノレン酸，エイコサペンタエン酸(EPA)，ドコサヘキサエン酸(DHA)などが代表的である．血中のトリグリセライド量を減らす，心疾患を防ぐなどの作用が認められており，積極的な摂取が推奨される．いずれも動物の体内では合成できないため，必須脂肪酸となっている．

- 飽和脂肪酸 saturated fatty acid　主に動物の脂肪に多く含まれている．バターは油脂の約7割が飽和脂肪酸である．ラード(豚脂)や牛脂は，飽和脂肪酸とオレイン酸がともに4～5割を占める．概して，飽和脂肪酸は融点が高く，常温で半固体のものが多い．過剰摂取により動脈硬化や心疾患のリスクが上昇すると考えられており，注意が必要である．パルミチン酸，ステアリン酸などがある．

脂肪腫 lipoma

死亡率 mortality

シーボルト Siebold, Philipp Franz Balthasar von Siebold　フィリップ・フランツ・フォン・シーボルト．幕末のドイツ人医師．長崎オランダ商館付医師として活躍した．日本人の治療に多くの精油を薬剤として用いた．日本薬局方初版にはシーボルトが頻用した砂糖に精油を加える油糖剤が記載されており大きな影響を及ぼした．

歯磨剤 dentifrice　歯磨き粉．ティートリー，マスティック，乳香など多くの精油配合品が市販されている．

シメン〈化物〉（パラシメン） cymene　モノテルペン炭化水素（$C_{10}H_{14}$）．タイムなどの精油に含まれる成分の1つ．スパイス様の香りと森林の香りを混ぜた匂いをもつ．

しもやけ frostbite

社会的苦痛 social pain　仕事や家庭の中で役割が果たせないことや経済的な問題による苦痛．

灼熱痛 causalgia, burning pain

若年性関節リウマチ juvenile rheumatoid arthritis（JRA）

雀卵斑 ephelis, freckle

斜頸 torticollis, wryneck

遮光ビン shading bottle

ジャスミン〈精油〉 jasmine（学名：*Jasminum grandiflorum, J. officinale*）　モクセイ科の植物．原産はエジプトで，精油は花から得られる．主成分は，酢酸ベンジル，リナロール．分娩促進作用，出産後の妊婦の精神状態改善効果がある．

ジャスモン〈化物〉 jasmone　ケトン類．正式には cis-jasmon と表される酸類（$C_{12}H_{18}O_3$）．ジャスミンの花の香りを規定している香気成分で，アロマセラピー以外にも食品や化粧品などの香り付けとして広く使用されている．

射精 ejaculation　精液が前立腺部尿道に排出され，同時に膀胱頸部，前立腺部尿道の閉鎖，尿道外括約筋弛緩により外尿道口から射出される現象．

射精不全症 ejaculatory incompetence　正常な射精は勃起を伴うが，勃起中枢は高位中枢である視床下部と仙髄にある脊髄中枢の2ブロックがある．射精反射中枢は勃起の中枢とは別に胸腰髄にあり，交感神経幹，下腹神経が連なる．射精不全症とはこれら神経系のどこかに障害が生じて発生する状態．

尺骨 ulna

尺骨神経 ulnar nerve

ジャン・バルネー Jean Valnet　フランス人医師で『アロマセラピー』を著した．

ジャンパー膝 jumper's knee

集学的疼痛治療 multidisciplinary pain treatment

臭汗症 bromidrosis, osmidrosis

- 腋臭症　osmidrosis axillae

充血　hyper[a]emia

周産期　perinatal period

十字靭帯　cruciate ligament　一般的に，大腿骨と脛骨を結ぶ2本の交叉する靭帯を意味する．膝関節の前後方向の動揺を防ぎ，前十字靭帯と後十字靭帯がある．

収縮　contraction

修道院医学　monastic medicine

揉捏法（ニーディング）　kneading　トリートメント手技の1つ．深部組織をもみほぐす動作手技のこと．

終末医療　terminal medicine

終末期せん妄　delirium　せん妄は意識障害の一種で，終末期において薬剤や代謝異常，感染症，脳機能障害によって出現する．集中力低下，記憶力低下，見当識障害が認められる．認知症と違い，加可逆的な症状であり，適切に対処され，原因が取り除かれれば改善する．

収斂作用　astriction　タンパク質を変性させることにより組織や血管を縮める作用．収れん作用をもつ物質には止血，鎮痛，防腐などの効果があり，化粧品や医薬品として用いられる．ミョウバンは炎症を鎮める目的で口内炎に用いるほか，肌の引きしめや制汗効果を期待して化粧品にも配合される．

酒皶（しゅさ）　rosacea　中高年の顔面（頬，鼻）に生じる，持続性の毛細血管拡張に丘疹，膿疱，紅斑などが混在する病態．

種子骨　sesamoid bone

手術療法　surgical therapy

手掌　palm

種小名　specific name

出血　bleeding, hemorrhage

術後痛　postoperative pain

ジュニパーベリー〈精油〉　juniper berry（学名：*Juniperus communis*）フランス原産の植物で，実（ベリー）から精油が得られる．主成分は，α-ピネン，サビネン，テルピネン．利尿作用，解毒作用がある．利尿作用は，α-ピネンにより起こり，腎のGFRが上昇するとされる．α-ピネンが40％を超えると尿の混濁を起こすことがある．

腫瘍　tumor, neoplasm

腫瘍学　oncology

腫瘍[性]の　onco-

手浴　hand bath

順応（適合）　adaptation

常位胎盤早剥（常位胎盤早期剥離）　abruption (ablation) of normally implanted placenta, placental abruption　正常位置，すなわち子宮体部に付着している胎盤が，妊娠中または分娩経過中の胎児娩出以前に，子宮壁より剥離すること．早期剥離は基底脱落膜の出血に始まり，形成された胎盤後血腫がこれに接する胎盤をさらに剥離・圧迫し，

最終的には胎盤機能を障害する.

漿液性丘疹 serous papule ⇒丘疹

消炎鎮痛 antiphlogistic analgetic

ショウガ科〈植〉 (学名：Zingiberaceae) 被子植物単子葉類．熱帯を中心に分布．発達した地下茎（ショウガ，ミョウガ，ウコン）は香辛料や漢方などに用いられる．精油（ジンジャー）は抗菌作用や鎮痙作用を有する．

消化性潰瘍 peptic ulcer

消化不良 indigestion

上気道感染症 upper respiratory tract infection

掌屈 palmar flexion, volar flexion

上行結腸 ascending colon

猩紅熱 scarlet fever, scarlatina

上行の〈形〉 ascending

踵骨 calcaneus

常在菌 indigenous bacteria

上肢帯 shoulder girdle

上肢痛 brachialgia

消臭作用 odor eliminating effect

症状緩和 symptom relief

症状クラスター cluster of symptom 同じ病因であるかどうかに関わらず，同時に存在する3つ以上の症状が互いに関連しているとき．

症状マネジメント symptom management 患者から訴えられる痛みや倦怠感，嘔気などの主観的苦痛症状を軽減するための介入．

脂溶性 lipophilicity

掌蹠膿疱症 pustulosis palmaris et plantaris ⇒膿疱症

情動 emotion

情動反応 emotional reaction 生理的変化を伴う特定の精神内部の感覚や感情への反応．

消毒作用 disinfectant action

小児ストロフルス strophulus infantum 5歳以下の幼小児にみられる急性痒疹で，紅斑，膨疹で始まり，丘疹または小水疱性丘疹を呈する．特に，夏期にみられる．

小児喘息 asthmatical bronchitis, childhood asthma

樟脳 camphor

乗馬療法 horse therapy

上皮 epithelium

上皮化（上皮形成） epitheli [ali] - zation

上皮細胞層 epithelial cell layer

漿膜 serosa

静脈 vein, vena

静脈炎 phlebitis

静脈還流 venous return

静脈血栓塞栓症 venous thrombo embolism 飛行機内などで長時間同じ姿勢を取り続けることが原因で発症することが知られており，俗にエコノミークラス症候群あるいはロングフライト血栓症とよばれる．下肢や上腕その他の静脈（大腿静脈など）に血栓（血のかたまり）が生

じる疾患である．

静脈の phlebi-

静脈瘤 varix, varices, varicose vein

蒸留法 distillation

- 水蒸気蒸留法（間接法） water distillation　水溶性の芳香成分が多く含まれる精油を抽出する場合に用いられる蒸留法．蒸留釜に芳香原料と水を入れて煮沸すると，原料に含まれる精油は揮発して水蒸気と共に蒸発する．それを冷却槽で冷やして精油を含んだ芳香蒸留水を得る．精油は分離器で分離される．例：ローズオットー．

- 水蒸気蒸留法（直接法） steam distillation　最も一般的に行われている精油の抽出方法．蒸留釜に芳香原料を詰めて，釜の底から水蒸気を吹き込み原料を蒸す．原料に含まれる精油は揮発して水蒸気と共に蒸発し，これを集めて冷却槽で冷やすと芳香蒸留水（フローラルウォーター）を採ることができる．最後に表面に浮いた精油を分離する．

- 直接蒸留法 hydrodistillation　直接ハーブなどの植物を水に入れて沸騰させ，水蒸気を集めて冷却し精油と芳香蒸留水に分離する．

上腕 upper arm

食事療法 diet therapy

褥瘡 bedsore, decubitus, decubitus ulcer, pressure sore, sore

褥婦 puerpera, puerperant, lying-in woman

植物の学名 botanical name

植物療法 phytotherapy

食欲不振 anorexia

助産師 midwife

触覚 sense of touch

初乳 colostrum, foremilk

自律神経 autonomic nerve

自律神経失調症 dysautonomia

シロップ剤 syrap

心因性疼痛 psychogenic pain　痛みの原因として身体的，器質的要因が説明できず，心理的，精神的な要因によって生じている痛み．侵害受容性疼痛および神経障害性疼痛と対比される形で，心因性疼痛と分類されることが多い．

侵害受容器 nociceptor

侵害受容性疼痛 nociceptive pain　種々の（がんも含めた）侵害刺激によって組織の損傷，炎症などが起きて知覚する痛み．

腎癌 renal carcinoma　腎臓に発生する悪性上皮性腫瘍の総称．腎細胞癌，腎盂癌，腎芽腫（ウィルムス腫瘍）が含まれる．成人では，腎細胞癌と腎盂癌がほとんどで，約90％は腎細胞癌である．小児では腎芽腫が約90％を占める．

神経節 ganglion

腎機能 renal function　尿の生成・排泄と内分泌機能の2つに大別される腎の機能．腎は尿の生成・排泄に

より，体内の水分量，電解質，酸・塩基，その他種々の細胞外液成分量を調節し，生体内部環境の恒常性を維持している．尿の生成・排泄は，腎小体（糸球体＋ボーマン嚢）とこれに連なる尿細管で構成されるネフロンを基本単位としている．腎に流入した血液は，まず糸球体で選択的濾過を受け1日に約150Lもの大量の原尿が作られる．尿細管では，原尿の水分の約99％，ブドウ糖，アミノ酸など生体に必要な物質が再吸収され血管系に戻る．電解質や尿酸などは尿細管での再吸収・分泌の過程を経て尿中に排泄される．糸球体で膨大な量の濾過を行い，尿細管で再吸収・分泌を行う複雑性には，腎の進化の過程が関連している．腎の内分泌機能には，造血ホルモンであるエリスロポエチン，昇圧物質であるレニン，血管作動性物質であるプロスタグランジン，キニンの産生，骨代謝に関与するビタミンDの活性化などがある．

伸筋 extensor

真菌［症］（かび） fungus, mycosis
真核細胞からなる一連の原生生物．真菌に起因する感染症を真菌症という．細菌との相違は，多細胞性，多核性の糸状の構造で，真核，ミトコンドリアや小胞体を有する点である．

- 爪真菌症　onychomycosis
- 病原性真菌　pathogenic fungi
- 表在性真菌症　superficial mycosis

心筋梗塞 myocardial infarction

神経 nerve

神経因性疼痛（神経障害性疼痛）
neuropathic pain　がんも含め種々の物理的傷害による末梢神経および中枢神経の障害によって起こる痛み．特徴として，持続性および発作性の自発痛，アロディニア，痛覚過敏，しびれなどが挙げられる．往々にして，組織障害の警告という意味は既に失われており，苦痛としての痛み自体が障害となり患者の生活の質（QOL）を著しく低下させる．抗うつ剤などが治療に用いられる．

神経因性膀胱 neurogenic bladder
下部尿路（膀胱，尿道）を支配する神経および筋肉の機能的障害で起こる排尿異常の総称．中枢神経から末梢神経までの種々の疾患により起こる．中枢性では，脳血管障害，パーキンソン病など，脊髄では脊髄損傷，多発性硬化症，二分脊椎，末梢性では，糖尿病，骨盤内臓器術後などが代表的疾患である．排出障害（排尿困難，尿閉）だけでなく，蓄尿障害（頻尿，尿失禁）も伴っていることが多く，十分な尿路管理が必要である．膀胱容量の増加，尿失禁防止のための抗コリン薬，排尿困難・残尿改善のためのα_1ブロッカーの投与が不可欠であり，残尿の多い

場合には，間欠導尿が必要となる．

神経可塑性 neuronal plasticity
神経系に刺激が入力するとニューロンが反応して一過性に興奮するだけでなく，長期にわたる機能と構造の変化を生じること．炎症性疼痛や神経障害性疼痛の発症メカニズムには神経可塑性が重要な役割を担っているとされている．

神経根 nerve root, root
- 神経根炎 radiculitis
- 神経根症 radiculopathy

神経細胞（ニューロン） neuron

神経腫 neuroma

神経周囲[性]の〈形〉 perineural

神経終末 nerve ending

神経障害（ニューロパシー） neuropathy

神経鞘腫 neurilem [m] ona, neurinoma, schwannoma

神経成長因子 nerve growth factor（NGF）

神経線維 nerve fiber

神経痛 neuralgia

神経伝達物質 neurotransmitter

神経伝導速度 nerve conduction velocity

神経毒 neurotoxin

神経毒性 neurotoxicity

神経の neuro-

神経ブロック nerve block

ジンゲロール〈化物〉 gingerol フェノール類，生姜の辛味成分として知られる有機化合物（$C_{17}H_{26}O_4$）．嘔気の緩和や冷え性などに効果があるとされる．加熱によりショウガオールに変化する．

人工骨 artificial bone material

人工挿入物 prosthesis

腎細胞癌 renal cell carcinoma（RCC） 腎尿細管上皮細胞より発生する悪性腫瘍で，大部分は皮質に中心をもつ黄色から灰白色調の腫瘍として認められ，しばしば出血，壊死，嚢胞状変化がみられる．腎静脈内に腫瘍血栓を形成することが多く，肺や骨への血行性転移の頻度も高い．臨床的には，男女比は3：1で，発症平均年齢は60歳である．三大主症状は血尿，腎部腫瘤，腎部疼痛であるが，最近は健康診断や人間ドックの腹部超音波検査で症状なく発見されることも多い．長期透析腎に高率に多発性嚢胞と腎細胞癌の発生をみる．典型的CT画像は造影早期相で強く造影され，その後速やかに造影剤が抜ける．手術療法以外はあまり有効でない．腫瘍径の小さいものは腎部分切除術も行われている．最近では腹腔鏡による手術も行われている．

ジンジャー〈精油〉 ginger（学名：*Zingiber officinale*） ショウガ科の植物．中国・インドネシア原産．主成分は，ジンジベレン，カンフェン，フェランドレン．抗菌，鎮痙作

用を有する.

浸出液 exudate

浸潤 infiltration

心身症 psychosomatic disease

新生児 neonate, newbornbaby

新生児期 neonatal period

新生物 neoplasm

腎臓の〈形〉 renal

靭帯 ligament

身体障害 physical disability
- 身体障害者 physically disabled person

身体的苦痛 physical pain

身体的ストレス反応 physical reaction from stress ストレスによる身体的な反応.

人智医学 anthroposophical medicine ルドルフ・シュタイナーによって開発された補完医療. 一般医療の訓練を受けた医師によって全人的に行われる. ホメオパシーや植物薬, 自然療法などを含む.

シンチグラフィー scintigraphy

陣痛 labor (birth) pain [s]
- 過強陣痛 severe labor pain, hypertonic contraction
- 後陣痛 afterpains
- 陣痛緩和(抑制) tocolysis, suppression of the labor pain
- 前(駆)陣痛 premonitory (false) pain [s]
- 微弱陣痛 weak pain [s]

心的外傷後ストレス障害 post-traumatic stress disorder (PTSD) 危うく死ぬ, または重症を負うような出来事の後に起こる, 心に加えられた衝撃的な傷が元となる, さまざまなストレス障害を引き起こす疾患.

伸展 extension

心電図 electrocardiogram (ECG)

振動式ディフューザー oscillating type diffuser 空気を振動させて精油を効率的に拡散する機器. ガラス管にエタノールと精油を10滴ほど入れ電源を入れてエアーポンプにより香りを拡散する.

振動法 vibration トリートメント手技の1つ. 組織に振動を与える動作手技のこと.

心拍計 heart rate monitor

真皮 dermis

深部静脈血栓症(静脈血栓梗塞症) deep vein thrombosis, deep venous thrombosis (DVT) 深部静脈(大腿静脈・膝窩静脈など, 身体の深部にある静脈)に血栓ができる疾患. この血栓が遊離して肺動脈で肺血栓症を起こすと, 重篤な全身疾患へと進展する. 下肢を長時間動かさない, 狭い飛行機座席での長旅で起こったことからエコノミー症候群やロングフライト症候群ともよばれる. 術後長期臥床時の合併症としても重視される.

蕁麻疹 urticaria

心理・性格テスト psychological preference test

心理的効果 psychological effect

心理療法 psychotherapy 物理的・化学的手段によらず，教示・対話・訓練を通して認知・情緒・行動などに変容をもたらすことで，精神疾患や心身症の治療，精神心理的問題・不適応行動などの解決に寄与し，人々の精神的健康の回復・保持・増進を図ろうとする理論と技法の体系のこと．

森林セラピー forest therapy

す

スイート・マージョラム〈植・精油〉 sweet marjoram（学名：*Origanum majorana (marjorana)*） シソ科の植物．原産国はフランス．主成分は，テルピネン-4-オール，γ-テルピネオール．筋肉弛緩作用，腸管弛緩作用をもつ．

スイートアーモンド〈希釈油〉 sweet almond（学名：*Prunus dulcis*） バラ科の植物．種子を低温圧搾し採油する．オレイン酸を豊富に含み，優れた皮膚軟化作用と乾燥，滋養の特性をもち，キャリアオイルをしてトリートメントに使用しやすいオイル．ナッツ類にアレルギーがあるとアレルギー反応が生じることがある．

髄液 cerebrospinal fluid, liquor, spinal fluid

水腫 edema, hydrocele

水晶様汗疹 sudamen, miliaria あせも．多汗のため，汗管が閉塞して汗が汗管周囲に漏出して起こる．乳幼児に多くみられる．炎症を伴わない水晶様汗疹，炎症と瘙痒を伴う紅色汗疹のほか，膿疱性汗疹や汗疹性湿疹がある．⇒汗疹

水腎症 hydronephrosis 尿管以下の尿路の通過障害のため腎盂，腎杯が拡張した状態．腎盂尿管移行部や尿管膀胱移行部を含めた尿管の機能的・器質的通過障害や尿管腫瘍，尿管結石，後腹膜や骨盤内臓器の悪性腫瘍，膀胱尿管逆流症などが原因となる．また神経因性膀胱，前立腺肥大症，前立腺癌など下部尿路通過障害も最終的には水腎症の原因となる．水腎症が長期間続けば腎実質の菲薄化，腎機能の低下をもたらすので早期の治療が勧められる．

水治療法（気泡浴） hydrotherapy, bubble bath

水痘 varicella, chickenpox

水疱 bulla

水疱症 bullosis

睡眠障害 sleep disorder (disturbance)

スギ japanese cedar

スクアレン squalene　テルペノイドに属する油脂（$C_{30}H_{50}$）で、ステロイド骨格の中間体でもあり、多くの動物に分布する．

スクラッチテスト scratch test

スクラレオール〈化物〉 sclareol　ジテルペン系ジテルペンアルコール（$C_{20}H_{36}O_2$）．クラリセージなどの精油成分．エストロゲンのような女性ホルモン様作用を示すとされる．

スクワラン〈希釈油〉 squalane（学名：*Olea europaea*）　オリーブスクワランは、オリーブの果実から採油される植物スクワラン．無色透明でのびがよく、浸透性にすぐれ、肌をしっとりと潤す．主成分はスクワレンで、テルペノイドに属する．クロコザメの肝油から発見された．

スコッチパイン〈精油〉 scotch pine（学名：*Pinus sylvestris*）　⇒ヨーロッパ・アカマツ

スターアニス〈植・精油〉 star anise　シキミ科の植物．原産は中国東南部、ベトナム、インドなどで、主に中国で栽培されている．主成分は、トランス、アネトール、シネオール、サフロール．神経刺激があり、一般的にアロマセラピーでは使用されにくい．大量の使用は循環を緩慢にし、眠気を誘う．大量には使用せず、妊娠中も使用しない．

頭痛 headache

ステアロプテン類〈化物〉 stearoptens　ローズオットーなどのローズ系精油成分の中にみられる結晶成分で、植物ロウの一種．この植物ロウが多く存在すると、冬場などに精油が冷却されて固まる原因となる．

ステロイド[剤] steroid

ステロイド外用剤 topical steroids

ストレス stress

ストレス緩和 stress relief

ストレッサー stressor　ストレスを生物に与える何らかの刺激のこと．

ストレッチング stretching

ストローキング stroking　トリートメント手技の1つ．

スパセラピー spa therapy

スピリチュアルケア spiritual care

スピリチュアルペイン spiritual pain　自己の存在と意味の消滅から生じる、人生の意味・目的・希望のなさ、依存、自己価値観の低下、コントロール感の喪失、罪悪感、後悔、孤独、怒り、不公平感、死に対する恐れなどの広範囲な苦悩．

スピロヘータ *Spirocheata*

スポーツ・アロマセラピー sports aromatherapy

スポーツ外傷 sports injury

スポロトリキン反応 sporotrichin reaction　深在性皮膚真菌症の起因菌として最も多い *Sporothrix schenckii* の菌体成分や培養濾液から抽出された抗原による遅延型皮内反応．

スポロトリコーシス sporotrichosis　小外傷を契機に *Sporothrix schenckii* が感染して発症（自覚症状がない）する慢性肉芽腫性結節や潰瘍性病変を呈する深在性皮膚真菌症．

スミレ科〈植〉（学名：*Violaceae*）被子植物双子葉類．世界中に広く分布．スミレ，パンジー，ニオイスミレなど．ニオイスミレから採られた精油（バイオレット）の主成分はビオリン，パルモン，オイゲノールなどを含み，抗菌・鎮痛作用を有する．

せ

生活歯 vital tooth

生活習慣病 lifestyle related disease　生活習慣が発症原因に深く関与していると考えられている疾患の総称．食習慣，運動習慣，休養，喫煙，飲酒などの生活習慣が，その発症・進行に関与する．

性感染症（性行為感染症） sexually transmitted disease（STD）　性行為を介して，ヒトからヒトへ病原微生物が直接伝播する感染症の総称．性行為は性交のみに限らず，性器以外の性交に類似した行為，異性間の場合も同性間の場合も含まれる．STD の範疇に入るものには，梅毒（原因微生物：*Treponema pallidum*），淋病（*Neisseria gonorrhoeae*），軟性下疳（*Haemophilus ducreyi*），鼠径部肉芽腫（*Calymmatobacterium granulomatis*），性器クラミジア感染症（*Chlamydia trachomatis*），性器ヘルペス（*herpes simple virus*），尖圭コンジローマ（*human papilloma virus*），疥癬（*Sarcoptes scabiei*），毛ジラミ（*Phthirus pubis*），赤痢（*Shigella*, *Entamoeba histolytica*），ランブル鞭毛虫下痢症（*Giardia lamblia*），ウイルス性肝炎（*HAV*, *HBV*, *HCV*），エイズ（*HIV*），伝染性単核症（*EB virus*），非淋菌性尿道炎（約半数に *Chlamydia trachomatis*

が認められ，そのほか *Candia*, *Mycoplasma*, *Tricomonas vaginalis*, *Ureaplasma* など）がある．かつては性病とよばれ，その後，概念が広がって性行為感染症とよばれた．現在は性感染症が一般的である．

性器[性]の〈形〉 genital

性器カンジダ症 genital candidiasis

性機能 sexual function

静菌作用 bacteriostatic action

整形外科[学] orthop[a]edics

生検[術] biopsy

清拭 bed bath

精神疾患 mental disorder

精神的苦痛 psychological distress

性ステロイドホルモン補充療法 sex [steroid] hormone replacement therapy

性腺刺激ホルモン gonadotoropin　性腺に作用し性腺の発育促進，機能調整などの働きをもつホルモン．下垂体前葉から分泌されるLHおよびFSHと胎盤から分泌されるhCGの3種がある．下垂体ゴナドトロピンは視床下部より分泌されるGnRHにより調節される．hMG (human menopausal gonadtropin), pure FSH製剤およびhMG製剤は排卵誘発，黄体機能賦活などに用いられる．

精巣炎 orchitis, testitis

精巣腫瘍（睾丸腫瘍） testicular tumor　精巣の腫瘍．男性の悪性腫瘍の1％程度の疾患であるが，15-35歳の男性に好発する．発生頻度は，単一組織型が60％で，セミノーマが50％で最も多い．複合組織型は40％で，奇形癌（奇形腫＋胎児性癌）が10％，ほかの組織の混合型が30％である．臨床上，精上皮腫（セミノーマ）と非精上皮腫（非セミノーマ）に分類される．後腹膜リンパ節や肺に転移を生じやすいが，進行性精巣腫瘍に対して，シスプラチンを中心とした多剤併用化学療法が導入され，5年生存率は80-85％に改善．転移を有しない場合の5年生存率は97-100％である．

製造物責任法（PL法） product liability act

成長 growth

成長期 growth period

成長痛 growing pain

生物学的偽陽性反応 biological false positive reaction　梅毒血清反応で感染していないにも関わらず陽性になること．カルジオリピンレシチンの脂質抗原を使用する脂質抗原試験（遊離板法，梅毒応集法）に非特異的陽性反応を示す．自己免疫疾患（SLEなど）や肝疾患の一部のウイルス感染などで陽性を示す．

精油（エッセンシャルオイル） essential oil

性欲 sexual impulse　性行動へと

駆り立てる本能的欲求．本来は種の保存のために生殖行為を行う欲求．思春期に男性でテストステロン，女性でエストロゲンの分泌の増大とともに性欲が生じ，想像，視覚，嗅覚，聴覚，触覚などの刺激により高められる．しかし性ホルモンの分泌と性欲は必ずしも一致せず，去勢した男性や閉経後の女性でも性欲は持続するとされる．

整理運動（体操） cooling down
生理的黄疸 hemolytic jaundice
世界疼痛学会 international association for the study of pain (IASP)　世界疼痛学会は痛みに関心をもつ研究者および臨床医が加入する，痛み領域では最も学際的で権威のある国際学会である．2年毎に世界大会（world congress on pain）を開催するとともに痛み領域では最も権威のある学術誌"PAIN"を出版し，世界の痛み研究をリードしている．
赤外線 infrared rays
赤外分光法 IR spectroscopy　測定対象の物質に赤外線を照射し，透過または反射した光を測定することで対象物の構造解析や定量を行う分析手法．
脊髄後角 dorsal horn　ニューロンの構造上10層に分類される脊髄灰白質の第I層から第VI層までのこと．痛覚や温度覚を伝えるAδ線維は第I，II層および第V層に，そして痛覚を伝えるC線維は主に第II層に入力し，それぞれ二次ニューロンとシナプスを形成する．二次ニューロンは広作働域ニューロンと特異的侵害受容ニューロンの2種類から構成される．
脊髄[性]の myelo-
脊柱管 spinal canal
脊柱管狭窄症 canal stenosis, spinal canal stenosis　脊椎椎体の後ろの脊髄が通る部分（管）が狭まり脊髄を圧迫する疾患．
脊椎炎 spondylitis
脊髄視床路 spinothalamic tract
脊椎症 spondylosis
脊髄電気刺激法 spinal cord electrical stimulation (SCS)
脊椎[性]の spondylo-
脊椎分離症 spondylolysis　脊椎骨の後方部のつながりが無くなる疾患．
セサミ〈希釈油〉 sesame（学名：*Sesamum indicum*）　ゴマ科の植物．原産は東インドで，特に中国，インド，アフリカで栽培されている．オレイン酸，リノール酸，ビタミンA，ビタミンB，ビタミンEを豊富に含み，リウマチや皮膚のコンディションを整える．
セザリー症候群 Sezary syndrome　紅皮症を呈する皮膚T細胞リンパ腫．
セージ〈植・精油〉 sage（学名：

Salvia officinalis）　シソ科アキギリ属の多年草または常緑低木．地中海原産．葉を乾燥させてハーブティーとして飲用される．また，精油にはツヨン，シネオール，ボルネオール，カンファーなどが含まれる．

セスキテルペン〈化物〉　sesquiterpene　テルペン類の一種で，イソプレンが3個集合した骨格をもつ化合物（イソプレノイド）の総称．多くの精油中に含まれる．

セスキテルペンアルコール〈化物〉　sesquiterpene alchol　イソプレノイドであるセスキテルペン類の化合物にヒドロキシ基が付いた物質の総称．多くの精油に含まれるアルコール類の1つ．

節　furuncle, furunculus

癰　carbuncle, carbunculus

切開　incision, incisure

石灰化　calcification, mineralization
- 石灰沈着　calcium deposit
- 石灰性[化]腱炎　calcific tendinitis, tendinitis calcarea
- 石灰沈着症　calcinosis

癤腫症　furunculosis

接触皮膚炎　contact dermatitis
外来性の物質が皮膚に接触して生じる皮膚の炎症．かぶれ．接触部位に限局して，紅斑，丘疹，小水疱などが生じる．刺激性とアレルギー性に分類される．さらに，光の関与と炎症のタイプを考慮して，アレルギー性接触皮膚炎，刺激性接触皮膚炎，光接触皮膚炎（光毒性接触皮膚炎，光アレルギー性接触皮膚炎），全身性接触皮膚炎・接触皮膚炎症候群，接触蕁麻疹の5型に分類される．
- アレルギー性接触皮膚炎　allergic contact dermatitis
- 一次刺激性接触皮膚炎　primary irritant contact dermatitis
- 色素性接触皮膚炎　chromatosis contact dermatitis
- 全身性接触皮膚炎　systemic contact dermatitis
- 光アレルギー性接触皮膚炎　photoallergic contact dermatitis
- 光接触皮膚炎　photocontact dermatitis
- 光毒性接触皮膚炎　phototoxic dermacontact

切断　amputation

舌痛[症]　glossodynia　舌尖部・舌縁部などに灼熱痛・ヒリヒリ感などさまざまな表現により舌に限局した持続性疼痛を訴えるが，舌に原因となる器質的変化はなく，臨床検査にも異常が認められない病態が多い．

切迫早産　threatened premature delivery（labor）

切迫流産　threatened abortion

セデーション　sedation　耐え難い苦痛を緩和するために意識レベルを低下させる方法．鎮静．ターミナル

期では呼吸抑制などで死を早めたり，患者のQOLが低下する問題がある．

セドレン〈化物〉 cedrene　セスキテルペン炭化水素($C_{15}H_{24}$)．異性体も存在する（例：α）．精油成分の1つ．

- α-セドレン　α-cedrene

セドロール〈化物〉 cedrol　セスキテルペンアルコール．樹木系精油の芳香成分の1つ．香りは非常に弱く，鎮静作用がある香りとして注目されている．

セムリキ森林ウイルス *Semliki Forest virus*　RNAウイルス．熱帯地域に多く分布し，蚊の体内で増殖し，哺乳類や鳥類との間で感染環を形成する．ヒトへの感染はまれだが，感染すると関節痛，発熱や発疹がみられる．

ゼラニウム〈植・精油〉 geranium（学名：*Pelargonium odoratissimum*）フウロソウ科の植物．700種を超える植物が存在する．主成分シトロネロール，ゲラニオール，リナロールである．抗真菌作用，月経前緊張症候群の緩和，血圧降下作用，解毒作用，血液浄化作用がある．

- **ゼラニウム・エジプト** geranium egypt　香りがより繊細で，特に女性特有のトラブル向きとされる．主成分はシトロネロール，ゲラニオール．

- **ゼラニウム・ブルボン（ニオイテンジクアオイ）** geranium bourbon　フランス領ブルボン島（レユニオン島）を産地とするゼラニウム．ローズと共通の成分であるゲラニオールの含有率が高く，通常のゼラニウムよりもローズに近い香りがすることで有名．

セラミド ceramide　スフィンゴ脂質の一種で，スフィンゴシンと脂肪酸がアミド結合した化合物の総称．細胞のアポトーシスや炎症を惹起するシグナル伝達物質として注目されている．

セリ科〈植〉（学名：*Apiaceae*）被子植物双子葉類．離弁花の多年草または一年草．ニンジン，パセリ，セロリ，トウキなど食用・薬用とするものが多い．精油としてアニシード，キャラウェイ，クミンなどがある．

セルフマネージメント（セルフケア） self-management（self-care）自分で自分の健康を管理すること．

セロトニン〈化物〉 serotonin　5-ヒドロキシトリプタミン．神経伝達物質であり，生体リズムの調節，特に睡眠に関与する活性型アミンである．腸のクロマフィン細胞や，脳，松果体で，必須アミノ酸のトリプトファンから生合成される．

線維筋痛症 fibromyalgia　全身の筋骨格系に慢性の痛みが生じる疾患

で，原因や病態はまだ十分に解明されていないが，末梢よりも中枢神経系の脳の関与が大きいと考えられている．全身の強い痛みと特徴的な圧痛を主症状として，全身倦怠感，筋力低下，手足のしびれなどの身体症状や不安，抑うつおよび不眠などの精神症状を伴う．

前屈 anteflexion, flexion ⇔ 後屈

尖圭コンジローマ（陰部疣贅，性病疣贅） genital wart, venereal wart condyloma acuminatum 主にヒトパピローマウイルス6型，11型感染による感染症．外陰部や肛囲に好発し，大部分が性交あるいはその類似行為によって感染する．感染後2，3カ月で出現する．乳頭状，鶏冠状の腫瘍で，淡紅色または褐色調のものが多い．

旋光[度] optical rotation 直線偏光が，ある物質中を通過した際に回転する現象．濃度，通過距離に比例し，温度や波長に依存する．回転する角度を施光度とよぶ．この性質を示す物質や化合物は，旋光性あるいは光学活性をもつとされる．

直線偏光：光の振動方向の分布が一様でなく，常に一定の方面に限られている光．

旋光性：ある物質に直線偏光を通過させたとき，物質がその偏光面を左右いずれかに回転させる性質．右回転を右旋光，左回転を左旋光とよぶ．

穿刺 paracentesis, puncture, tap

洗浄 irrigation, lavage

全身倦怠感 general fatigue

全人的 holistic

全人的痛み total pain がん患者は身体的な痛みだけでなく，精神的，社会的さらにスピリチュアルな痛みを有しているという考えから，がん疼痛をトータルペイン（全人的痛み）として捉える．そのため，がん患者の緩和ケアでは多職種からなるチーム医療が極めて重要となる．

全身浴 full bath

喘息 asthma

先端[性]の（先端） acro-

疝痛 colic pain

先天異常 congenital anomaly

前頭前野 prefrontal cortex

セント・ジョーンズ・ワート〈希釈油〉 St. John's wort（学名：*Hypericum perforatum*） オトギリソウ科の植物．セント・ジョーンズ・ワートの花を植物油に漬けて作られる浸出油で，パイペリシン（ピペリシン）という物質が含まれている．オイルの赤色は，このパイペリシンの色である．

前部帯状回皮質 anterior cingulate cortex

せん妄 delirium 意識障害と定義され，高齢者で入院中に拘束された状態や術後に幻覚・錯覚や異常な行

動を起こす．認知症とは異なり，原因が去れば回復することが多い．がんの末期にもしばしば認められ，適切な対処が必要になる．

前立腺癌 prostatic cancer 前立腺，主に前立腺外腺 peripheral zone より発生する腺癌．欧米では成人男性悪性新生物中，罹患率では第1位，死亡率では第2位を占める．1992年日本での死亡率は第10位以下であったが，1998年には第6位に浮上し，年々増加傾向にある．最近では前立腺特異抗原（PSA）の測定により発見されることが多い．治療法は，限局した腫瘍には根治的前立腺全摘術や放射線療法（体外照射，密封小線源療法）が，進行した場合には抗男性ホルモン療法が一般的に行われる．

前立腺特異抗原 prostate specific antigen（PSA） 血清 PSA は前立腺癌，前立腺肥大症や前立腺炎などで上昇し，特に前立腺癌の診断ならびに治療経過をみるうえで優れた腫瘍特異的抗原（腫瘍マーカー）である．しかし，がん特異的ではないため，血清 PSA のみで前立腺肥大症や前立腺炎と鑑別することは困難なことがあり，前立腺体積との比，経年的変化および血中での複合体と遊離体との比などで前立腺癌の診断の特異性を向上させることができる．前立腺癌検診における有用性については賛否があり結論は出ていない．

前立腺[性]の〈形〉 prostatic

前立腺肥大症 benign prostatic hyperplasia（hypertrophy, BPH） 加齢とともに前立腺の内腺が腫大し，尿路を圧迫することで排尿障害を呈する良性疾患．前立腺肥大症は30-40歳代より認められ，70歳代以降の男性ではほぼ全例でこの結節を認め，うち10-20%で排尿障害を呈する．診断は PSA 検査や腹部超音波検査でがんの疑いを否定した後，尿流量測定や残尿測定による客観的な排尿障害の程度を検査し，α遮断薬や抗アンドロゲン薬などの投薬が選択される．進行した症例では経尿道的前立腺切除術や前立腺被膜下摘出術が選択される．近年より侵襲の少ないレーザー療法や温熱療法が注目されているが長期成績が明らかでない．

前弯 lordosis　　⇔後弯

前腕 forearm

そ

爪[周]囲炎　paronychia
爪囲白斑　paronychial leukoplakia
造影剤　contrast material, contrast medium
爪郭　nail wall
早期産（早産）　preterm delivery
爪甲　nail plate
爪甲横溝（ボー線）　Beau line
爪甲下血腫　subungual hematoma
爪甲形成異常　onychodysplasia
爪甲白斑　leukonychia
爪甲剥離症　onycholysis
爪周囲炎　paronychia, onychia periungualis
創傷　wound
爪床　nail bed
爪上皮　eponychium
双胎　twins
搔破試験　scratch test　Ⅰ型アレルギー反応やアナフィラキシー反応のアレルゲンを調べる検査．皮膚を23G注射針の先で少し引っ掻いて（スクラッチ）傷を付けて，10-20分後の膨疹の反応をみる．
搔爬術　curretage
象皮症　elephantiasis
瘙痒[症]　itch, puritus
- 陰部瘙痒症　pudendal pruritus
- 限局性（局所性）[皮膚]瘙痒症 localized pruritus
- 肛囲瘙痒症　anal pruritus, pruritus ani
- 冬季[皮膚]瘙痒症　pruritus hiemalis
- 汎発性[皮膚]瘙痒症　pruritus universalis
- 皮膚瘙痒症　pruritus cutanea
- 老人性[皮膚]瘙痒症 senile pruritus, pruritus senilis

早漏　premature ejaculation　陰茎を腟に挿入前，挿入時あるいは挿入直後，本人の望む以前に，ごくわずかな刺激で射精が起こってしまうこと．パートナーの女性が性的満足に至らないことが多い．新婚の男性ではしばしばみられ，多くは過度の性的興奮によって起こる．

足関節　ankle, ankle joint
足関節炎　podarthritis
足弓　plantar arch
足根骨　tarsale
足指　toe
塞栓症　embolism　細い血管やリンパ管の中に，血栓や外部から入った脂肪・空気・細菌などの異物が詰まり（塞栓），血流障害を起こす病症．詰まった場所から末端の組織に懐死（えし）を起こす．血栓塞栓症・

脂肪塞栓症・空気塞栓症などがある．
- 静脈血栓塞栓症（エコノミークラス症候群，深部静脈血栓症）venous thromboembolism, deep vein thrombosis, deep venous thrombosis（DVT）
- 肺血栓塞栓症（エコノミークラス症候群）pulmonary embolism, pulmonary thromboembolism 飛行機内などで長時間同じ姿勢を取り続けることで血栓が形成され，この血栓が血流に乗って肺へ流れ肺動脈が詰まることで起こる．軽度であれば胸やけや発熱程度で治まるが，最悪の場合に死に至る．

足痛 pedialgia, podalgia, foot pain
促通 facilitation
足底 plantar arch
足底痛 plantalgia
側頭葉 temporal lobe
属名 generic name
足浴 foot bath
側弯[症] scoliosis
咀嚼（そしゃく） mastication, chewing　食物を摂取して粉砕し，唾液と混和し食塊とするまでの一連の過程．この過程には，歯，歯周組織，咀嚼筋，顎関節，舌筋，顔面筋など多くの器官・組織が関与している．
咀嚼筋 muscles of mastication
咀嚼香 retronasal aroma　鼻から吸う香りではなく，鼻から抜けるときの香り．食事の美味しい香りは咀嚼香に左右される．例えば新蕎麦の良い香りは，咀嚼して飲み込んだ瞬間に鼻から抜ける空気から感じるものである．
塑性 plasticity
塑性変形 plastic deformity
足関節部 ankle
足根痛 tarsalgia
卒中後痛 post-stroke pain

た

体位 position
大うつ病 major depression　少なくとも2週間以上の深刻な抑うつ気分の愁訴によって特徴付けられる状態．DSM-III（精神障害の診断と統計の手びき）以降の米国精神医学会のうつ病分類では，うつ病性障害は，ある程度症状の重い大うつ病と，軽いうつ状態が続く気分変調症の2つに分けられている．

体液 body fluid

ダイエット diet

体温調節 thermoregulation

体幹 truncus

胎児 fetus

胎児機能不全（胎児ジストレス） non-reassuring fetal distress

代謝 metabolism

帯状回 cingulate gyrus　大脳の内側面において，脳梁の辺縁を前後方向に走る脳回．帯状皮質ともよばれる．領域の下端が脳梁溝で，領域の上端が帯状溝で区切られる．

対称性〈形〉 symmetric[al]

帯状疱疹（帯状ヘルペス） herpes zoster

帯状疱疹後神経痛 postherpetic neuralgia

対症療法 symptomatic therapy　病気の原因を治療するのではなく，表面的な症状の消失あるいは緩和を主目的とする治療法のこと．痛みに対して鎮痛剤投与を行うことなどを指す．

体性感覚野 somatosensory area

苔癬 lichen　帽針頭大～米粒大のほぼ同じ大きさの丘疹が多数集簇または散在性に存在し，その状態を維持し変化しないもの．

体操 exercise

対側 contralateral

大腿筋膜 fascia lata

大腿骨頸部[骨折] femoral neck [fracture]

大腿骨頭置換[術] femoral head prosthetic replacement

大腿痛[症] meralgia

大転子 greater trochanter

大脳辺縁系 limbic system　人間の脳で情動の表出，意欲，そして記憶や自律神経活動に関与している複数の構造物の総称．

胎盤 placenta

タイム〈植・精油〉 thyme　（学名：*Thymus vulgaris*）シソ科の植物．ゲラニオール，チモール，リナロールなどのケモタイプが存在する．発汗作用，強壮作用，抗感染作用をもつ．

唾液腺 salivary gland　大唾液腺と小唾液腺からなる．前者には耳下腺，顎下腺，舌下腺の3種類があり，それぞれ神経支配が異なり唾液腺の性状も異なる．

多汗[症] hyperhidrosis

- 腋窩多汗症（腋臭症）axilllary hyperhidrosis
- 局所性多汗症　local hyperhidrosis
- 手掌足底多汗症（掌蹠多汗症）hyperhidrosis palmaris et plantalis
- 全身性多汗症　generalized hyperhidrosis

ダグラス窩（直腸子宮窩） Douglas pouch　腹膜腔の，直腸と子宮の間にある陥凹部で，直立位で腹膜腔の最も低い位置にある部分．

多形日光疹 polymorphous light eruption

多形皮膚萎縮 poikiloderma

打診 tap

脱顆粒 degranulation

脱臼 dislocation, separation, luxatio

脱毛症 alopecia

他動訓練（多動運動） passive exercise, passive movement

多尿症 polyuria　1日尿量が2000-2500mLを超えた状態．これには尿濃縮機能の異常による水利尿状態と，尿細管腔内に浸透圧物質（溶質）が増加することにより水の再吸収が抑制される浸透圧利尿（溶質利尿）状態がある．水利尿の原因としては，過度の飲水，心因性多飲，抗利尿ホルモン（ADH）の分泌低下（尿崩症）あるいは尿細管におけるADH受容体の機能異常（腎性尿崩症）などがある．一方，浸透圧利尿の典型は糖尿病にみられるブドウ糖尿であり，グリセロールやマンニトールは逆にこの機序を利用した浸透圧利尿薬である．

多嚢胞腎（多発性嚢胞腎，嚢胞腎） polycystic kidney disease（PCKD, PKD）, cystic kidney　先天性かつ両側性に腎実質内に大小無数の嚢胞を発生する．肝，膵，骨，卵巣，精巣にも嚢胞形成がみられる．多数の嚢胞により腎実質は圧迫され腎不全に移行する可能性がある．常染色体の劣性または優性の遺伝的疾患である．

WHO 3段階除痛ラダー
WHO three-step analgesic ledder　WHO（世界保健機関）によって，痛みの強さを3段階に分け，それぞれに応じて決められた投薬治療．最初から中程度～高度の痛みがある場合には，第2，第3段階の鎮痛薬による治療からスタートすることもある．

- 第1段階　first-step　非オピオイド鎮痛薬±鎮痛補助薬
- 第2段階　second-step　弱オピオイド鎮痛薬±非オピオイド鎮痛薬±鎮痛補助薬
- 第3段階　third-step　強オピオイド鎮痛薬±非オピオイド鎮痛薬±鎮痛補助薬

打撲[傷] contusion, bruise

ダーマトーム（デルマトーム） dermatome

ターミナル期 terminal phase　現代医療において可能な集学的治療の効果が期待できず，積極的な治療がむしろ患者にとって不適切と考えられる状態で，生命予後が6カ月以内と考えられる段階．

ターミナルケア terminal care

多毛[症] hypertrichosis

タラゴン〈植・精油〉（エストラゴン） tarragon, estragona（学名：*Artemisia dracunculus*）　キク科

の植物．原産はヨーロッパ，ロシア南部でフランス，オランダ，ハンガリー，アメリカで栽培されている．主成分はメチルカビコールであるため，発がん性の疑いもあるとされることから，過度に使用しない．また妊娠中は使用しない．

タラソセラピー（海洋療法） thalassotherapy

タルク talc 滑石を微粉砕したもの．無機顔料で，展延性と付着性に優れるため，おしろいやファンデーションの基材として使用する．

単刺試験 prick test

胆汁 bile

胆汁分泌促進作用 facilitation (promotion) of bile secretion

単純ヘルペスウイルス *herpes simplex virus*(*HSV*) ヘルペスウイルス科のαヘルペスウイルス亜科に属し，ヒトのみを宿主とする．1型（HSV-1）と2型（HSV-2）とに分かれる．前者は口唇ヘルペスや角膜ヘルペスの原因ウイルスであり，後者は性器ヘルペスの原因ヘルペスとして知られる．ウイルスは初感染後に神経節に潜伏感染（不顕性感染）し，免疫抑制剤や抗がん剤投与により，免疫能が低下している際に，再活性化が起こりウイルス排出や回帰発症が起こる．

弾性 elasticity

弾性線維（弾力線維） elastic fiber

胆石[症] cholelithiasis

断層撮影[法] tomography

断端 amputation stump, stump

断端形成[術] amputation stump plasty

断端神経腫 amputation neuroma

丹毒 erysipelas, rose

胆嚢 gallbladder

タンパク尿 proteinuria 通常，尿タンパク排泄量が150 mg/日を超えた場合の尿のこと．健常人でも微量のタンパクが尿中に存在する．タンパク尿は生理的タンパク尿と病的タンパク尿に大別される．後者はさらに腎前性，腎性，腎後性の各タンパク尿に分けられる．体位性タンパク尿，運動性タンパク尿，熱性タンパク尿などは生理的タンパク尿で，病的タンパク尿とは区別する．一般的には腎炎などによる腎機能低下の指標となる．

弾発指（ばね指） snapping finger, trigger finger

断裂 laceration, rupture, tear

ち

遅延型反応（遅延型過敏反応） delayed-type hypersensitivity (DTH)

遅延射精（遅漏） retarded ejaculation　性交時に容易に射精を生じない病態．精神的ストレス，過剰飲酒，向精神薬服用，加齢ほか下腹神経障害で生じる．

知覚 perception

知覚神経（感覚神経） sensory nerve

置換[術] replacement

恥骨 pubic bone

恥骨結合 pubic symphysis

腟炎 vaginitis

遅発[性]麻痺 delayed palsy, tardy palsy

チベット密教医学 Tibetan esoteric Buddhism medicine

チーム医療 team approach to health care, team medicine　緩和ケアはチームによる評価と治療が前提であり，必要なサービスに基づき拡大する医学，看護，ソーシャルワークの専門家からなるコアグループとボランティア，チャプレン，心理士，薬剤師，看護助手なども含む．

チモール〈化物〉 thymol　フェノール類（$C_{10}H_{14}O$）．タイムなどから得られる精油の一成分．防腐作用があり，メントール合成の原料でもある．外用鎮痛剤や口腔洗浄剤に加えることもある．

チャビコールメチルエーテル〈化物〉 chavicol methyl ether　⇒エストラゴール

中指 long finger, middle finger

中手指節関節（MP 関節） metacarpophalangeal joint

中手骨 metacarpus

抽出法 extraction

虫垂炎 appendicitis

中枢性感作 central sensitization　中枢神経系の刺激反応閾値が低下し，刺激に対する反応が亢進する現象．その機序として，中枢神経系においてワインドアップ現象，ミクログリアの活性化，脱抑制現象およびシナプスの再構築などにより引き起こされると考えられている．神経障害性疼痛やその周辺の慢性痛の発症メカニズムに中枢性感作が深く関与しているとされる．

中枢[性疼]痛 central pain　中枢神経系の脊髄や脳の損傷や機能障害に伴って出現する神経障害性疼痛．卒中後痛，脊髄損傷後痛，外傷性脳損傷，多発性硬化症およびパーキンソン病などを含む．一般に，中枢性

疼痛は難治性で，薬物療法，脊髄刺激療法，大脳皮質運動野刺激療法，および認知行動療法などを組み合わせた集学的治療を行う必要がある．

中性脂肪 triglyceride(TG)

中節骨 middle phalanx

中足骨 metatarsus

中毒疹 toxicoderma

肘内障 pulled elbow

徴候 symptom, sign

腸軸捻転症 volvulus 腸管が腸間膜を軸にねじれを起こすもので，先天的に腸間膜や結腸が長過ぎる人や，小腸と一部の結腸の腸間膜が共通している人（総腸間膜症）に起きる．広義には術後の癒着のために，ループ状の腸管が捻じれたものも指し，絞扼性腸閉塞を起こし，緊急手術の対象となる．

チョウジ〈精油〉 clove oil クローブオイル．⇒クローブ

超臨界流体抽出法 supercritical fluid extraction 原料を抽出槽に入れ，臨界溶媒体を送り込み，温度，圧力を調整し，超臨界状態にする．超臨界状態の溶媒に溶解した抽出物が分離槽に移動する．圧力を下げることによって抽出物が溶媒から分離する．分離槽から抽出目的物を取り出す手法．

- **超臨界流体** supercritical fluid 物質は一般に固体，液体，気体のいずれかの状態で存在する．超臨界流体は，物質に温度と圧力を加え，ある時点（臨界点）を超えると液体のように物質を容易に溶解し，気体のように大きな拡散速度を示す，液体と気体の両方の性質をもった状態．

- **臨界点** critical point 気体と蒸気との共存状態がなくなって連続的に変化するようになる点．

チロシナーゼ〈化物〉 tyrosinase 皮膚中でメラニンを合成する酸化環元酵素．メラニンの生成は肌の黒化を招く．美白用化粧品の中にはこのチロシナーゼの活性を抑える物質を加えてあるものも多い．

チロシン〈化物〉（サイロシン） tyrosine 芳香属アミノ酸の一種（$C_9H_{11}NO_3$）．ドパミンやノルアドレナリンなどの神経伝達物質前駆体でもあるため，抗うつ，抗ストレスなどの目的で健康食品などに添加されることもある．チーズや納豆など，多くの食品に含まれる．

鎮咳作用 antitussive action

チンキ tincture 精油，またはハーブの成分をエタノールに溶かし込んだもの．エタノール使用のため，引火爆発に注意して扱う．

チンク油 zinc oitment, zinc oil

鎮痙 spasmolysis

鎮静 sedation

鎮静補助薬 コルチコステロイド，抗うつ薬，抗痙攣薬，緩下薬，制吐薬，抗不安薬，筋弛緩薬，ビス

ホスフォネートなど.
鎮痛 analgesia

鎮痛薬 analgesic

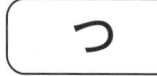

つ

ツァンク試験 tzanck test　水疱中の棘融解細胞（ツァンク細胞）やウイルスが感染した多核巨細胞を検出する方法.

椎間板 disc, dick, intervertebral disc
- 椎間板炎　discitis
- 椎間板症　discopathy
- 椎間板ヘルニア　disc herniation, herniated intervertebral disc

椎弓 neural arch, vertebral arch

椎弓切除[術] laminectomy, rachi[o]tomy, rachotomy

椎骨 vertebra

椎体 vertebral body

対麻痺 paraplegia

痛覚 pain sensation

痛覚過敏[症] hyperalgesia

痛覚刺激 pain stimulation

痛覚消失[症] analg[es]ia

痛覚鈍麻 hypalg[es]ia

痛点 pain spot

痛風 gout

痛風結節 tophus

痛風性関節炎 gouty arthritis

月見草 evening primrose　⇒イブニングプリムローズ

ツジョン〈化物〉（ツヨン） thujone　ケトン類（$C_{10}H_{16}O$）．セージやヨモギの精油の成分で，αとβの異性体がある．香りはメントール様．苦味があり，食品添加物の苦味料として使用される．

ツジェン〈化物〉 thujene　モノテルペン炭化水素の1つでサビネンの類似体（$C_{10}H_{16}$）．ティートリーやニガヨモギなどの精油中にみられる天然化合物で，αやβの異性体がある．

ツツジ科〈植〉（学名：*Ericaceae*）被子植物双子葉類．合弁花の高木または低木．温帯から寒帯に広く分布．精油としてウィンターグリーンなどがある．主成分はサリチル酸メチルで鎮痛効果がある．

椿 camellia

ツベルクリン型遅延型反応 tuberculin-type hypersensitivity

ツベルクリン反応 tuberculin reaction

爪先歩行 toe gait

爪 nail

吊り包帯 sling

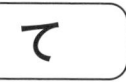

つわり morning sickness

て

低 HDL 血症 low plasma level of HDL　HDL コレステロール（いわゆる善玉コレステロール）が異常に低い状態．血清中の濃度が 40 mg/dl を下回ると低 HDL コレステロール血症と診断される．肥満や運動不足，喫煙などの影響で低下すると考えられており，長期間続くと動脈硬化のリスクが上昇する．

低位前方切除術 low anterior resection　直腸癌の手術法の１つ．直腸を切除し，肛門管と口側腸管を吻合し，永久人工肛門ではなく，肛門機能を温存する手術．腹膜反転部より上での吻合を高位，下での吻合を低位とよぶ．これまで腫瘍の下縁が肛門から 5cm 以上に位置する場合が適応とされたが，最近では 1-3cm の場合を超低位前方切除術とよび，人工肛門はできる限り回避されるようになった．

ティートリー〈植・精油〉 tea tree（学名：*Melaleuca alternifolia*）　フトモモ科の植物．原産国はオーストラリア．主成分は，テルピネン-4-オール，γ-テルピネン．抗炎症作用がある．

泥膏 paste

ディスク拡散法 disk diffusion method　菌液を塗布した培地上に，一定の抗菌薬を含有するディスクを置くと，培地中の水分をディスクが吸収し，しばらくするとディスクを中心に抗菌剤の濃度勾配が培地内に形成される．接種された菌は一定時間後に増殖を開始するが，発育は抗菌剤の発育阻止濃度以下の領域に限定される．このためディスクを中心にした一定の距離に阻止円が形成される．阻止円は感受性の高い菌ほど大きくなる．

低体温［症］ hypothermia

ディフューザー diffuser

ディル〈植・精油〉 dill（学名：*Anethum graveolens*）　セリ科の植物．原産は地中海．カルボン，リモネン，フェランドレン，ミリスチシンを含む．消化機能の改善作用がある．妊娠中の使用は避ける．

デカナール〈化物〉（デシルアルデヒド） decanal　アルデヒド類の一種（$C_{16}H_{20}O$）．柑橘系精油の香り成

分である鎖状有機化合物．香料として食品添加物や芳香製品にも使用される．

手関節 carpal joint, wrist, wrist joint

適応 adaptation

適応障害 adjustment disorder

適合 compatibility, congruence, congruency, fitting

摘出[術] extirpation, removal

手首 wrist, carpus

テニス肘 tennis elbow

デブリードマン debridement

テラコッタ terra cotta　土で作られた素焼きのアロマスポット．上皿に少し水を張り，精油を数滴垂らし，キャンドルで温めるとオイルが空気中に拡散し芳香浴ができる．

テルピネオール〈化物〉 terpineol　モノテルペンアルコール．プチグレンやカユプテなどの精油やテレピン油の成分．ライラック臭があり，化粧品や石けんの香料としても使用される．異性体として$\alpha \sim \delta$がある．

テルピネン〈化物〉 terpinene　モノテルペン炭化水素（$C_{10}H_{16}$）．αやγなどの異性体がある．精油芳香成分の一種．レモン臭がある．

テルピネン-4-オール〈化物〉 terpinen-4-ol　モノテルペンアルコール（$C_{10}H_{18}O$）．精油成分の一種．ティートリーをはじめ，多くの精油に含まれる．抗菌力があり，ティートリーの抗菌作用や抗真菌作用を規定する主成分である．

テルピノレン〈化物〉 terpinolene　モノテルペン炭化水素（$C_{10}H_{16}$）．パイン精油などに含まれる．テルピノレンはLDL（低比重コレステロール）の酸化防止作用が認められている．

テルペノイド〈化物〉 terpenoid　テルペン炭化水素にカルボキシル基やヒドロキシ基などの官能基をもつ誘導体をいう．生体内ではメバロン酸から生合成される．

テルペン〈化物〉 terpene　植物の精油に含まれる成分として知られる．化学構造はイソプレンを構成単位とする炭化水素．イソプレン単位（C_5）の数に応じて，モノテルペン（C_{10}），セスキテルペン（C_{15}），ジテルペン（C_{20}）とよばれる．

デルマタン硫酸〈化物〉 dermatan sulfate　皮膚に多く存在するが，血管，腱，心臓弁など生体内に分布するムコ多糖の1つ．L-イズロン酸とD-グルクロン酸を含む二糖あるいは四糖の繰り返し構造からなる多糖．コンドロイチン硫酸の近縁化合物．美白効果があるとされ，近年注目されている．

デルマトーム dermatome

デルマドローム（内臓皮膚症候群） dermadrome, viscerocutaneous syndrome　内臓疾患と密接に関連して起こる皮膚病変．

デルモグラフィ（皮膚描記症） dermography 皮膚への機械的刺激により生じる蕁麻疹．

転位 dislocation, displacement, dislocatio

転移 metastasis

転移性皮膚癌 metastatic skin cancer

癲癇（てんかん） epilepsy

癲癇ヒステリー conversion hysteria

電気座標系 electric coordinate system

電気分解 electrolysis

電撃傷 electric injury

電撃[様]痛 fulgurant pain, shooting pain

点状出血 petechia

伝染 infection, contagion

伝染性単核症 infectious mononucleosis

伝染性軟属腫 molluscum contagiosum

伝達麻酔[法] conduction anesthesia, nerve block

転倒 fall

伝導速度 conduction velocity

電動ファン式ディフューザー electric fan type diffuser

天然痘 variola, smallpox

臀部 buttock

癜風（癜風菌） pityriasis vericolor, tinea versicolor　マラセチア属（真菌）により生じる疾患のうち，最も有名な皮膚の感染症．体幹や四肢近位側に多く発症する．細かい鱗屑を付着し，不規則な外観を呈する淡褐色から色素減弱斑として認められる慢性再発性の浅在性真菌症．

天疱瘡 pemphigus

と

動悸 palpitation

凍結肩 frozen shoulder

凍結手術 cryosurgery

凍結療法 cryotherapy

統合医療 integrative medicine, integrated medicine　近代西洋医学による医療と，補完・代替医療（CAM）を合わせて行う治療方法．両者の特性を最大限に活かし，一人ひとりの患者に最も適切なオーダーメイド医療を提供することを目的とする．アロマセラピー，カイロプラクティック，鍼灸，漢方医学などが含まれる．西洋医学とは異なり，CAMは人間のもつ自然治癒力を目覚めさせ，心身のバランスを整え，

免疫力の向上を目的としていることが特徴である.

橈骨神経 radial nerve

橈骨動脈 radial artery

糖質コルチコイド corticosteroid

凍傷 cryogenic burn, frostbite (chilblain)

動静脈奇形 arteriovenous malformation

動静脈瘤 arteriovenous aneurysm

凍瘡 pernio

橈側の〈形〉 radial

橈側変位 radial deviation

疼痛 pain

疼痛閾値 pain threshold

疼痛回避歩行 antalgic gait

疼痛緩和 pain relief

疼痛行動 pain behavior

疼痛スケール pain scale

疼痛スコア pain score

糖尿病 diabetes mellitus　血糖値(血液中のグルコース(ブドウ糖)濃度)が高い状態. 多くの場合は無症状だが, 血糖値が異常に高い状態になると, 口渇, しびれ, 多尿, さらには意識障害, 昏睡に至ることもある. 90%以上を占める2型糖尿病は, 遺伝素因に加え, 肥満, 過食, 運動不足などの生活習慣の乱れで発症するため, 予防・治療にはそれらの是正が必須である. 血糖値が高い状態が続くと, 動脈硬化, 心疾患, がんなどさまざまな病気のリスクが上昇する.

- **糖尿病性胃腸症** diabetic gastoenteropathy
- **糖尿病性神経症** diabetic neuropathy　腎症, 網膜症と合わせて3大合併症の1つとされる. 高血糖状態が続くことにより末梢神経が障害され, 手足のしびれなどが生じる.
- **糖尿病腎症** diabetic nephropathy　神経症, 網膜症と合わせて3大合併症の1つとされる. 腎臓の毛細血管が障害されることで機能が低下し, 尿にタンパクがみられるようになる. さらに腎機能が悪化すると, 人工透析が必要になることもある. 透析導入となる原因の第1位は糖尿病で, 約40%を占める.
- **糖尿病性壊疽** diabetic gangrene
- **糖尿病性水疱** bullosis diabeticorum
- **糖尿病性網膜症** diabetic retinopathy

島皮質 insular cortex　大脳皮質の領域の1つ. 身体状態に関連する情報を, 高次認知と情動の処理に統合する役割をもつ. 脳葉として島葉 insular lobe とよばれたり, 脳回として島回 insular gyrus とよばれたりする. 単に島 insula ともよばれる. 脳の外側面の奥, 側頭葉と頭頂葉下部を分ける外側溝の中に位置する.

動脈炎 arteritis

動脈硬化[症] arteriosclerosis
動脈性潰瘍 arterial ulcer
透明層 stratum lucidum
徒手整復 manipulation
トータルペイン（全人的痛み） total pain　がん患者が抱える身体的，精神的，社会的，霊的苦痛の総合的な苦痛．
突起 apophysis, process
突出 bulging, protrusion
突出痛 breakthrough pain
特発性 idiopathic
突発性発疹[症] exanthema subitum
トーヌス tonus
塗布 application
ドライソケット dry socket
ドライマウス（口腔乾燥症） dry mouth　口腔乾燥症のことで，唾液腺の機能異常やその他の原因で水分の補給では改善しないもの．ドライマウス，ドライアイ，ドライスキンと合わせて乾燥症候群と分類される．近年，女性を中心に患者が急増している．
トリガーゾーン（発痛帯） trigger zone（CTZ）
トリガーポイント（発痛点） trigger point
トリグリセリド（中性脂肪） triglyceride（TG）
トリコチロマニア trichotillomania　抗しがたい衝動により，自ら毛髪を引き抜くことで脱毛病巣を生じるもの．

トリートメント（アロマトリートメント） aromatherapy treatment　アロマセラピーでは，キャリアオイルなどを使用し，身体に触れて行う施術のこと．（日本アロマセラピー学会では，精油を用いた施術をアロマトリートメントとよぶ．）
鳥肌反応検査 goose bumps reaction test　首筋，うなじ，腋の下などに，機械的または寒冷刺激を与えて，皮膚の反応（鳥肌）をみて，自律神経の状態を調べる検査．反応が過敏な場合は，不安のために交感神経が緊張して立毛筋が収縮し，鳥肌が立つ．
トリプトファン tryptophane　アミノ酸の一種．インドール環を側鎖にもつ芳香族アミノ酸．摂取不足は脳内セロトニンの減少を招き，不眠，不安，うつ病などを引き起こす原因の1つとなる．医薬品ではトランキライザーの1つとして投与される．
トリメチルソラレン（トリオキシサレン） trymethylpsoralen　$C_{14}H_{12}O_3$．紫外線の感受性を高める光感性物質ソラレンの誘導体．ソラレンは柑橘系の果物の皮の部分に多く含まれる．
トルク torque
トレーニング training
ドレナージ drainage　閉鎖された

腔にたまった滲出液・膿・血液などを体外へ誘導する処置.

ドロッパー dropper

トロンボキサン thromboxane　トロンボキサンシンターゼが合成する生理活性脂肪酸で，血小板の凝集や，血管壁の収縮を引き起こす．喘息の治療薬としても用いられる.

貪食細胞（マクロファージ） macrophage

鈍痛 dull pain

な

内因性（内在性） intrinsic　⇒外因性

内踝（内くるぶし） medial malleolus

内固定 internal fixation

内視鏡的乳頭括約筋切開 endoscopic sphincterotomy (EST)

内視鏡的乳頭切開 endoscopic papillotomy (EPT)　十二指腸下降脚まで内視鏡を挿入して，胆管・膵管の出口にあたる十二指腸乳頭部を電気メスで切開する．総胆管結石を除去し，総胆管が閉塞して起こる黄疸を軽減させるために行う手技.

内視鏡的粘膜下層剥離術 endoscopic submucosal dissection (ESD)

内視鏡的粘膜切除 endoscopic mucosal resection (EMR)

内旋 internal rotation　骨の長軸を回転軸に回転する運動．上腕では，真横に挙げて手掌を下に付けるように，内側へひねった状態．⇔外旋

内臓脂肪型肥満 visceral fat accumulation

内臓痛 visceral pain

内転 adduction　四肢を冠状面内で正中線へ近付ける方向への運動または位置．⇔外転

内転筋 adductor

内反（内がえし） inversion

内反〈形〉 varus　内がえしのことで，足裏が内側を向き，足関節が底屈した状態．⇔外反

内反膝（O脚） bowleg, genu varum

内反足 clubfoot, pes varus, talipes varus

内皮 endothelium

内分泌 endocrine　⇒外分泌

ナックルパッド knuckle pad　指背に生じる限局性線維性肥厚．散発性，ときに家族性に生じ，線維性肥厚とともに表皮肥厚，角質増殖も同

時に認める．MP関節よりむしろPIP関節に多い．胼胝と異なり，機械的刺激と無関係に生じ得る．特に治療はなく，切除はケロイド発生の危険を伴う．

ナツメグ〈植・精油〉 nutmeg （学名：*Myristica fragrans (fragans)*）ニクズク科の植物．インドネシア原産．主成分はα-ピネン，サビネン．消化機能の改善，滋養．

ナデシコ科〈植〉 （学名：*Caryopyllaceae*）被子植物双子葉類離弁花の一年生の草木．北半球の温帯に分布．ナデシコの他，カーネーション，ナツメグや，ハコベなど．カーネーションの花から採れる精油がある．

軟X線 soft X-ray

軟膏 ointment 油脂性の基剤の外用薬．

- 吸水軟膏 water-absorption ointment 油中水型（W/O）の軟膏で，連続相の油に乳化剤のエマルションを用い，水の微粒子を不連続相としたコールドクリーム型の外用薬．浸透性は良く，塗布したときに冷却感がある．湿潤面には不向きであるが，水中油型より刺激は少ない．

- 親水軟膏 hydrophilic ointment 水中油型（O/W）の軟膏で，連続相の水に油を不連続相として懸濁浮遊させたものである．水で簡単に洗い流せ，止痒効果もあるが，皮膚への浸透が良いため，湿潤面などへの使用は適さない．

- 水溶性軟膏 water-soluble ointment ポリエチエングリコール（マクロゴール）を主成分とし，ソルベースまたはマクロゴール軟膏，固形のカーボワックスがある．

- 疎水性軟膏（油脂性軟膏） water-repellent ointment ワセリン，オリーブ油，流動パラフィンなどを基剤とした亜鉛華軟膏やチンク油などが油脂性軟膏に含まれる．

- 乳剤性軟膏 emulsion ointment 親水性軟膏の1つで，親水軟膏と吸水軟膏がある．

- 油脂性軟膏 oleaginous ointment

軟骨 cartilage

に

ニアウリ〈植・精油〉 niaouli （学名： *Melaleuca viridiflora*）フトモモ

科の植物．原産国はマダガスカル．主成分は，1,8-シネオール，ビリディフロロール．免疫亢進作用，気管支炎の消炎作用がある．
- ニアウリ・シネオール niaouli cineole
- ニアウリ・リナロール niaouli linalool

におい物質 olfactory substance

ニキビダニ（毛包虫） Demodex folliculorum

肉芽 granulation

肉芽腫 granuloma
- 肉芽腫症 granulomatosis

肉腫 sarcoma

ニクズク科 myristicaceae

肉ばなれ muscle strain

二項分布 binomial distribution

ニコチン依存症 nicotine dependence

ニコチン酸 nicotinic acid

ニコチンパッチ nicotine patch

二足歩行 dipedal walking

日常生活動作（日常生活活動） activities of daily living

日光療法 heliotherapy

ニーディング（揉捏法） kneading

日本薬局方 the pharmacopoeia of Japan, the Japanese pharmacopoeia

二名法 nomenclator binominalis

乳痂 crusta lactea, milk crust

乳管開通 let-down of the milk

乳香（フランキンセンス，オリバナム） frankincense　カンラン科ボスウェリア属の樹木から分泌される樹脂．オマーンなどの南アラビア，ソマリアなどの東アフリカ，インドに分布している．これらの樹皮に傷を付けると樹脂が分泌され，空気に触れて固化し，乳白色〜橙色の涙滴状の塊となる．主成分は，α-ピネン，パラシメン（モノテルペン炭化水素），リモネンなど．免疫促進効果，強壮作用，去痰作用，抗うつなどに用いられる．

乳剤（エマルション） emulsion

乳児 infant, suckling baby

乳汁 milk

乳汁うっ滞 mother's milk congestion

乳汁排出 milk letdown

乳腺 mammary gland

乳腺1/4切除術 quadrantectomy

乳腺炎 mastitis

乳頭 nipple

乳頭亀裂 rhagade of the nipple, fissured nipple, nipple crack

乳頭下層（真皮乳頭下層） subpapillary layer of dermis

乳頭腫[症] papilloma

乳頭損傷 nipple injury

乳房 breast, mamma

乳房再建 breast (mammary) reconstruction　主に乳癌手術後，失われた乳房の代用として，自分の広背筋や，脂肪組織，人工物などを

補填する．転移，再発のリスクが少ない場合などに腫瘍の摘出と同時に再建が行われる一期再建と，6カ月～2年程度の経過観察後，放射線治療や抗がん剤治療が完了し，再発，転移などがみられないことを確認した後に行われる二期再建がある．乳腺外科，形成外科，美容外科の連携が必要とされる．

乳房痛 mastodynia

乳房発赤 breast flare

乳房マッサージ breast massage

入眠障害 disturbance of sleep induction

入浴法 bathing method

ニューロトメシス（神経断裂症） neurotmesis

ニューロン neuron

尿検査（検尿） urinalysis, urine analysis　尿の検査．次の8つに大きく分けられる．①一般検査（尿量，尿の外観，比重，浸透圧，pH，タンパク，糖，潜血，ウロビリノゲン，ビリルビン，ケトン体，白血球反応，亜硝酸塩），②腎機能検査（フェノールスルホンフタレイン試験，フィッシュバーグ濃縮試験，クレアチニンクリアランスなど），③沈渣鏡検（尿中有形成分自動測定を含む），④生化学的定量検査（ホルモンおよびその代謝産物，ポルフィリン体，非タンパク性窒素化合物（NPN），電解質，酵素活性値），⑤微生物学的検査（尿塗抹検査，培養検査，尿定量培養），⑥妊娠反応（免疫学的妊娠反応），⑦細胞診検査，⑧その他（ドーピングテスト，覚醒剤検査）．腎・尿路系疾患，代謝疾患，血液疾患，消化器疾患，膠原病，内分泌疾患，妊娠，急性感染症などのほか，多くの全身性疾患において尿検査に異常を示すことが多い．

尿失禁（不随意性排尿） urinary incontinence, incontinence of urine, involuntary micturition (miction)

尿貯留 urine storage　尿が膀胱に貯留すること．生理的には尿が膀胱に蓄積し始めると，まず膀胱内圧が少し上昇するが，その後の内圧の上昇は軽微であり15mmHgを超えることは少ない．これは排尿直前まで膀胱が弛緩しながら容積を増やすためであり，これを蓄尿期 urine storage phase とよぶ．

尿道炎 urethritis　外尿道口からの微生物感染によって生じる尿道の炎症．臨床経過により，急性・慢性尿道炎，感染部位により前部・後部・球部尿道炎などに分類される．

尿道狭窄 urethral stricture, urethral stenosis, urethrostenosis

尿道の〈形〉 urethral

尿道閉鎖 atresia of urethra

尿の〈形〉 urinary

尿閉 urinary retention　膀胱まで移送された尿が尿道より排泄できな

い状態.排尿ができない状態が完全尿閉であり,少量排尿可能で残尿がある状態が不完全尿閉である.大量に残尿がある場合,尿道抵抗を上回る膀胱内圧上昇が起こると蓄尿障害の症状である尿失禁が起こり,溢流性尿失禁とよぶ.完全尿閉は急性尿閉の型で発症することが多く,恥骨痛や尿意が強い.前立腺肥大症,麻酔,神経障害の急性期から回復期や薬物の副作用が原因となる.一方,不完全尿閉は,中等症の前立腺肥大症や慢性期の神経障害で起こり,症状は軽度である.急性尿閉は通常は導尿する必要がある.一度尿閉が解除されると多くは排尿可能であるが,再発防止のためα遮断薬などによる薬物療法が必要である.慢性尿閉では排尿訓練,薬物療法や自己導尿を施行する.

尿崩症 diabetes insipidus　バソプレシンの不足または作用障害により発生する多尿,口渇,多飲を主徴とする疾患.視床下部・下垂体後葉系におけるバソプレシン合成・分泌不足に由来する尿崩症を中枢性尿崩症とよび,バソプレシンの作用する腎集合尿細管細胞のバソプレシン受容体およびその作用機構が障害されているものを腎性尿崩症とよぶ.両者とも低比重・低浸透圧尿となり,水利尿状態を呈する.

尿路結石症 urolithiasis　腎,尿管,膀胱,尿道に尿路結石(urinary stone, urinary calculus)のあるもの.前立腺結石,精囊結石までを含めることもある.腎・尿管の上部尿路結石が95%以上であり,下部尿路結石(膀胱結石,尿道結石)は少ない.シュウ酸カルシウム結石が最も多く(80%),尿酸が5%,シスチンが数%である.結石の発生は地域により異なり,近畿,四国,北海道,沖縄などに多い.男性の方が2倍多い.青壮年期(30-60歳)に発症が多い.体外衝撃波によりほとんどが治療されている.感染結石,代謝異常を伴う結石は再発しやすい.保存療法として飲水励行,適度の運動が重要である.

妊娠 pregnancy, conception, gestation　女性が体内に受精卵を保有している状態.しかし,体外受精・胚移植が盛んに行われている現状では,単に受精卵を体内に保有するだけでは妊娠とみなしえない事実が明らかになった.したがって,ヒトに限っては妊娠の始まりを,受精卵の着床からと規定し,胎芽または胎児および付属物の排出するまでの状態をよぶ.わが国では原則として,大きく次のように分類する.妊娠初期:妊娠16週未満,妊娠中期:妊娠16週〜28週未満,妊娠末期:妊娠28週以降.これは欧米で用いられる3半期 trimester が妊娠14

週を境にしているのと異なる．ほかに，妊娠20週を境に前半期と後半期に分ける場合もある．
- 妊娠悪阻　hyperemesis (gravidarum), serious vomitting of pregnancy
- 妊娠高血圧症候群（妊娠中毒症（旧））　pregnancy induced hypertension (PIH)　妊娠20週以降，分娩後12週まで高血圧がみられる場合，または高血圧にタンパク尿を伴う場合のいずれかで，かつこれらの症状が単なる妊娠の偶発合併症によるものではないもの．病型により妊娠高血圧腎症，妊娠高血圧症，加重型妊娠高血圧腎症に分類される．軽症，重症，早発型，遅発型がある．従来，妊娠中毒症とよばれていたもので，名称が改変された．
- 妊娠初期　early pregnancy
- 妊娠性肝斑（雀斑）　chloasma of pregnancy (gravidarum)
- 妊娠性色素沈着　pigmentation of pregnancy
- 妊娠線　striae of pregnancy (gravidarum)　妊婦の下腹部，乳房，大腿，臀部の皮膚に生じる長紡錘形の線．長さは5-6cm，幅は5-6mmで，数は数個より無数のことがある．妊娠第8月以後，まれに第3月頃より生じる．表面は滑らかで，光沢があり，周囲皮膚面よりも少し低い．初期には帯青赤色，後期には赤褐色になる．分娩後は退色し白色の皺になる．これを旧妊娠線とよび，新たに生じたものを新妊娠線とよぶ．脂肪組織の増加による急速な皮膚の伸展が原因で，皮下結合織弾力繊維が断裂し真皮乳頭血管が薄い表皮を透かして赤色にみえる．
- 妊娠中期　middle pregnancy
- 妊娠中絶　interruption of pregnancy, termination of pregnancy
- 妊娠浮腫　gestational edema
- 妊娠末期　last pregnancy

認知機能障害　cognitive impairment

認知行動療法　cognitive behavioral therapy　慢性痛患者では情動や行動に異常や歪みがみられたり，認知や思考も変調を来して破局的な考えに陥ることがある．認知行動療法は，患者の認知の歪みを矯正するように心理学的働きかけを行うとともに，誤った認知や思考から生まれる望ましくない行動の修正を行っていく．さらに望ましい認知や行動に対して賞賛するやり方で，患者が自ら痛みに対する適切な対処方法を身に付けるように導いていく．

認知症（痴呆）　dementia

ね

ネオメントール〈化物〉 neomenthol メントールの異性体($C_{10}H_{20}O$).

ネクローシス（壊死） necrosis アポトーシスとは異なるもう1つの細胞死の形態．細胞内の小器官（ミトコンドリアなど）が膨潤し，細胞自身も膨潤し，細胞膜が破裂して，内容物が飛散する．⇔ アポトーシス

ネザートン症候群 Netherton's syndrome 常染色体劣性遺伝の先天的疾患で毛髪奇形（捻転毛・連珠毛）．

ねじれ buckling

寝たきり（の）〈形〉 bed-ridden

熱傷（火傷） burn 高温の気体，液体，固体や火炎による皮膚の組織障害．45℃前後の低温でも長時間作用した場合も低温熱傷を起こす（44℃では6時間以上に皮膚に障害をもたらす）．深達度によりⅠ～Ⅲ度の3型に分類され，表皮まではⅠ度，真皮まではⅡ度，皮下に及ぶとⅢ度である．

- **化学熱傷** chemical burn 強酸やアルカリなどの化学薬品による皮膚障害．
- **真皮浅層熱傷** superficial dermal burn Ⅱ度熱傷の浅層までのもので，疼痛，灼熱感が著明で水疱底は鮮紅色を呈し，10日～2週間程度で瘢痕を残さず治癒する．
- **真皮深層熱傷** deep dermal burn 真皮浅層熱傷より深達性の熱傷で，疼痛は軽度もしくは欠如しており，水疱底は白色調を呈する瘢痕を残して治癒し，保存的治療では上皮化までに1カ月程度を要する．
- **皮下熱傷** deep burn 皮下に及ぶ熱傷で，白色あるいは黄褐色の潰瘍で，表面に黒褐色の焼痂を有する場合も多い．
- **表皮熱傷** epidermal burn 表皮までの組織障害であるⅠ度熱傷で，疼痛の強い紅斑を呈する．数日で治癒し，瘢痕など後遺症は生じない．

ネラール〈化物〉 neral ネラールとゲラニアールはアルデヒド類であるシス-トランス異性体でネラールはシス型($C_{10}H_{16}O$)．ちなみにトランス型はゲラニアールのこと．レモンなどの精油に含まれる精油成分の一種．

ネロール〈化物〉 nerol モノテルペンアルコールの1つ($C_{10}H_{18}O$)．レモングラスの精油やネロリに含まれる芳香成分の1つ．芳香はバラ様．ゲラニオールのシス異性体であ

ネロリ〈精油〉 neroli（学名：*Citrus aurantium var. amara*）　ミカン科の植物．原産国はイタリア，チュニジア．主成分は，リナロール，リモネン，β-ピネン，ネロリドール．ビターオレンジの花から得られる．抗うつ作用，鎮静作用がある．

ネロリドール〈化物〉 nerolidol　セスキテルペンアルコールの化合物（$C_{15}H_{26}O$）．ネロリの精油成分の1つ．ホルモン様作用があるため，妊婦などはこれを含む精油の使用を控える．

粘液　mucin
粘液腫　myxoma
粘液水腫　myxedema
粘液層　mucous layer
捻挫　distortion, sprain
捻転　rotation, torsion
粘膜，粘膜上皮　mucous membrane
粘膜下層　submucosa
粘膜筋板　muscularis mucosae
粘膜固有層　lamina propria
粘膜疹　enanthema

の

膿　pus
嚢　pouch
膿痂疹　impetigo
- 伝染性膿痂疹　impetigo contagiosa　表皮角層下の細菌感染症で，病変は表皮浅層にとどまる．黄色ブドウ球菌，化膿連鎖球菌が主な原因菌である．臨床的には，水疱型と非水疱型に分けられる．

脳梗塞　cerebral infarction
嚢腫　cyst　良性腫瘍の一種で，腺組織の腫瘍のため，腺管の出口がふさがれて袋のようになり，中に多量の液体がたまったもの．
- 粘液嚢腫　mucocele, cystomyxoma
- 表皮嚢腫　epidermal cyst

脳出血　cerebral hemorrhage
脳性麻痺　cerebral palsy
脳脊髄液　cerebrospinal fluid（CSF），liquor, spinal fluid
脳卒中（脳梗塞，脳出血，くも膜下出血）　stroke
脳波　electroencephalograph（EEG）
膿皮症　pyoderma, pyodermia
- 慢性膿皮症　pyoderma cheonicum, pyodermia chronica

嚢胞　cyst

膿疱[症] pustule
膿疱性細菌疹 pustular bacterid
膿瘍 abscess　化膿性炎症の病巣が臓器・組織内に限局しているもの．
能力低下 disability
膿漏 purulent discharge
ノート note　精油の香りの持続性により，トップ（数時間），ミドル（数日），ベース（数日以上）の3つに基本的には分類される．
- **トップノート** top note
- **ベースノート** base note
- **ミドルノート** middle note

ノナナール〈化物〉 nonanal　アルデヒド類の有機化合物（$C_9H_{18}O$）で，別名はノニルアルデヒド．精油の芳香成分の1つ．香りはフローラル臭で，香料として使用される．
乗り物酔い mortion sickness
ノンストレステスト non-stress test (NST)　子宮収縮などのストレスがない状態で，分娩監視装置を用いて子宮収縮と胎児心拍数を一定時間監視し，その心拍数図のパターンにより，胎児の状態や予備能の有無などを判定するための検査．以下の4つを満たすとき，胎児機能不全はない（reassuring fetal status）と判定する．①心拍数基線 110-160bpm ②基線細変動正常　③一過性頻脈を20分間に2回以上認める（reactive pattern）④一過性徐脈を認めない．現在では，周産期管理における必須の検査として，広く行われている．

は

歯 tooth
排液 evacuation, drainage
排液法 drainage　⇒ドレナージ
パイエル板 Peyer's patch　空回腸や結腸壁などで腸間膜の反対側に位置する哺乳類固有の免疫器官の1つ．
肺炎 pneumonia
バイオアベイラビリティー bioavailability　生物学的利用度（能）のこと．
バイオフィルム biofilm　微生物により形成される構造体．身近な例としては，歯垢や台所のぬめりなどがある．
背臥位 supine position
肺気腫 emphysema　閉塞性肺疾患の一種で肺胞壁の破壊的変化を伴

う疾患で，気道や終末細気管支から末梢にかけての含気区域が異常に拡大する病態を示し，喫煙との関係が深い．病変が進行すると，拡張・破壊肺胞は死腔となり，ガス交換が低下し日常生活に支障を来す．

背屈 dorsal flexion, dorsiflexion
敗血症 sepsis, septicemia
肺血栓塞栓症 pulmonary thromboembolism
配合剤 compounding agent
排出[物] discharge
排除 exclusion, removal evacuation
排泄 excretion
肺線維症 pulmonary fibrosis　びまん性に肺の線維化病変や線維性結合織の増殖を来している病理組織学的概念．
配糖体（グリコシド）〈化物〉 glycoside　糖のヘミアセタールやヘミケタール性水酸基がアルコール，フェノール，チオール，アミン，カルボン基と置換した物質の総称．この置換反応により生じる結合をグリコシド結合とよぶ．糖が結合している原子の種類により，O-，N-，S-グリコシドに分類される．O-グリコシドは植物界に広く分布し，生理活性を有するもの（フェノール配糖体，フラボノイド配糖体，アントシアニジン配糖体など）が多い．
梅毒 syphilis
ハイドロディフュージョン法 hydridifusion　水を加えず，植物中に含まれる水だけを利用して超短波（マイクロ波）を当て，濃縮したものを抽出する方法．
排尿 micturition, urination, miction
排尿困難 difficulty in urination, dysuria
排尿痛 micturition pain, miction pain, dysuria, stranguria
背部痛 back pain, backache
廃用[性]萎縮 disuse atrophy
廃用症候群 disuse syndrome
稗粒腫 milium
パイン〈植・精油〉 pine（学名：*Pinus sylvestris*）　マツ科の植物．原産国は，フランス．主成分は，α,β-ピネン，リモネン．抗炎症作用，ステロイドホルモン用作用がある．⇒ヨーロッパ・アカマツ
パーカーインキ（苛性カリ法） porker ink, KOH technique
白癬[菌] trichophytia, tinea
白斑 dermatophyte
白毛[症] poliosis, canities
剝離 ablation, avulsion, release, stripping [procedure]
剝離骨折 avulsion fracture
剝離術 release
跛行 claudication, limp
パジェット病 Paget's disease　組織学的にパジェット細胞とよばれる明るい大型の異型細胞が乳房および乳房以外の皮膚（外陰，腋窩，肛門，

骨に好発）において，主に表皮内で増殖する悪性腫瘍．

橋本病 Hashimoto disease 慢性甲状腺炎のことで，甲状腺における自己免疫疾患の一種．自己免疫疾患として認識された最初の病気で，遺伝因子と環境因子の影響で発症するとされる．甲状腺機能低下を呈するようになると，体重増加，うつ状態，全身の疲れ，脈拍数の低下，高コレステロール血症，便秘，記憶力の低下，不妊，毛髪の脱落などが起こる．

バージャー病（閉塞性血栓血管炎） Buerger disease

破傷風 tetanus

バジル〈植・精油〉 basil（学名：*Ocimum basilicum*） シソ科の植物．原産地はフランス，ベトナム，マダガスカル．バジルスイートの主成分は，リナロール，メチルカビコール．

ばち状指 clubbed finger 指の先端が広くなり，爪の付け根が隆起して凹みがなくなった状態（肥厚した指が太鼓のバチに似ていることから名づけられた）．肺癌，間質性肺炎などの肺疾患，チアノーゼ性心疾患，肝硬変，感染性心内膜炎，クローン病，潰瘍性大腸炎などの疾患が原因となっている場合がある．

パチュリー〈植・精油〉 patchouli（学名：*Pogostemon cablin, P. patchouli*） シソ科の植物．原産国はインドネシア．主成分はパチュリアルコール，α-ブルネッセン．うつや不安の軽減や組織修復効果として荒れた肌の修復作用がある．

発育遅延 delayed growth

ハッカ（薄荷） japanese peppermint

発汗[作用] sweating, perspiration

発汗過多 hyperhidrosis

白血病 leukemia

パッチテスト（貼付試験（ちょうふしけん）） patch test 接触性皮膚炎の原因物質を検出するために，起炎物質を皮膚に貼付して，主に遅延型反応の程度を観察する方法．通常48時間で紅斑，浮腫，丘疹などの出現の程度を判定する．

発熱 fever

圧迫[性]脊髄症 compression myelopathy

圧迫包帯 compress, compression bandage, compression dressing, pressure bandage

波動 fluctuation

鳩胸 keeled chest, pigeon breast, pigeon chest, pectus carinatum

パニック障害 panic disorder 不安発作ともよばれ，破局感，切迫感を伴う急性不安状態のことで，口渇，動機，発汗，胸内苦悶，頻尿，下痢や血圧変動などの多彩な身体的随伴症状を伴う．

母親学級 childrenbirth class

ハプテン hapten　生体に単独で投与されたとき，抗体との反応性をもつ低分子量の単純化学物質．キャリアとよばれるタンパク質・糖などの高分子量抗原に結合することによって，免疫原性を獲得する．

バーベナ〈精油〉 verbena（学名：*Lippia citriodora*）

- レモンバーベナ lemon verbena（学名：*Aloysia triphylla*）　クマツヅラ科の植物．原産はチリ，アルゼンチンで，フランスなどで栽培されている．主成分はシトラール，ネロール，ゲラニオール．神経緊張を和らげる．

ハマビシ科〈植〉（学名：*Zygophyllaceae*）　中南米に分布する常緑樹小高木のユソウボクが有名．樹皮から採られたグアヤクウッド精油は抗炎・抗菌作用がある．

ハミルトンうつ病評価尺度 Hamilton depression scale（HAM-D）　1960年にHamiltonによって発表されたうつ病の重症度を評価するための尺度．うつ病の重症度をあらわす17項目で構成された主要17項目版と，4項目を加えた21項目版が主に用いられている．

パームカーネル〈希釈油〉（パーム油） palm kernel（学名：*Elaeis gineensis*）　アブラヤシの果実から得られる植物油．石けんの原料として使用される．

ハムストリング[ス] hamstring[s]

バラ〈精油〉（ローズ） rose（学名：*Rosa damascena, Rosa centifolia*）　水蒸気蒸留法でダマスクローズ *Rosa damascena* より抽出されるものはローズオットーとよばれ，ローズ・アブソリュートはキャベッジローズ *Rosa centifolia* から溶剤抽出法で得られるものである．ローズオットーはほぼ無色だが，ローズ・アブソリュートは赤色．アロマセラピートリートメントでは，ローズオットーの方が好まれるが，香りはフェニルエチルアルコールの含有量が多いローズ・アブソリュートの方がローズらしい香りがする．また，催淫特性と抗菌特性においても，ローズ・アブソリュートのほうが勝っている．

パラアミノサリチル酸〈化物〉 para-aminosalicylic acid（PAS）　抗結核剤．4-アミノサリチル酸（$C_7H_7NO_3$）．潰瘍性大腸炎やクローン病などの炎症性腸疾患の治療薬（メサラジン）として用いられている．

パラインフルエンザウイルス parainfluenza virus

バラ科〈植〉 Rosaceae

パラコクシジオイデス症 Paracoccidioidomycosis　*Paracoccidioides brasiliensis*（真菌）による感染症．胞子を吸引することによる気道感染と皮膚傷口からの感染が

ある.

パラシメン〈化物〉 *p*-cymene, *p*-isopropyltoluene ⇒シメン

パラフィノーマ（パラフィン腫，パラフィン肉芽腫） paraffinoma

パラミキソウイルス科（群） *Paramyxo virinae*

鍼(はり) acupuncture

バリア機能 barrier function

鍼師 acupuncturist

鍼治療 acupuncture

針反応 needle reaction　ベーチェット病患者の皮膚に無菌的に皮内針を刺すと2-3日後に膿疱を生じる現象.

ハルトマン手術 Hartmann operation　大腸がんにおける術式の1つで，肛門を残して直腸を切除し，人工肛門を造設する術式. 一般的には，がんの進行により根治切除が困難な場合や，合併症および全身状態の悪化がみられる場合などに適応となる. 肛側断端の結腸は閉鎖し，口側断端の結腸を人工肛門増設に用いる.

パルマローザ〈精油〉 palmarosa（学名：*Cymbopogon martinii (martini)*）　イネ科の植物. 原産国はブラジル，マダガスカル. 主成分はゲラニオール，酢酸ゲラニル. 消化器系の作用促進，血流増加，分娩時の鎮痛作用がある.

パレ Ambroise Pare　近代外科学の父とも謳われる16世紀のフランス人医師. 1000ページに及ぶ『パレ全集』では解剖学を基礎にした近代外科学を体系付けた. 歯科領域の治療法も多く解説しており，治療薬として精油が多く登場する.

バレリアン（セイヨウカノコソウ）〈精油〉 valerian（学名：*Valeriana officinalis*）　オミナエシ科カノコソウ属の多年生植物. ヨーロッパ原産. 主成分は酢酸ボルニル，イソ吉草酸エチル. 薬草として用いて根や茎を不眠症や不安等に効果がある.

ハンガリー水 Hungary water

半月板 meniscus, semilunar cartilage

瘢痕 cicatrix, scar　傷害や病気によって破壊された正常組織が線維性の組織に置換されたもの.

- 抗瘢痕化　anti-scarring
- 陳旧性瘢痕　old scar
- 瘢痕化　scarring
- 瘢痕形成　cicatrization
- 肥厚性瘢痕　hypertrophic scar
  線維組織の過剰産生を伴う血管性の瘢痕で，隆起しているものとされている.

瘢痕ケロイド keloid[al] scar

瘢痕拘縮 cicatrical contracture, scar contracture

反射 reflex

反射性交感神経性萎縮症 reflex sympathetic dystrophy　外傷をはじめとしてさまざまな原因によって引

き起こされる難治性疼痛で発症し，交感神経失調症状としての血管運動障害，発汗異常，さらに進行すると筋萎縮，皮膚および爪などの退行性変化，骨粗鬆症などの局所栄養障害を来す症候群．
- 反射弓　reflex arc
- 反射亢進　hyperreflexia
- 反射消失　areflexia

斑状出血　ecchymosis
半身浴　half-body bathing
ハンセン病　Hansen's disease
絆創膏　adhesive tape
半側麻痺　hemiplegia
ハンニチバナ科〈植〉　rock-rose family（学名：*Cistacease*）　被子植物双子葉類スミレ目に属する植物で，亜低木または背の低い灌木となる．ヨーロッパと地中海沿岸の温暖な地域に主に分布する．精油のロックローズ（Cistus ladaniferus）は，皮膚の老化防止・予防などスキンケアに使用される．

反復　repetition
バンレイシ科〈植〉（学名：*Annonaceae*）　被子植物双子葉類の高木，低木またはツルになる．熱帯から亜熱帯を中心に日本では八重山諸島にクロボウモドキが自生する．果実は大型で食用になる．精油のイランイランもこの科に属する．

ひ

ヒアリン　hyaline
ヒアルロン酸　hyaluronan, hyaluronate, hyaluronic acid
PUVA 療法　psoralen ultraviolet A (PUVA) therapy　ソラレン（≒メトキサレン）=フロクマリンという光感受性を増強させる薬と UVA を組み合わせた光化学療法．内服法，外用法，PUVA-bath 法に分けられる．わが国では外用法がほとんどで，bath 法が一部，内服法は実施されていない．内服法は，ソラレンを内服した後，UVA を週 2-3 回照射する．初期量は最小光毒量（光毒性反応をもたらす最小の照射量）以下とされる．外用法は，0.1-0.3% のメトキサレンローションまたは軟膏をアトピーの炎症が起こっている部位に塗布後 UVA を照射する．PUVA-bath 法は，きわめて低濃度のメトキサレンを入れた浴槽に入浴した後，UVA を照射する．アトピ

一性皮膚炎に対する効果は，Ⅰ型アレルギーおよびそれに続いて起こるⅣ型アレルギー抑制作用による，T細胞の減少やサイトカイン産生抑制，細胞接着因子発現の抑制などであり，アポトーシスの誘導に起因していると考えられている．

冷え性（症） sensitivity to cold

非オピオイド鎮痛薬 nonopioid analgesic　アセトアミノフェン，非ステロイド性消炎鎮痛薬など．

皮下溢血 sug[g]illation, ecchymosis

皮下出血 bruise

皮下組織 subcutaneous tissue

光アレルギー性反応 photoallergic reaction　光抗原特異的な免疫反応機序によっておこる反応．

光加齢 photoaging　紫外線による加齢．

光感作[作用] optical sensitization

光感作物質 photosensitizer　光アレルギー性接触皮膚炎の原因物質．テトラクロロサリチルアニリド（TCSA）などの殺菌剤やサンダルウッドオイルなどの香料，サンスリーン，ケトプロフェンなどの治療用外用薬，毛染めのパラフェニレンジアミンなどがあげられる．

光ダイナミック反応 photodynamic reaction

光貼付試験 photopatch test

光毒性 phototoxicity　ミカン科やセリ科の精油に含有されるフロクマリン類が皮膚についた状態で紫外線にあたると炎症を起こして色素沈着が起こる現象．

光トポグラフィー optical topography　近赤外線分光法 near infrared spectroscopy（NIRS）による非侵襲的脳機能イメージング法．太陽光にも含まれる無害で生体透過性の高い近赤外線（800 nm 付近）を頭部に当て，主に大脳皮質の脳血流量（ヘモグロビン濃度）変化を測定する．2002 年には脳神経外科領域において，言語機能の診断（言語優位野の判定）や，てんかん焦点の同定法の検査に対する保険点数が認められた．今後，通常の屋内環境下で行える簡便な脳機能計測手法として，脳の研究および脳機能に関わる臨床分野で広く利用される可能性がある．2009 年に，うつ症状の鑑別診断補助として，厚生労働省に先進医療として承認された．

ひきがね点（トリガーポイント） trigger point

皮丘 crista cutis　浅い皮溝に囲まれた小さな隆起．

皮溝 sulcus cutis　皮膚の表面にある多数の細かい溝．

肥厚 hypertrophy

粃糠疹（単純性粃糠疹） pityriasis

肥厚性骨関節症 hypertrophic osteoarthropathy　軟部組織の肥厚と指の肥大（ばち状指），長管骨の骨

膜炎や関節炎を特徴とする疾患

尾骨痛 coccydynia, coccygodynia

ビサボレン〈化物〉 bisabolene　セスキテルペン炭化水素（α, β, γ）（$C_{15}H_{24}$）．単環式セスキテルペンは母体となる骨格によって，ビサボラン，ゲルマクラン，エレマン，フムラン誘導体に分けられる．ビサボラン誘導体は植物中に存在する天然物として100種以上が知られている．ビサボレンはヒノキ属やマツ属に含まれる．

ビサボレンオキサイドA〈化物〉
bisabolene oxide A　ジャーマン・カモミールなどの精油成分の1つであるビザボレン（セスキテルペン炭化水素）のオキサイド類（$C_{15}H_{24}O$）で，精油中にもわずかに含まれている．芳香を規定する成分の1つで，香りはフローラル様．

ビサボロール〈化物〉 bisabolol　セスキテルペンアルコール（$C_{15}H_{24}O$）．カモミールなどの精油に含まれる芳香成分の1つ．香りはフラワー様．香料として，また化粧品にも使用される．消炎・抗菌活性もある．

・α-ビサボロール　α-bisabolol

ビサボロールオキサイドA〈化物〉
bisabolol oxide A　オキシド類（$C_{15}H_{26}O_2$）．ジャーマン・カモミールに含まれるが，精油よりフローラルウォーターの含有率が高い．α-ビサボロールより抗炎症作用は低いが，知覚神経刺激抑制作用，つまりかゆみにはこのウォーターが効果がある可能性がある．

ビサボロールオキサイドB〈化物〉
bisabolol oxide B　オキシド類（$C_{15}H_{26}O_2$）．ジャーマン・カモミールに含まれる．

皮脂 sebum

肘 elbow, cubitus

肘関節 elbow joint

肘関節全置換［術］
total elbow arthroplasty, total elbow replacement

皮脂欠乏症 asteatosis, xerosis

皮脂腺 sebaceous gland

皮質 substantia corticalis

皮質骨 cortical bone

比重 specific gravity　一定体積を占める物質の質量を，同体積の標準物質（通常は4℃における水）の質量で割ったもの．密度は単位体積あたりの質量であり，g/cm^3という単位をもつが，比重は比であるために単位をもたない．4℃の水の密度は1 g/cm^3に非常に近い（0.999973 g/cm^3）ため，実用上は物質の比重の値と密度の値との差を無視しても支障はない．気体の比重の場合は，標準物質として0℃，1気圧の空気（ときには，水素または酸素など）を取る．密度と比重は混同されやすいが，密度は質量を体積で割った量であり，比重は基準物質と比べた密度

比であるという点で異なる．よって，物質が水に浮く，沈むというのは，密度よりも比重によっての方が判断しやすい．

比色法 colorimentric method　色の濃さを比較して定量する方法．試料に色がある場合，すなわち可視部に特徴的な吸収波長帯がある場合は，そのまま色の濃さを比べることによって定量する．試料に色がない場合は，色のある物質に変換してその色を比較して定量する．この比色法は食品化学，環境分析，生化学など多くの分野において採用されている．残留塩素の測定，細胞死の評価（MTT法）など．

皮疹 eruption, skin lesion

ヒスタミン histamine

非ステロイド性抗炎症薬 nonsteroidal anti-inflammatory drugs (NSAIDs)

ビスナギン〈化物〉 visnagin　$C_{13}H_{10}O_4$．アンミの果実の生薬「アンミ実」で，その主成分の1つ．他に，クロモン誘導体のケルリン，ケロール配糖体などを含む．鎮痙作用や利尿作用があり，喘息や気管支炎，腎結石に用いられる．⇒アンミ

皮線 crease

ヒゼンダニ *Sarcopes scabiei var hominis*

ヒソップ〈植・精油〉 hissop（学名：*Hyssopus officinalis*）　シソ科の常緑半低木．地中海の東から中央アジアまで生息する．最も有名な種は，ヤナギハッカで，地中海などで栽培されている．主成分は，トランスリナロールオキサイド，リモネン．抗炎症作用，抗菌作用を有する．

悲嘆 grief　大切な人との死別に伴って起こる一連の反応で，身体的反応，情緒的・認知的反応，行動的反応を含む．正常な反応で，この反応が欠如する場合は，多くの場合病的である．

非定型顔面痛 atypical facial neuralgia

ヒト乳頭腫ウイルス *human papilloma virus*　パポバウイルス科に属する小型のDNAウイルス．種特異性および組織特異性が高い．皮膚・粘膜上皮の角化細胞のみを標的とし，感染細胞の腫瘍性増殖を引き起こす．尋常性疣贅や青年性扁平疣贅，尖圭コンジローマ，ボーエン病，子宮頸がんなどを引き起こす．

ヒドロキシプロリン〈化物〉 hydroxyproline　コラーゲンを構成するアミノ酸で，プロリンのヒドロキシ化により得られる．同誘導体であるアセチルヒドロキシプロリンは創傷治癒効果が認められる．

ヒドロキシリジン〈化物〉 hydroxylysine　コラーゲンを構成するアミノ酸で，リシンのヒドロキシ化により得られる．皮膚角質層の保湿効

皮内反応 intracutaneous test

泌尿器 urinary organs, organa uropoetica　尿を産生して，体液の量と組成の恒常性を保つとともに，物質代謝の結果生じた分解産物を体外に排出する器官系．尿を産生する腎臓と，尿を体外に排出する尿路からなる．

泌尿器疾患 urologic neoplasm

ピネン〈化物〉pinene　モノテルペン炭化水素（$C_{10}H_{16}$）．植物の精油中に広く分布しテレピン油の主成分をなす，パイン様の特有の香気をもつ無色の流動性のある液体．$α$-ピネンと$β$-ピネンの異性体があり，天然には混合物として存在するが，一般に$α$-ピネンの含有量が多い（約60％）．また，$α$-ピネンには右旋性と左旋性の光学異性体がある．

- **$α$-ピネン** $α$-pinene　$α$-ピネンから誘導体としてテルピネオール，テルピン，ボルネオール，リモネン，シメンなど多様な骨格へと変換される．大脳の血流量を高める．殺菌作用，フィトンチッド（揮発性で，大気中の抗菌作用）に用いられる．

ピノカルベオール〈化物〉（ビニルアルコール）trans-pinocarveol　モノテルペン系モノテルペンアルコールの1つ（$C_{10}H_{16}O$）．

ピノカルボン〈化物〉pinocarvone　ケトン類の1つ．（$C_{10}H_{14}O$）．ローマン・カモミールに含まれる．

ヒノキ（科）〈植・精油〉cupressaceae
（学名：*Chamaecyparis obtusa*）

ヒノキチオール〈化物〉hinokitiol　ヒバの精油に含まれる成分の1つであるモノテルペン系単環式モノテルペンアルコール（$C_{10}H_{12}O_2$）．抗菌作用があり，医薬品の成分としても使われる．森林の香りとして芳香剤などに使われる．

ヒバ〈植・精油〉hiba（学名：*Thujopsis dolabrata*）青森ヒバ，能登ヒバを水蒸気蒸留した物．歯科の歯周病治療薬にはヒバ油または主成分のヒノキチオールを用いた薬剤が多く使用されている．

ビハーラ vihāra　ターミナル期において仏教者（ビハーラ僧）と医師，看護職ないしソーシャルワーカーなどによってケアする仏教社会福祉的特徴をもつ医療施設．

皮斑 livedo

- **網状皮斑** livedo reticularis　特徴的な網目状の形態をとる紫紅色斑．皮膚末梢循環障害に起因し，下肢に好発する．血管に器質的な変化が生じているもの．

- **大理石様皮斑** cutis marmorata　冷気に触れた際に生じ，暖まると消褪する一過性の網状の紅斑．小児や若い女性の下肢に多くみられる．

皮膚 skin, cutis

皮膚萎縮症 atrophoderma, atrophia cutis

皮膚描記症 dermographism

皮膚炎 dermatitis 皮膚の炎症症状を示す場合に用いられるべきであるとする考えもあるが，湿疹と皮膚炎はほぼ同義に用いられている．

- アトピー性皮膚炎 atopic dermatitis 増悪・寛解を繰り返す，瘙痒の強い湿疹を主病変とする疾患で，患者の多くはアトピー素因を有する．

- うっ滞（うっ血）性皮膚炎 stasis dermatitis 下肢，特に下腿中央より下1/3内側に静脈性循環障害によって起こる病的状態．静脈瘤あるいは静脈血流のうっ血や毛細血管の障害による真皮浮腫，炎症性変化がみられるもの．広義には下肢の浮腫，ヘモジデリン沈着，湿疹性病変，chronic indurated cellulitis までを包括する．

- 口囲皮膚炎 perioral dermatitis 出産可能な年齢の女性の口囲，鼻唇溝，頰部，上口唇に好発する紅色の小丘疹，微細な落屑を伴う紅斑．口囲にみられる接触皮膚炎や口舐め病などとは区別される方が良いとされる．ステロイド薬外用により医原性に生じた場合は口囲に生じた酒さ様皮膚炎と重複する．

- 自家感作性皮膚炎 autosensitization dermatitis 原発巣とされる皮膚の局所性の強い炎症と関連して，細かい急性湿疹様の変化が全身性に散布される現象．原発の炎症の原因のみでは，一元的にこの点状の急性湿疹が説明されないもの．

- 酒さ様皮膚炎 rosacea-like dermatitis ステロイド薬を顔面に外用することにより生じる医原性の病態．ステロイド酒さ．ただし，ステロイド薬を外用したすべての症例に生じるのではなく，発病の素因のある症例に生じる．

- 脂漏性皮膚炎 seborrheic dermatitis 湿疹様病変のうち，脂漏部位（顔，頭，胸骨部，肩甲骨部）と間擦部に生じる皮膚炎．ほかに多汗部に淡黄色脂性鱗屑を付着する境界明瞭な紅斑を生じ，慢性に経過する．

- 日光皮膚炎（サンバーン） dermatitis solaris, sunburn 過剰な量の日光に曝露された皮膚に限局して，紅斑，腫脹，水疱を形成し，痛みを伴う炎症反応．日光曝露後数時間後から始まり，12-24時間後がピークで，1週間後には色素沈着を残して自然に消褪する．

- 放射線皮膚炎 radiation dermatitis 放射線皮膚障害は時間経過によりさまざまな症状として表れるが，放射線により浮腫を伴う紅斑，乾性落屑，湿性落屑や水疱を来したもの．

皮膚癌 skin cancer

皮膚感作　cutaneous sensitization
皮膚乾燥症　xerosis
腓腹（ふくらはぎ）　calf
腓腹筋群　calf muscles
皮膚外科　skin surgery
皮膚結核[症]　tuberculosis cutis
皮膚血管反応　vascular reaction of the skin
皮膚欠損症　aplasia cutis
皮膚紅痛症　erythromelalgia
皮膚弛緩症　cutis laxa
皮膚刺激　skin irritation
皮膚糸状菌[症]　dermatophyte, dermatophytosis
皮膚常在細菌叢　bacterial skin flora
皮膚特異疹　specific lesion
皮膚軟化剤　emollient ointment
皮膚剥削術　skin abrasion
皮膚付属器　epidermal appendage
皮膚紋画症テスト　dermatographic test　打診槌の柄など先の尖ったもので皮膚を擦過すると，10-30秒後にその部位に血または赤い線条ができ，数分間持続して自然に消失する（自律神経反射）．自律神経系の機能検査の1つとして用いられる．

皮弁　flap, skin flap
ヒポクラテス　Hippokrates　古代ギリシャの医師．科学的医学の基礎を築き，医の倫理についても論じた．
ヒマカレン〈化物〉　himachalene　セスキテルペン炭化水素（$C_{15}H_{24}$）．アトラスシダーウッドに含まれる．抗アレルギー，抗掻痒作用，抗炎症作用をもつ．

- α-ヒマカレン　α-himachalene

肥満[症]　obesity
肥満細胞（マスト細胞）　mast cell　粘膜下組織や結合組織などに存在する造血幹細胞由来の細胞．炎症や免疫反応などの生体防御機構に重要な役割をもつ．肥満細胞表面にIgEとよばれる免疫グロブリンが付着してアレルゲンと反応すると，ヒスタミンなどの化学伝達物質を放出して，ぜん息発作やアレルギー性鼻炎，じんましん，アナフィラキシーショックなどのアレルギー反応を引き起こす．

肥満治療　treatment of obesity
皮野　area cutanea　いくつかの皮丘が集まり，深い皮溝により囲まれた多角形の領域．
ビャクダン科〈植物〉　sandal wood（学名：*Santalaceae*）　被子植物双子葉類離弁花で，半寄生の常緑小高木．原産はジャワ島東部からティモール島までの地域．インド南部のマイソールやマドラスがよく知られる．心材は黄褐色で芳香があり，古来，香料として珍重され，線香，抹香，薫香に加工された．また，仏像などの彫刻，櫛，小箱などの材料としても用いられる．夏の白檀扇子も好まれる．また材を水蒸気蒸留して得たものが白檀油 sandal oil として

知られている．

美容外科 cosmetic surgery

病原体 pathogen

表在[性]の〈形〉 superficial

瘭疽 whitlow, felon, paronychia, panaritium

病巣 focus, nidus

病巣感染 focal infection　原発感染巣から遠隔の臓器へ血行性またはリンパ構成に感染が広がること．

病的〈形〉 pathologic[al]

標的細胞 target cell

病的状態 morbidity

表皮 epidermis

表皮萎縮 epidermal atrophy

表皮下水疱 subepidermal bulla

表皮細胞間浮腫 intercellular edema, spongiosis

表皮真皮接合[境界]部 epidermal-dermal junction, dermoepidermal junction

表皮突起 rete ridge

表皮内癌 carcinoma in situ

表皮内水疱 intraepidermal bulla

表皮剥離 excoriation

表皮肥厚 acanthosis

表皮付属器 epidermal appendage

標本抽出法 sampling method

表面活性物質 surfactant　分子内に水になじみやすい部分（親水基）と，油になじみやすい部分（親油基・疎水基）をもつ物質の総称．ミセルやベシクル，ラメラ構造を形成することで，極性物質と非極性物質を均一に混合させる働きをする．また，表面張力を弱める作用をもつ．洗剤の主成分であり，有用な性質を多くもつため，工業的に大量に合成・使用されている．サポニンやリン脂質，ペプチドなど，天然にも数多く存在する．

びらん erosion

ビリジフロロール〈化物〉 viridiflorol　セスキテルペンアルコール（$C_{15}H_{26}O$）．精油ニアウリ（学名：*Melaleuca quinquenervia*）に 3% ほど含まれる．エストロゲン様作用，静脈強壮作用，うっ滞除去作用をもつ．

鼻瘤 rhinophyma

疲労 fatigue

疲労骨折 fatigue fracture, stress fracture

ピロリ菌 *Helicobacter pylori*　好気性グラム陰性のらせん状菌で多毛の鞭毛をもつ．胃炎，消化性潰瘍患者の胃粘膜から高率に分離される．胃潰瘍の原因菌とされ，胃がんの発生とも関連するとされる．

貧血 anemia

品質管理 quality control　生産者側では，合成の精油と天然の精油の違い，採取地の違い，精油の抽出後の時系列の変化などの管理をすること．使用者は原植物名（学名），産出国・産出地域，抽出部位，抽出方

法，容器（遮光，気密性）などのチェックが必要である．

品質劣化 quality degradation

頻尿 pollakiuria, pollakisuria, frequent urination, frequent micturition, urinary frequency　排尿回数が増加した状態．健常者の排尿回数は明確には定義されていないが24時間で5-8回で，就寝中は0-1回とされることが多い．就寝中の頻尿を夜間頻尿，起床から就寝までの頻尿を昼間頻尿とよぶ．

ピンプリックテスト pin prick test

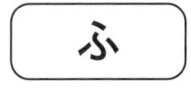

ふ

ファルネセン〈化物〉 fernesene　セスキテルペン炭化水素（$C_{15}H_{24}$）．酸化されたα-ファルネセン産物（例えば，ファルネソール，ファルネサール）は独特の香りを有する（香味/芳香としての使用）．ジャスミンに3％ほど含まれる．

ファルネソール〈化物〉 farnesol　セスキテルペンアルコール（$C_{15}H_{26}O$）．常温常圧で無色の液体であり，揮発性を有する．ローズやレモングラス，シトロネラの精油に含まれ，それらの芳香をもたらす成分の1つ．最も単純なセスキテルペンで，多くのセスキテルペンの前駆体である．ネロリドールは酸により異性化してファルネソールとなる．

不安 anxiety

不安定性 instability

不育症 infertility, recurrent pregnancy loss　生殖年齢の男女が妊娠を希望し，妊娠は成立するが，流産や早産を繰り返して生児が得られない状態．広義の不妊症に入れることもある．習慣流産と同義語とも考えられる．胎児側の原因としては染色体異常が最も多い．母体側の原因としては，子宮の形態異常，内分泌異常，感染症，自己免疫性疾患，染色体異常，抗リン脂質抗体症候群などがある．

フィットネス fitness

風疹 rubella

フウロソウ科〈植〉 (学名：*Geraniaceae*)　被子植物双子葉類の草本または低木で，温帯と亜熱帯を中心として，世界に広く分布する．精油はゼラニウム geranium の葉から抽出され，成分として，ゲラニオールやシトロネロールなどを含むた

め，バラに似た香りを有する．

フェイシャルスチーム facial steam

フェニルエチルアルコール〈化物〉 phenylethyl alcohol　$C_8H_{10}O$．天然に広く存在する無色の液体で，アルコールの一種．バラ，カーネーション，ヒヤシンス，アレッポマツ，イランイラン，ゼラニウム，ネロリ，キンコウボクなど，さまざまな精油に含まれる．水にはわずかに溶け，エタノールやエーテルとは混和する．快い花の香をもち，特にバラの香りを加えたいときに香料として用いられる．

フェニール酢酸〈化物〉 phenylacetic acid　フェニル基と酢酸基をもつ有機化合物の一種である（$C_8H_8O_2$）．白色の固体で不快な匂いがする．メタンフェタミンやアンフェタミンの原料となるフェニルアセトンの違法な製造に使われるため，米国では流通が規制されている．わが国でも，覚せい剤原料として覚せい剤取締法の対象物質であり，輸入，製造，販売，取扱いなどには，厚生労働省の許可が必要である．ハッカ油やバラ油，ネロリ油などに遊離酸またはエステルとして存在する．

フェノール亜鉛華リニメント〈化物〉 phenol and zinc oxide liniment　液性フェノールおよび酸化亜鉛（ZnO）を有効成分とする外用医薬品で，水痘による搔痒などに用いる．別名「カチリ」ともいう．

フェノールエーテル〈化物〉 phenol ether　アネトール，アニソール，エストラゴールなどの芳香族エーテル化合物の総称．これらには毒性のあるものも含まれるが，食品添加物として認められているものも多い．

フェノール類〈化物〉 phenol　芳香族置換基上に水酸基（ヒドロキシ基）をもつ有機化合物の総称．フェノール類のうち最も単純なものはフェノール（C_6H_5OH）でベンゼン環に直接水酸基が結合したもの．複数のヒドロキシ基を有するものはポリフェノールとよばれる．抗菌作用は芳香成分の中で最も強い．主なフェノール類として，コールタールやクレオソート油に含まれるクレゾール，エストラジールなどのエストロゲン，クローブの精油の主成分のオイゲノールや，多くの植物に含まれる没食子酸（もっしょくしさん）などがある．

フェランドレン〈化物〉 phellandrene　モノテルペン炭化水素（$C_{10}H_{16}$）．異性体として，α-フェランドレンとβ-フェランドレンがある．室温では薄い黄色の液体．α-フェランドレンはナローリーブドペパーミント *Eucalyptus radiata* やブロードリーブドペパーミント *Eucalyptus dives* の精油にも含まれる．β-フェランドレンはフェンネルやカナダバルサム

から単離される．快い芳香をもつことから香料として使われる．β-フェランドレンのにおいはペパーミント様で，わずかに柑橘系の香りを帯びる．鎮咳作用がある．

フェンネル〈植・精油〉（ウイキョウ） fennel（学名：*Foeniculum vulgare*）セリ科ウイキョウ属の多年草．和名はウイキョウ（茴香），または，ショウウイキョウ（小茴香）．仏名はフヌイユ fenouil．粉砕した果実を水蒸気蒸留して精油を採る．収率はおよそ4-7%とされる．アニスやスターアニス（トウシキミ）に似た甘い香りがある．芳香の主成分はアネトール（anethol, $C_{10}H_{12}O$）．トランス-アネトールはエストロゲン作用をもつ．フェノールエーテルの抗痙攣作用による胃腸の機能正常化．

フォシャール Pierre Fauchard フランス人外科医，歯科医．近代歯科医学の祖で歯科医学の父と謳われる．う蝕治療にクローブオイルを用いた術式を確立した．

吹き抜け骨折 blow-out fracture 眼窩吹き抜け骨折ともいい，眼球に対し強い鈍的外傷が加わったとき，眼球陥没，眼球偏位，上方視不能による複視が認められる．最も弱い眼窩下壁が骨折し，そこに眼窩内容が嵌頓（かんとん，入り込んでしまうこと）して下直筋が入り込むと，眼球運動制限，特に上方視が困難になる．

腹臥位 prone position ⇔ 仰臥位

副交感神経 parasympathetic nervous

複合性局所疼痛症候群 complex regional pain syndrome（CRPS）骨折や外傷後に発症し，局所の強い痛み（自発痛およびアロディニア）に浮腫，皮膚色変化，皮膚温異常，発汗異常，皮膚・爪の委縮，関節可動域制限などを伴う症候群．神経損傷の有無によって，タイプⅠ（従来の反射性交感神経性ジストロフィー，RSD）とタイプⅡ（従来のカウザルギー）に分類される．病因・病態には局所の神経炎症や中枢神経系の可塑的変化，さらには認知・情動異常が関与していると考えられている．

伏在静脈 saphenous vein

伏在神経 saphenous nerve

副作用 side effect, adverse effect

副子 splint

腹水 ascites

腹膜播種 peritoneal dissemination 腹膜とは腹壁の内側や腹部臓器の表面を覆っている薄い膜で，がんのできている部位から，がん細胞が周囲にまき散らされて，その腹膜にあたかも「種を播いた」ように起こる転移の一様式．ほかに，がんの転移様式には血行性転移，リンパ行性転移がある．

ふけ dandruff

浮腫 edema　水分が間質の組織内や腹腔内に過剰に蓄積した状態．多くの場合，液の95％以上が水分で，ほかに細胞成分やタンパク質を含む．全身性と局所性に分けられ，全身性には主に次の3つの機序がある．①血液が心臓へ戻りにくくなったり，心拍出量が減少すると，全身の静脈圧が上昇して組織の毛細血管内に液が貯留し，血管外へ液が滲出する．②腎不全時にタンパクが尿中に排出されると血中アルブミン量が低下し，血液の膠質浸透圧が下降し，液状成分が血管内から外の組織へ漏れ出る．③肝硬変で門脈圧が上昇した結果，毛細血管静水圧が上昇して浮腫になる．

不整脈 arrhythmia

不全対麻痺 paraparesis

不全麻痺 paresis

フタリド〈化物〉 phthalide　$C_8H_6O_2$．セリ科のセンキュウ *Cnidium officinale* やトウキ *Angelica acutiloba* に含まれる精油成分で，脂肪酸の類縁体．主たるものにリグスチリドやブチリデンフタリドがある．鎮痙作用をもつ．

プチグレン〈精油〉 petitgrain　(学名：*Citrus aurantium var. amara*) ミカン科の植物．フランス，エジプトが原産．ビター・オレンジの葉，枝から抽出される．酢酸リナリルが主成分で鎮静，抗不安作用，抗痙攣作用をもつ．

物理療法 physical therapy, physiotherapy

不定愁訴 unidentified complaint

ブドウ球菌 *staphylococcus*

フトモモ科〈植〉 (学名：*Mytaceae*) 被子植物双子葉類．離弁花の常緑高木または低木．東南アジア，オーストラリアと南米に分布．フトモモのほか，ユーカリ，グアバ，レンブなど．精油として，ユーカリ，ティートリーなどが知られている．抗ウイルス，抗菌作用を有する．

不妊[症] infertility, sterility　生殖年齢の男女が妊娠を希望し，ある一定期間，避妊することなく性生活を行っているにもかかわらず，妊娠の成立をみない状態．その一定期間については諸説あるが，2年というのが一般的である．一度も妊娠しない原発不妊と過去に妊娠，分娩した経験のある婦人がその後妊娠しない状態となった続発不妊がある．原因によって，男性不妊と女性不妊と分けられる場合もある．

部分浴 local bath, partial bath

不眠[症] insomnia

フムレン〈化物〉 humulene　セスキテルペン炭化水素($C_{15}H_{24}$)．α-フムレンまたはα-カリオフィレンともよばれる．ホップ (*Humulus lupulus*) の精油に含まれる．

- *α*-フムレン　*α*-humulene
プラーク（脂質プラーク）　plaque
プラークコントロール　plaque control
ブラックスプルース〈精油〉　black spruce（学名：*Picea mariana.*）マツ科（クロトウヒ）針葉から水蒸気蒸留法で抽出．主成分は *β*-ピネン，カンフェン，酢酸ボルニル，フェランドレン．抗菌作用，鎮静，疲労回復作用をもつ．

ブラックペッパー〈植・精油〉

black pepper（学名：*Piper nigrum*）古くから万能スパイスとして重宝され，中世にかけては金・銀と同様に貢物として扱われていた．セスキテルペンの *β*-カリオフィレン，*α*-フムレンが主成分．消化促進，マッサージによる血液，リンパの流れの促進作用をもつ．最近では誤嚥性肺炎が高齢者の死亡原因にもなっているが，ブラックペッパーの精油を使用し予防している報告がある．語源は古代インドのサンスクリット語「pippali」に由来するとされる．

ブラッククミンシード〈希釈油〉

black cumin seed（学名：*Nigella sativa*）キンポウゲ科の草本で，羽根のような葉と青色の優美な花をつけることから，観賞用としてガーデニングで人気の植物．種はスパイスとしても利用され，西ベンガル地域では野菜料理に欠かせない香辛料として広く使われているほか，医食同源を旨とする中国料理でも「食用黒種草」という名で知られる．和名はニオイクロタネソウ．近年の研究では，アルカロイドを含むビタミンA,B群，C,E，カルシウム，カリウム，鉄，マグネシウム，銅，リン，亜鉛などのミネラル，そしてタンパク質，フィトステロール，アルカロイド，芳香物質のニゲロンなど100種類以上の有効成分が発見された．抗菌性，抗鎮痛，抗炎症，抗ヒスタミン，抗腫瘍，解熱，ヘアケアに用いられる．オレイン酸22.6%，パルミチン酸11.7%，リノール酸55.6%，ステアリン酸3.3%を含む．

ブラックライト　black light　肉眼でわずかに見える長波長の紫外線を放射するライト．ブラックライトを当てた物体はその中に含まれる蛍光体だけが発光するため，非破壊検査に使われるほか，視覚効果の一種としても利用される．

フラノクマリン〈化物〉

furanocoumarin, furocoumarin
さまざまな植物によって産生される有機化合物（ラクトン類）の一種．生物学的効果として，ヒトにおいて，ベルガモチン bergamottin やジヒドロキシベルガモチンは，グレープフルーツの薬物相互作用の原因である．これらのフラノクマリン類はある種の薬の代謝に影響を及ぼす．ま

た，グレープフルーツやベルガモットなどの柑橘類の精油に含くまれているフラノクマリンは光線過敏を引き起す．

フランキンセンス〈植・精油〉 Frankincense（学名：*Boswellia carteri*）⇒乳香

Frankel 分類 Frankel classification 脊髄損傷の分類．

フリクション friction ⇒強擦法

プリックテスト prick test プリックランセット針を用い，前腕屈側に抗原液をたらした上から単刺するか，抗原に刺した後，皮膚を単刺し，皮膚の反応をみる検査のこと．

フルフラール〈化物〉（フルフロール） furfural (furfurol) 芳香族アルデヒド類（$C_5H_4O_2$）で，芳香成分である．無色油状の液体でアーモンド様の香りがあり，空気に触れると黄色となる．

プレゴン〈化物〉 pulegone ペニーロイヤル〈精油〉の主成分で，ケトン類の一種（$C_{10}H_{16}O$）．

プレッシング pressing

ブレンディング blending

ブレンド blend

ブレンドオイル blend oil

フロクマリン〈化物〉（フラノクマリン） furocoumarin

フロクマリンフリー furocoumarin-free（FCF）

プロゲステロン progesterone 卵巣から放出される黄体ホルモン．妊娠中期以降には胎盤からも放出される．月経周期の決定や，妊娠継続に不可欠である．ステロイドホルモンの一種．

プロスタグランジン〈化物〉 prostaglandin アラキドン酸から生合成されるエイコサノイドの一種．さまざまな種類があり，それぞれ働きが異なる．例えば，プロスタグランジン（PG）A-C は血圧低下作用，PGD_2は血小板凝集と睡眠，PGE_2は平滑筋収縮に関連する．

ブロック block

プロトポルフィリン〈化物〉 protoporphyrin ヘムやクロロフィルの合成系の中間代謝物であるポルフィリン体の1つ．生体において，δ-アミノレブリン酸（ALA）からいくつかの酸素反応を経て合成される．この経路は多くの生物に共通する．

プロドラッグ prodrug そのままでは不活性な，もしくは明らかに活性の低い形態で投与される医薬品．投与されると，生体による代謝作用を受けて活性代謝物へと変化し，薬効を示す．

プロラクチン prolactin

吻合 anastomosis

分光法 spectroscopy 物理的観測量の強度を周波数，エネルギー，時間などの関数として示すことで，対象物の定性・定量あるいは物性を調

べる科学的手法.

分析 analysis

分娩 delivery, parturition, labor
胎児およびその付属物が母体から娩出されること. 日本産科婦人科学会では, 陣痛の発来をもって分娩開始としている. その際の陣痛は胎児娩出まで続くもので, かつ周期が10分以内, または1時間に6回の頻度になった時点を陣痛発来としている. 分娩開始から子宮口が全開大するまでの第1期, 子宮口全開大から児の娩出までの第2期, 児娩出から胎盤娩出までの第3期に分けられる.

- 自然分娩 spontaneous labor (delivery)
- 遷延分娩 prolonged (protracted) labor

分娩期 labor stage

分娩後 postpartum

分娩前 antepartum

分娩麻痺 birth palsy, obstetric[al] palsy

粉末剤 powder

噴霧剤 spray

粉瘤（上皮嚢腫） atheroma

分類 classification

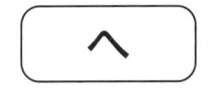

へ

閉経 menopause 通常は, 女性が性成熟の終わりに達し, 更年期になって卵巣の活動性が次第に消失し, ついに月経が永久に停止した状態. またその時期を閉経期という. 閉経の診断は, 更年期の女性が12カ月以上無月経となって初めて可能である. わが国の閉経年齢は中央値が50.5歳で正常範囲は, 45-56歳である. 欧米では閉経期と更年期の区別が明瞭ではないが, わが国では更年期の中央に閉経期が位置するものと理解されている.

- 閉経後の postmenopausal
- 閉経前の premenopausal

平衡状態 equilibrium

閉鎖症 atresia

閉鎖神経 obturator nerve

閉塞（閉鎖） occlusion, obstruction

閉塞性動脈硬化症 arteriosclerosis obliterans (ASO) 動脈硬化症が主に下肢の動脈に起こり, さらに慢性に進行し閉塞することによって起こる. 軽症の場合には冷感, 間欠的破行などが認められ, これに急性に血栓が詰まると急変する. 重症の場

合には下肢の壊死にまで至り，下肢の切断が必要になることがある．

ベイ[ローレル]〈植・精油〉 bay [laurel]（学名：*Laurus nobilis*） クスノキ科の樹木．いわゆる月桂樹．葉と小枝を乾燥させたものを水蒸気蒸留法をもちいて抽出する．リウマチや捻挫など痛み全般のほか，胃腸の働きの刺激，鼓腸に用いられる．成分のパルテノリド（セスキテルペンラクトン）は一般にナツシロギクの主成分であるが，ベイローレルにも含有され，血栓の予防，片頭痛に効果があるとされる．

ペインクリニック（疼痛外来） pain clinic

ペインマトリックス pain matrix

ヘーゼルナッツオイル〈希釈油〉 hazelnut oil（学名：*Corylus avellan*）カバノキ科の植物．実から冷搾法にて抽出する．酸化安定性が高い．主成分はオレイン酸，リノール酸，ビタミンE，ビタミンA，ビタミンB．浸透性が高く，すばやく精油を吸収することができる．

ベチバー〈植・精油〉 vetiver（学名：*Vetiveria zizanioides*） インド原産のイネ科の多年生草本．葉にはあまり芳香がないが，根に強い香りがあり，精油は根茎から抽出される．香料は多くの香水に高級感のあるウッディなベースノートとして広く用いられている．ベチベロール（vetivelol）などのセスキテルペンアルコールが主成分．静穏のオイル，鎮静，うつ，不眠症，駆虫などに用いられる．

ペトリサージュ petrissage トリートメント手技の1つ．筋肉などを線状・輪状に揉む手技．圧をかけて深部組織にアプローチする際に使用される．

ベニバナオイル〈希釈油〉 safflower（学名：*Cartharmus tinctorius*）キク科ベニバナ属の一年草または越年草で，種子から採取される油脂．紅花油（べにばなゆ），サフラワーオイルともよばれ，主に食用油として用いられる．ひまわり油であるサンフラワー油と誤記されやすい．不飽和脂肪酸のなかでリノール酸の含有率が最も高い．血中コレステロールを下げるとされるが，酸化しやすい．

ベニーロイヤル〈植・精油〉 pennyroyal（学名：*Mentha pulegium*）シソ科ハッカ属の多年草．ミントの一種．主成分は *d*-プレゴン．和名はメグサハッカ．ヨーロッパ・西アジア原産．ミント特有の香りがあり，ハーブとして利用される．

ヘバーデン結節（ヘバーデン関節症） Heberden nodes（arthrosis）

ペパーミント〈植・精油〉（セイヨウハッカ） peppermint（学名：*Mentha x piperita L.*） シソ科ハッカ属の

多年草．和名はコショウハッカ，セイヨウハッカ．ヨーロッパ大陸が原産．ハーブの一種であり，独特のメントール臭がする．葉を摘み取って，乾燥させたものを使用する．食料品，胃腸薬，湿布などに使用．清涼感，制吐作用，外用剤吸収促進作用など．精油の主成分はメントール，メントン，1,8-シネオール，メントフラン，イソメントンは多種（100種以上）あるが，スペアミントはメントールを含まない．

ヘリクリサム〈植・精油〉（イモーテル） helichrysum（学名：*Helichrysum angustifolium*, *Helichrysum italicum*) キク科ヘリクリサム属の多年草．地中海沿岸全域に広く自生しているハーブで，コショウのような香りのする葉と黄色い花をつける．精油の主成分はエステル類，ケトン類も15％ほど含んでいる．

ベルガプテン〈化物〉 bergapten ベルガモット精油などに含まれる成分であるフロクマリン類．光感作用があるため，これを含む精油を塗布した後は紫外線（日光など）を避ける，または十分に洗い流す必要がある．

ベルガモット〈植・精油〉 bergamot（学名：*Citrus bergamia*) ミカン科の常緑高木樹の柑橘類．主産地はイタリア，モロッコ，チュニジア，ギニア．紅茶のアールグレイの香り付けに用いられている．精油の主成分はリナリルアセテート（エステル），リナロール（モノテルペンアルコール），リモネン（モノテルペン炭化水素），ベルガモテン，ベルガプテン（フロクマリンは光毒作用に注意）．なお，ベルガモットFCFはベルガプテンを除いた精油である．鎮静，抗不安作用，空気清浄作用などをもつ．

ベルガモテン〈化物〉 bergamotene セスキテルペン炭化水素（$C_{15}H_{24}$）．

- **α-ベルガモテン** α-bergamotene

ペルテス病〈扁平股〉 Legg-Calvē-Perthes disease, Perthes disease, osteochondritis, deformans coxae juvenilis 成長期にある小児股関節に発症し，大腿骨頭が虚血性壊死を起こして扁平になる疾患．

ヘルペス herpes

ベル麻痺 Bell's palsy, facial [nerve] palsy 原因が不明な特発性顔面神経麻痺．

偏位 deviation

変形性関節症 osteoarthrosis (OA), arthrosis, degenerative arthritis, osteoarthritis, arthrosis deformans 関節軟骨などの退行変性を基盤にして，軟骨破壊と同時に骨軟骨の再造成を来し，関節形態が変化する疾患．

- **変形性股関節症** coxarthrosis
- **変形性膝関節症** gonarthrosis

- 変形性脊椎症 spondylosis deformans

変種 variant

ベンズアルデヒド〈化物〉 benzaldehyde　ベンゼンの水素原子1つが、アルデヒド基で置換された構造をもつ化合物(C_7H_6O)．芳香族アルデヒドに分類される有機化合物の1つ．アーモンド、杏仁の香り成分で抗炎症作用を有する．

片頭痛 migraine

ベンゾイン〈精油〉 benzoin（学名：*Styrax benzoin*）　エゴノキ科の樹木であるベンゾインから得た精油で、和名は安息香．ハンドマッサージに使用されることが多い．バニラ様の甘い香りで、ストレス緩和に有効とされる．

胼胝 callosity, callus

扁桃 tonsil

扁桃体 amygdala　アーモンド形の神経細胞の集まりで、ヒトを含む高等脊椎動物の側頭葉内側の奥に存在する．扁桃体は情動反応の処理と記憶において主要な役割をもつことが示されており、大脳辺縁系の一部であると考えられている

便秘 constipation

ヘンプシードオイル〈希釈油〉 hempseed oil（学名：*Cannabis sativa*）　アサ科アサ属の一年生草木．麻（ヘンプ）の種子を絞った油．ただし麻の葉と花穂は幻覚成分のテトラヒドロカンナビノール（THC）を含むため、大麻取締法によって厳しく管理されている．フラックスシードオイル（亜麻仁油）と同様、n-3系脂肪酸のαリノレン酸を多く含む．また、ヘンプシード油はGLA（γリノレン酸）という貴重な脂肪酸を含む．外用でも浸透性と保湿力に優れている．

扁平上皮癌 squamous cell carcinoma

扁平足（偏平足） flat feet (flatfoot), pes planus

片麻痺 hemiplegia

ほ

蜂窩織炎 cellulitis, phlegmone　蜂窩とはハチの巣のことで、顕微鏡標本上にみることができる．浮遊している好中球をハチの幼虫に見立て、融解しきらずに残っている組織間質を巣の仕切りに見立てた名称であ

る．好中球の浸潤が組織内にびまん性に広がり，細胞間質を広範囲に融解し，壊死分解させる進展性の化膿性炎症性疾患．フレグモーネともいう．

包括的ケア comprehensive care
緩和ケアは，身体的，心理的，社会的，スピリチュアルな苦痛を予防・緩和するために多次元のアセスメントを行う．また，患者や家族が状態の変化と，今後のケアや治療のゴールに関連させて変化の意味を理解できるよう援助する．

縫合 suture

芳香拡散器 diffuser

膀胱癌 bladder cancer 膀胱粘膜から発生するがん．90%以上は移行上皮癌であるが，扁平上皮癌，腺癌もみられる．尿路から発生するがんの約90%以上を占める．乳頭状表在癌が約70%で，非乳頭状浸潤癌が約30%である．腫瘤形成のない上皮内癌もみられることがある．初期症状は無症候性血尿がほとんどであるが，排尿痛，頻尿，排尿困難がみられることもある．腫瘤があれば膀胱鏡で確定診断されるが，最近は腹部超音波検査で診断されることが多い．治療は乳頭状表在癌に対しては，経尿道的腫瘍切除術で膀胱温存が可能であり，5年生存率80-90%と予後良好である．非乳頭状浸潤癌では，尿路変更または尿路再建を伴う膀胱全摘除術が必要となるが，膀胱外に浸潤するがんでは，5年生存率20-30%と外科的治療のみでは予後不良である．これらの膀胱外に浸潤する深部浸潤癌に対しては，膀胱全摘除術の術前または術後に補助化学療法が行われ，予後がかなり改善される．

芳香蒸留水 aromatic water

芳香植物 aromatic plant 植物は二次代謝をすることによって芳香性物質(精油)を産生している．これによって動けない植物は害虫，温度，湿度などの外界の環境から身を守り子孫を増やしていく．

芳香性 aromaticity

膀胱排出閉塞 bladder outlet obstruction（BOO） 膀胱内から尿道へ尿の排出が障害される病態の総称で，前立腺肥大症と膀胱頸部硬化症がほとんどである．最近は女性の排尿障害もBOOに含まれており，前立腺肥大症と同じα_1ブロッカーの治療が行われている．

芳香浴 aromatic bath

放射性アレルゲン吸着試験 radioallergosorbent test（RAST） アレルギー検査法の一種．アレルゲンを特定するには，皮膚テストが最も有効な方法だが，発疹がすでに広範囲に広がっている場合など皮膚テストができない場合は，放射性アレルゲン吸着試験（RAST）で検査を行

う．この検査は，それぞれのアレルゲンに特有なタイプの IgE の血中濃度を測定し，その結果をもとに医師はアレルゲンを特定する．

放射線の（放射性の） radio-

放射線不透過の〈形〉 radiopaque

放射免疫測定法（放射免疫定量法） radioimmunoassay（RIA） 放射性同位元素を利用して，微量の抗原（例えば血中のホルモンなど）の量を測定する方法として最初に開発された，免疫学的検定法である．RIA は高い特異性と検出感度をもつ．しかし放射性物質を使うために細心の注意が必要であり，また費用と特殊設備も要するため，多くが後に発展した ELISA 法（抗原抗体反応を利用した実験技術で，一次抗体もしくは二次抗体に，アルカリホスファターゼなどの酵素を結合させたものを利用し，抗原の検出定量を，酵素反応産物を調べてることで行う手法）に取って代わられた．

疱疹 herpes
- 帯状疱疹（水痘） herpes zoster 水痘・帯状疱疹ウイルスの再活性化により生じるウイルス感染症．
- 単純疱疹 herpes simplex 単純ヘルペスウイルスによる皮膚・粘膜感染症の総称．

包帯 bandage, dressing

乏尿 oliguria 尿の生成が著しく減少した状態．尿量が減少すると，血中の老廃物を十分に排泄できなくなり腎不全徴候が現れる．乏尿には，脱水，出血，ショックなど腎血流量の減少によるもの（腎前性乏尿 prerenal o.），各種腎炎をはじめとした腎実質および間質の障害によるもの（腎性乏尿 renal o.），および両側尿管の通過障害によるもの（腎後性乏尿）がある．

ボーエン病 Bowen's disease

補完代替医療 complementary & alternative medicine（CAM） 現代西洋医学以外の各種療法の総称で，一般的に自然療法や伝統的な医療を含めたさまざまな療法を指す．西洋医学に併用して用いられることも多い．中国医学（中医薬，鍼灸，指圧，気功など），健康食品，ハーブ療法，アロマセラピー，食事療法，精神・心理療法などが代表的で，西洋医療では補えない部分に対して補完的に用いる．自然治癒力を高めたり，病気や治療によって生じるストレスや不快感などを取り除くことを目的とする．

勃起不全［症］（ED） erectile dysfunction（ED） 性交時に十分な勃起の得られない状態の総称．精神的な問題による心因性（機能性）と身体の器質的障害による器質性（身体性）とに大別できる．多くは心因性で，特に若い年代に多くみられる．器質性 ED も最近増加してお

り，特に糖尿病によるもの，加齢によるものが増加している．治療にはシルデナフィル（バイアグラ）などの PDE5 阻害薬（ホスホジエステラーゼ阻害薬）が用いられ，有効な場合が多い．

歩行 ambulation, gait, locomotion
母趾 big toe, great toe, hallux
母指 pollex
母指球 thenar eminence
母指球筋 thenar muscle
ホジキンリンパ腫 Hodgkin's lymphoma 系統的にリンパ節腫脹と脾腫を来す疾患．ホジキン病 Hodgkin's disease とよばれていた．
保湿効果 moisturizing effect
ホースセラピー（乗馬療法） horse therapy
ホスピス hospice シシリー・ソンダースが英国で設立したセント・クリストファー・ホスピスをモデル施設とし，がんなどの進行に伴う強い痛みなどの身体症状や精神的苦痛をもつ患者に対して，終末期ケアを行うキリスト教系の病院，施設を表していたが，最近はターミナル期に行われるケアをホスピスケアとよび，緩和ケアと同義で使われ，それらを行う施設を指してよぶことが多い．
保存[的] conservative
保存的療法 conservative therapy 手術療法に対して，手術せずに内科的療法などを指す．
発作性 paroxysmal
発赤 flare
母乳 mother's milk
骨 bone
骨の os-
ホホバオイル〈希釈油〉 jojoba oil, （学名：*Simmondsia chinensis*） シモンジア科（ホホバ科ツゲ科）の常緑低木の種子を絞って得られる油．その成分は，97% のワックスエステルと，その他アルコール類や脂肪酸類で構成される．ワックスエステルとは，高級脂肪酸と高級アルコールがエステル結合した化合物のことで，油脂類の中でもロウ類とよばれる．ホホバの木は，砂漠などの過酷な環境下でも自生できるよう，ワックスエステルを含んだ脂層によって樹皮を覆っており，皮脂と同じ成分なので，肌への浸透性も高く，なじませた瞬間に高い保湿効果を発揮する．
ポマード pomade 花の芳香成分を牛脂（ヘッド）や豚脂（ラード）などに吸着させ飽和状態になった油脂．
ホメオパシー homeopathy 極度に希釈した成分を投与することによって体の自然治癒力を引き出すという思想に基づいて，病気の治癒を目指す行為．同種療法，同毒療法，同病療法とよばれることもある．

歩容 gait, gait pattern

ボリジオイル〈希釈油〉 borage oil（学名：*Borago officinalis*） ムラサキ科の植物で，ムラサキの花を咲かせる．その種子から低温圧搾で抽出する．種子の収穫が難しく，抽出率が低いため高価である．ボリジオイルの脂肪酸組成の特徴として，20-24％のn-6系多価不飽和脂肪酸のγリノレン酸を多く含む．γリノレン酸は，皮膚障害を治療し，健康な皮膚を維持するために最も有効な素材の1つといわれる．

ホリスティック holistic 全人的．包括的．

ポリモーダル侵害受容器 polymodal nociceptor

ボルネオール〈化物〉 borneol モノテルペン炭化水素（$C_{10}H_{18}O$）．原産はボルネオ，スマトラ．竜脳（*Dryobalanops aromatica*），ボルネオショウノウともよばれ，多くの精油の成分．香りは樟脳に類似しているが，揮発性は乏しい．骨格が樟脳と等しく，樟脳を還元することによってボルネオールを得ることができる．抗菌，強壮刺激作用がある．

ホルモン補充療法 hormone replacement therapy（HRT） エストロゲン欠乏に伴う諸症状や疾患の予防や治療を目的に考案された療法で，エストロゲン製剤を投与する治療の総称である．子宮のある女性では，子宮内膜癌の発生を増加させないために黄体ホルモン製剤を併用する．子宮のない女性には，黄体ホルモン製剤の使用は必要なく，エストロゲン製剤が単独で用いられ，エストロゲン補充療法 estrogen replacement therapy（ERT）とよばれる．最近，米国ではHRTという用語は使われず，ホルモン療法 hormone therapy（HT）と総称される．

ホルモン類似作用（ホルモン様作用） hormone-like action

ま

マイクロ波無溶媒抽出法 solvent-free microwave extraction（SFME）

マイコプラズマ mycoplasma 人工培地で発育可能な最小の自己増殖性微生物．病原性が確立されているのは，*mycoplasma pneumoniae* のみである．

マイコプラズマ感染症

mycoplasmosis, mycoplasma infection

マカダミアナッツオイル〈希釈油〉 macadamia nut oil (学名：*Macadamia integrifolia*)　ヤマモガシ科の常緑樹で，原産地はオーストラリア．殻果（ナッツ）はマカダミアナッツ（クイーンズランドナッツ）とよばれ食用となる．コレステロールを含まず，オレイン酸，パルミトレイン酸などの不飽和脂肪酸が83%も含まれる健康食品である．マカダミアナッツ油には1価不飽和脂肪酸パルミトレイン酸が20%以上含まれる．成熟肌や乾燥肌のマッサージに適しており，経皮吸収が早いことからバニシング・オイルともよばれる．酸化安定性が高く，長期間保存が可能なことも優れた特長の1つである．

巻き爪 pincer nail

マクギル疼痛質問票 McGill pain questionnaire (MPQ)　1975年にMerzackによって開発された痛みの客観的評価に用いる質問表．1-20群に分類された78の表現項目と痛みの時間的変化および痛みの強さに関する質問からなる．痛みの感覚的成分，感情的成分および評価的成分などについて評価することができ，痛みの特性を知るために有用である．日本語訳も出版されている．

マクロファージ macrophage

マジョラム〈精油〉 marjoram (学名：*Origanum majorana*)　シソ科の多年草．ハーブは昔から消化器系や神経系の薬に用いられてきた．精油の主成分は，テルピネン4オールγテルピネン，リナロール．副交感強壮作用，抗菌作用，抗不安作用，血行促進作用をもつ．

麻疹 measles

麻酔[法] anesthesia, narcosis

マスティックオイル〈精油〉 mastic oil (学名：*Pistacia lentiscus var. chia*)　地中海，中東地方に広く分布するウルシ科カイノキ属の常緑樹の樹幹から採れるマスティック・ガムなどを抽出した精油．

マタニティーブルーズ症候群 maternity blues　産褥期にみられる軽度で一過性の抑うつ，あるいは涙もろさを主症状とした症候群．本症候群はほとんどの場合，産褥10日以内に発症する．多くは産褥3-5日頃から症状が出現し，2週間以内に軽快するとされる．概して予後は良好である．褥婦の5-80%が体験するとされている．この発症頻度の差は，診断基準がまだ確立されていないことによる．

松〈精油〉 scotch pine (学名：*Pinus sylvestris*)　⇒ヨーロッパ・アカマツ

- オーストラリア松　Australian pine　オーストラリア産のラジアタ松．マ

ツ目・マツ科，マツ属の常緑針葉樹．松には非常に多くの種類がある．樹木の松ヤニから得た精油はテレピン油，葉から取る精油をパインとよぶ．

- **ヨーロッパ松** European pine（学名：*Pinus sylvestris*）　ヨーロッパからアジアにかけて分布する常緑針葉樹．

マツ科〈植〉　学名：*Pinaceae lindley*　裸子植物で，北半球の温帯地方に生息．ほとんどが常緑樹または落葉樹で高木または低木である．温帯から冷帯へかけての森林を構成する重要な樹種が多い．海岸や岩場に多い．葉から精油（パイン）が採られる．抗菌力が強く，呼吸器系の炎症に効果があるとされる．

マッサージ　massage

マッサージ師　massager, massagist, masseur (male), masseuse (female)

末梢　periphery

末梢血管拡張症　telangiectasia

末梢循環　peripheral circulation

末梢循環改善作用　improvement action of peripheral circulation

末梢神経　peripheral nerve

末梢神経系　peripheral nervous system

末梢神経障害　peripheral neuropathy

末梢動脈疾患　peripheral artery (arterial) disease

末節骨　distal phalanx

末端チアノーゼ（血行不良）　acrocyanosis

末端肥大症　acromegaly　脳の下垂体前葉の成長ホルモン分泌腺細胞がその機能を保ったまま腫瘍化し（＝機能性腺腫），成長ホルモンが過剰に産生され，手足や内臓，顔の一部分が肥大する病気

マトリシン〈化物〉　matricin　ジャーマン・カモミール Matricaria recutita（精油）に含まれるセスキテルペン炭化水素カマズレン（抗アレルギー，抗ヒスタミン，抗炎症作用をもつ）の前駆体．植物であるカモミールにはマトリシンの形で含有され，水蒸気蒸留などの加熱，加圧によりカマズレンに変化する．

マートル〈植・精油〉　myrtle（学名：*Myrtus communis*）　地中海沿岸原産のフトモモ科の常緑低木．和名ギンバイカ（銀梅花）．葉から採った精油は，消炎，鎮静，抗菌，抗ウイルス，各種の感染症に対して用いられる．主成分は，1,8-シネオール，α-ピネン，ゲラニオール．ラバンサラで，ユーカリラジアータとのブレンドで風邪の予防に効果があるとされる．

マヌカ〈精油〉　manuka（学名：*Leptospermum scoparium*）　ニュージーランドにのみ自生するフトモモ科の低木．マヌカハニーとして知られる殺菌効果のある薬用蜂蜜が採取

されるマヌカの木から抽出される精油．蜂蜜同様に非常に強力な殺菌効果が特徴．

麻痺 paralysis, palsy

麻痺性拘縮 paralytic contracture

麻痺性脱臼 paralytic dislocation

麻痺性歩行 paralytic gait

マメ科〈植〉 学名：*Fabaceae* 被子植物双子葉類離弁花で直立生またはツル生草本，低木または高木．世界に広く分布．豆状の果実と種子を作ることを特徴とする．双子葉類の中では，キク科に次いで大きな科である．

麻薬（オピオイド受容体結合性鎮痛薬） opioid

麻薬性鎮痛薬 narcotic analgesic

マルグリット・モーリー Marguerite Maury フランスおよびイギリスで活躍したオーストリアの生化学者．精油を植物油で希釈してマッサージするという方法を示し，精油を使った心身の美容と健康法という新しい考えを取り入れた．

慢性腎盂腎炎 chronic pyelonephritis 腎盂，間質の慢性炎症病変を示すもので，炎症の反復や持続により進行性に腎実質の破壊と瘢痕化を来す病態．進行すると腎不全に至る．糖尿病や膀胱尿管逆流症など何らかの基礎疾患を有することが多く，また上行性感染に起因することが多い．

慢性腎不全 chronic renal failure （CRF） 数カ月から数十年に及ぶ緩徐な経過で腎機能障害が進行し，末期腎不全（尿毒症）に至る不可逆的な病態．治療は原疾患に対する治療に加えてタンパク制限食，減塩，適切な血圧管理（130/80mmHg 未満）を基本に，脂質，貧血，ミネラル，電解質などの管理や，経口吸着薬による尿毒症対策など集学治療が行われるが，進行症例には透析療法が必要となる．

慢性精巣上体炎（慢性副睾丸炎） chronic epididymitis

慢性前立腺炎様症候群（前立腺痛症） chronic prostatitis-like syndrome, prostatodynia, prostatalgia 前立腺に炎症所見を認めないが，会陰部の不快や疼痛などの前立腺に由来する特有の症状を訴える疾患または症候群．病態の解明がいまだ不十分であり，前立腺以外の疾患が原因のこともある．

慢性[疼]痛 chronic pain 原因が見当たらないか，原因の怪我や病気が治っているのに，3ヵ月程度以上の間，痛みが続く病態の総称．痛みの場所は筋肉や関節の場合もあれば，胸部や腹部，口の中や顔などの場合もある．線維筋痛症，筋筋膜性疼痛症候群，舌痛症，術後疼痛なども含まれる．

慢性疼痛症候群 chronic pain syndrome

慢性動脈閉塞症 chronic arterial obstruction

慢性毒性 chronic toxicity

慢性膀胱炎 chronic cystitis　難治性，持続性膀胱感染または1年間に3回以上繰り返す膀胱感染．膀胱感染を引き起こす基礎疾患の存在することが多い（複雑性膀胱炎）．

マンダリン〈精油〉 mandarin（学名：*Citrus reticulata, C. nobilis*）　ミカン科の植物．常緑低木で白い花を付け，秋から冬に食用となる果実を付ける．成熟した果実の果皮の色が黄色～橙色のものをマンダリン，橙色～赤色のものをタンジェリンとよぶ．精油はリモネン80％，β-オシメン，γ-テルピネンなどを含む．フロクマリンも含み光感作作用に注意が必要である．万人に好まれる柑橘系の香りをもち，空気清浄から感染症に用いられる．抗炎症作用もあるとされる．

み

ミカン科〈植〉　学名：*Rutaceae*　被子植物双子葉類の離弁花で高木，低木または草．温帯から熱帯に分布する．花に芳香のあるものも多い．精油として，マンダリン，ベルガモット，レモン，グレープフルーツなど多彩．ミカン科の柑橘類（ミカン属，キンカン属，カラタチ属など）は果樹として非常に重要であるとされ，サンショウ，コブミカン，オオバゲッキツなどは，香辛料として用いられる．キハダ，ゴシュユ，ヘンルーダなど薬用に用いられたものや，ミヤマシキミなど有毒植物もある．精油は通常柑橘の果実より抽出されるが，ネロリのように花より抽出するものもある．

ミセル化 micelle formation

看取り deathwatch　病人のそばにいて世話をすること．死期まで見守ること．

未病 ahead sick　健康状態の範囲であるが，病気に近い身体，または心の状態．

脈波伝播速度 pulse wave velocity (PWV)　心臓の拍動（脈波）が動脈を通じ体表に届く速度を調べる検査．動脈壁の肥厚，硬化により，動脈壁の弾力性がなくなり，脈波が伝わる速度が速くなる．血管年齢の測定．PWVの測定値が13.5以上の場合は，動脈硬化が進行してお

り、くも膜下出血や、脳梗塞、狭心症や心筋梗塞などのリスクが高く、高血圧の人は積極的な治療が必要となる。メタボリックシンドロームの提案で、新しい予防医学的指標として注目される。

脈管炎 vasculitis

ミュータンス菌 Streptococcus mutans　う蝕(虫歯)原因菌。乳酸を放出して歯牙の脱灰を招く。

ミルセン〈化物〉 myrcene　モノテルペン炭化水素($C_{10}H_{16}$)、天然に存在する有機化合物。α-ミルセンとβ-ミルセンの2種の異性体がある。α-ミルセンは天然には存在しない。ピネンの熱分解によって生成される。ローリエ(月桂樹の葉)やバーベナ、キャラウェイ、フェンネル、タラゴンに含まれる。ホップ(学名：*Humulus lupulus*)には50%ほど含まれる。抗炎症作用、肝臓刺激作用をもつ。

ミルラ〈植・精油〉 myrrh (学名：*Commiphora myrrha*)　没薬。カンラン科の木本(低木)。原産はアメリカ北東部およびアジア南西部(特に、紅海周辺)。樹脂を水蒸気蒸留。ミルラは心身の汚れを除く植物として珍重されてきた。古代エジプトではミルラはミイラ作りの防腐剤に使用した。現在でも、カトリック教会などでは場や身を清めるために薫香として使用されている。精油成分のほとんどはセスキテルペン炭化水素である。主成分は、β-エレメン、δ-エレメンなどコパエンのホルモン作用により催淫作用があるとされる。歯肉炎、口内炎、風邪にも用いられる。

む

ムエット mouillette　香りを試すために香水などを少量染み込ませた短冊状の紙。フランス語ではムイエット。

無汗[症] anhidrosis

無緊張 atonia

無形成 agenesis, aplasia

無月経 amenorrhea

無酸素[性]運動 anaerolic exercise

むち打ち損傷 whiplash injury

胸やけ heart burn

無排卵 anovulation

ムンプスウイルス *Mumps virus*

め

迷走神経 vagus nerve

メタボリックシンドローム metabolic syndrome　内臓脂肪型肥満を要因として，高血糖，脂質異常，高血圧などが引き起こされやすくなった状態．動脈硬化のリスクが高まり，心疾患，脳血管疾患などを発症しやすくなる．過食や運動不足，喫煙などが大きな原因となるため，予防・改善には，生活習慣の是正が必須である．

メチル-N-メチルアントラニレート〈化物〉 methyl N-methylanthranilate　エステル類（$C_{10}H_{13}NO_2$）．樹，果実ともに紀州ミカンに似ている島ミカンの果実に含まれる精油成分．この成分は地中海沿岸諸国で広く栽培されてきた地中海マンダリンにも含まれている．

メチルオイゲノール〈化物〉 methyleugenol（学名：*Ocimum sanctum*）フェノール類（$C_{11}H_{14}O_2$）．シソ科の芳香性植物のホーリーバジルの精油の主成分である．メチルオイゲノールはクローブの精油の主成分オイゲノールのメチルエーテルで東洋ミバエの誘引剤として使用された．また，漢方成分であるサイシンにもメチルオイゲノールが含まれ気管支炎，咳に効果がある．メチルオイゲノールの吸入で気道からの粘膜分泌が抑制される．

メチルカビコール〈化物〉 methylchavicol　バジル精油の主成分．フェノールエーテル類（$C_{10}H_{12}O$）．ラベンダーに含まれているエステル類の酢酸リナリルよりも強力でパワフルな鎮静作用がある．また全身調整作用，鎮痙作用をもつ．

メチルフェニルエーテル〈化物〉 methyl phenyl ether　メチルフェニルエーテル類（C_7H_8O）．別名，アニソール．アニスの実に似た快い香りを示す有機化合物で，外見は無色の液体．ベンゼンの水素を1個メトキシ基に置き換えた構造．アニソールは香料，または合成中間体として用いられる．

メディカル・アロマセラピー medical aromatherapy

メラノサイト melanocyte

免疫 immunity　感染，病気，あるいは望まれない侵入微生物を回避・排除するための生体防御力のこと．自己（自分自身の本来の細胞など）と非自己（異物・自分の体の外から入ってきた細菌やウイルスなど）を区別し，ときには生命そのも

のを脅かす可能性のある非自己を排除する．自然免疫と獲得免疫があり，後者では細菌感染の防御のように，リンパ球が生産する抗体による体液性免疫と，移植片に対する拒絶反応のようにリンパ球自身が対象を攻撃する細胞性免疫がある．

- 免疫系 immune system 感染，病気，あるいは望まれない侵入，微生物を回避・排除するための一連の生物的防御系．
- 免疫担当細胞 immunocompetent cell 免疫に関与する細胞の総称．マクロファージ，T細胞，B細胞，形質細胞などがある．
- 免疫能 immune function
- 免疫療法 immunotherapy 免疫力を強化して疾患の治療を行う方法．免疫機能を活性化させることで，ウイルスなどの病原菌やがん細胞などの異物を白血球によって破壊・排除させることを目指す療法である．

免荷 non-weight bearing

メントール〈化物〉 menthol モノテルペンアルコール（$C_{10}H_{20}O$）．ミント（シソ科ハッカ属）のペパーミントの主成分．消炎鎮痛外用薬に配合されたメントールは，局所血管拡張作用によって皮膚のバリア機能を低下させ，イブプロフェンの消炎鎮痛作用を増強する．メントールを含む健康食品や漢方薬としてハッカ油が市販されており，これは東洋医学で消化不良，悪心，咽頭炎，風邪，頭痛の処置に用いられる．

メントフラン〈化物〉 menthofuran フラン環（五員環構造）をもつエーテル類（$C_{10}H_{14}O$）．ペパーミントに7%ほど含有されている．これによってまろやかな香りになる．抗菌作用，抗アレルギー作用，胆汁分泌作用を有する．

メントン〈化物〉 menthone 天然に存在するケトン類（$C_{10}H_{18}O$）．いくつかの立体異性体があり，構造はメントールに類似し，そのヒドロキシ基がカルボニル基に変換されたものである．ミントに似た特徴的な香りを有することから，香料や化粧品に利用される．ペパーミントにも含まれるが，刺激があり注意が必要．

面皰 comedo 皮脂などが毛孔を塞栓し，小さな黒点を有する丘疹．

も

網状層　stratum reticulare
毛巣嚢腫　pilonidal sinus
毛乳頭　hair papilla
毛髪　hair
毛包　hair follicle
毛包[嚢]炎　folliculitis
毛包虫　*Demodex folliculorum ver hominis*

モクセイ科〈植〉　学名：*Oleaceae*
　被子植物双子葉類．合弁花．木本で，つる性のものもある．花は芳香を放つもの（モクセイ，ジャスミン，ライラックなど）が多く園芸や香料に利用される．ジャスミンの精油はよく知られている．また，オリーブは食用としてよく利用される．

沐浴　bath

モクレン科〈植〉　学名：*Magnoliaceae*
　被子植物双子葉類の離弁花で常緑または落葉の高木，ときに低木．東アジア～南北アメリカの熱帯から温帯に分布．花が大きくて美しいものが多い．辛夷（シンイ）モクレン科のタムシバ，コブシまたはそのほか近縁植物の花蕾（つぼみ）．鎮静，鎮痛薬として鼻炎，蓄膿症に応用する．厚朴（こうぼく）も生薬の一種で，モクレン科の植物のホオノキ（学名：*Magnolia obovata*），シノニム（学名：*M. hypoleuca*），またはシナホオノキ（学名：*M. officinalis*）の樹皮のことである．収斂，利尿，去痰作用などがある．

モートン病　Morton disease
- モートン神経腫　Morton neuroma
- モートン中足痛[症]　Morton metatarsalgia

モノテルペノール〈化物〉　monoterpenol　⇒モノテルペンアルコール

モノテルペン炭化水素〈化物〉　monoterpene　モノテルペン炭化水素でイソプレン単位$(C_5H_{10})n$が2個結合した構造をもつ化合物の総称．$C_{10}H_{16}$の分子式をもつ．植物の精油成分にあり，芳香をもつものが多い．酸素原子を含むさまざまな分子の前駆体で，分子活性を高め作用を強化する．呼吸器感染症，全身刺激作用，結合組織修復作用などをもつ．α-ピネン（パイン），β-ピネン（ガルバナム），パラサイメン（タイム），リモネン（シトラス系）などに含まれる．

モノテルペンアルコール〈化物〉　monoterpene alcohol　10個の炭素分子（C_{10}）をもつ鎖状炭素骨格に水酸基(-OH)が結合した化合物で精

油成分．強い抗菌力を有し，主に大腸菌，黄色ブドウ球菌，カンジダ菌，緑膿菌に効果がある．免疫能亢進，全身刺激作用などをもつ．ラベンダー（リナロール），シナモン（リナロール），パルマローザ（ゲラニオール），ペパーミント（メントール），タイム（ボルネオール），ゼラニウム（シトロネオール），メラルーカ（テルピネン-4-オール），レモングラス（ネロール）などの精油に含まれる．

モミ〈精油〉 Japanese silver fir（学名：*Abies sibirica*）　原産国はロシア．主成分はボルニアルアセテート，α-ピネン．森林浴の成分フィトンチッドが含有されており，イライラを穏やかな気持ちに変え，精神を穏やかにする．

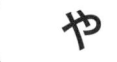

や

野球肘　baseball elbow
薬事法　the pharmaceutical affairs law
薬疹　drug eruption
薬物動態［学］　pharmacokinetics
　薬物が主に体内に取り込まれ，目的の臓器に到達して薬効を発揮し，体外へと排出されるまでの吸収・分布・代謝・排泄の4過程を指す．各々の過程の時間的変化を定量的に扱う学問．
薬物療法　medication
薬浴　medicated bath　薬効成分を含む浴用剤を入れて入浴すること．皮膚疾患の治療や美容，健康などを目的とした理学療法．
薬理作用　pharmacological effect
薬理特性　pharmacological property
夜尿症（夜間遺尿症）　nocturnal enuresis　一般的に5，6歳を過ぎても，夜間の遺尿（無意識の排尿）が週2回以上ある場合．男子に多い．約20％は昼間遺尿も合併する．乳児期から引き続いて夜尿がみられる一次性夜尿と，いったん消失していた夜尿が何らかの理由で再発する二次性夜尿とに分けられ，「怒らず，あせらず，起こさず」が非薬物治療の3原則とされている．抗うつ薬による薬物治療も行われる．

ゆ

有棘細胞 prickle cell

有棘細胞癌 squamous cell carcinoma, carcinoma spinocellulare, spinalioma

有棘層 prickle cell layer, stratum spinosum

有茎の（血管を有した） pedicle　茎とは血管を意味する．植皮術を考えた場合，血行を保ったまま，皮下組織ごと移動させて移植する手術を有茎植皮術とよび，表皮あるいは真皮までの皮膚を切り取って，別の場所に張り付けるような移植を遊離植皮術とよぶ．「有茎の」は血管を付けたという意味になる．

有茎皮弁 pedicle [skin] flap

有酸素[性]運動 aerobic exercise, aerobics　⇔ 無酸素[性]運動

有髄神経線維 myelinated nerve fiber

疣贅 verruca

有痛感覚消失（有痛感覚脱失） anesthesis dolorosa

有痛弧[徴候] painful arc [sign]

有頭骨 capitate

誘発テスト provocation test, provocative test

誘発点 trigger point

有病率 prevalence

遊離移植 free graft

遊離型テストステロン（フリーテストステロン） free testosterone　タンパク非結合でかつ抱合代謝されていないテストステロン．血中テストステロンは，タンパク質（アルブミン，ステロイドホルモン結合グロブリン）結合テストステロンとフリーテストステロンの総合を示す．そのうち，男性ホルモン作用を呈するのはフリーテストステロンで，血中（総）テストステロン値の約2%を占める．

遊離[血管柄付き]皮弁 free [vascularized] flap

遊離植皮[片] free skin graft　皮膚を一度皮下組織から切り離して，他の部位に移植する方法．

ユーカリ〈植・精油〉 eucalyptus　フトモモ科ユーカリ属の総称．常緑高木となるものが多い．オーストラリア南東部や南西部，タスマニア島におもに分布する．葉から取れる精油は殺菌作用や抗炎症作用，鎮痛・鎮静作用があるとされる．

- ユーカリ・グロブルス eucalyptus blue gum（学名：*Eucalyptus globulus*）　フトモモ科の樹木である

ユーカリの一種．葉から得た精油．成分は，1,8-シネオールを多く含み，テルピネオールは含まれない．抗菌効果があり，鎮痛効果もある．気管支炎，インフルエンザ，空気の清浄化，去痰，粘膜溶解作用などをもつ．

- **ユーカリ・ラジアータ** eucalyptus (学名：*Eucalyptus radiata*)　フトモモ科常緑高木．オーストラリアに分布．葉から得た精油．主成分は1,8-シネオール，α-テルピネオール，d-リモネン，α-ピネンなどである．グロブルス種（*E. globules*）に比べると1,8-シネオールが少ないので刺激も弱く，やや甘い香り．抗ウイルス，去痰作用があり呼吸器系全般に有効である．風邪が流行する時期の空気清浄化，風邪の予防と緩和，花粉症の症状にも有効．
- **レモンユーカリ** lemon eucalyptus (学名：*Eucalyptus citriodora*) フトモモ科の植物．南アメリカが原産．主成分は，シトロネラール，シトロネロール，ゲラニオール．レモンの香りが特徴．喉の痛みや喘息などの呼吸器系の症状を緩和する．

ユーカリプトール〈化物〉(1,8-シネオール) eucalyptol　ユーカリ油の精油成分でオキシド類（$C_{10}H_{18}O$）の一種．1,8-シネオール，シネオールともいう．清涼な香りを有するので，香料として使われる食品添加物．日本薬局方ではシネオールが70％以上のものをユーカリ油としている．殺菌，消炎などの作用をもち，気管支粘膜の繊毛を活性化し，粘液の減少作用からのど飴，トローチに配合される．

ユーカリ・ブルーガム〈精油〉 eucalyptus blue gum（学名：*Eucalyptus globulus*）　ユーカリ・グロブロスのこと．フトモモ科の常緑高木．ユーカリより放出される精油で光に当たると青く光ることからこの名が付いた．⇒ユーカリ・グロブロス

癒合[症]　assimilation, coalition, fusion

癒合不全　dysraphism

油脂　fat

油脂吸着法　enfleurage　精油の抽出法の1つで，アンフルラージュ（冷浸法）とマセレーション（温浸法）がある．

油症　Yusho, polychlorinated biphenyl (PCB) intoxication

ゆず〈精油〉　yuzu（学名：*Citrus junos*）　ミカン科の植物．原産国日本で高知や徳島の栽培が有名．主成分はリモネン，α-ピネン，ミルセン．

油性脂漏　seborrhoea oleosa

癒着　adhesion

ユナニ医学　Unani medicine

指　digit, finger

指ブロック　digital block

よ

癰（よう） carbuncle 一般的には，毛嚢に黄色ブドウ球菌が感染した病巣で，複数の毛嚢の感染巣のこと．地方俗名では furuncle が単一毛嚢の感染で「ねぶー」とよばれるのに対し，「ねぶ十」「根太」とよばれる．

ヨウ化カリウム potassium iodide 薬剤として甲状腺機能亢進症を伴う甲状腺腫に処方される．また，慢性気管支炎，ぜんそくに伴う喀痰喀出困難，第三期梅毒にも適応．適応外使用で結節性紅斑，原子力災害時の予防服用．副作用は過敏症，悪心などがある．

幼児期 early childhood, infancy

痒疹 prurigo 瘙痒性の孤立性丘疹性発疹（痒疹丘疹）を主徴とする反応性疾患．

腰仙角 lumbosacral angle

腰仙[部]の〈形〉 lumbosacral

腰椎 lumbar spine, lumbar vertebra

腰椎穿刺 lumbar puncture, rachi[o]centesis

（腰椎）椎間板症 lumbar discopathy 腰部の椎間板が変性し脊髄圧迫や腰痛がでる疾患．

（腰椎）椎間板ヘルニア herniation of lumbar disc 腰椎と腰椎の間の椎間板が後ろに飛び出し脊髄，神経根を圧迫する疾患．

• 腰椎の lumbar

腰椎麻酔[法] lumbar anesthesia

腰痛[症] low back pain (lumbago)

腰背部痛 waist backache

腰部 low back, lower back

腰部脊柱 lumbar spinal column

腰部脊柱管狭窄[症] lumbar [spinal canal] stenosis

ヨーロッパ・アカマツ〈精油〉 European red pinescotch pine（学名：*Pinus sylvestris*） ヨーロッパからアジア，イギリス，スペインから東はシベリア，南はコーカサス山脈，北はラップランドにかけて分布するマツの一種（常緑針葉樹）．針葉から精油（パインニードル）を抽出する．主成分は α, β-ピネン，β-カリオフェレンなど．森林浴成分としてフィトンチッドの1つとして知られている．浄化作用，呼吸器への作用がある．皮膚への刺激作用に注意．

予期悲嘆 anticipatory grief 将来の喪失を予期することにより経験する一連の反応や過程．死別後の悲嘆と同様の反応を多く含む．

四つ這い crawling

ら

ライフスタイル lifestyle

ライフレヴュー life review 人生を回顧することによって未解決な葛藤を意識し，振り返り，受け留め，過去と折り合いをつけることで，人生に統合感を得ること．単に思い出すだけでなく，思い出しているそのときの経験が重要な機能であり，人生の要約がなされ，死に対する準備ができる．

ライム〈精油〉 lime（学名：*Citrus aurantifolia*）　柑橘類の一種．樹木としてはインドからミャンマー，マレーシア一帯の熱帯地域を原産とする低木．ライムの実は一定期間保存が可能なことから，航海中に船員たちを苦しめた壊血病を予防するための重要な食料として利用された．精油は，独特の苦味のある芳香から，ジンジャーエールやコーラの香り付けにも用いられているほか，香水にも使用される．主成分はリモネン．リフレッシュ作用，強壮作用をもち，ブレンドにも良いとされる．光感作作用に注意が必要．

落屑 desquamation

ラクトン〈化物〉 lactone　環状エステル．炭素原子が2個以上，酸素原子が1個からなる複素環式化合物．揮発性が高く，フルーティーな香りをもつ．柑橘系の果皮に多含まれるフロクマリン類，特にベルガモットのベルガプテンには光毒性がある．クマリン，ジャスミンラクトンなど．粘液分泌作用，去痰作用，抗炎症作用，鎮痛作用をもつ．

ラバンジン〈精油〉 lavandin（学名：*Lavandula x intermedia*　シソ科の植物で，原産は南フランスの山岳地帯．花から精油を抽出する．イングリッシュ・ラベンダーとよばれる真正ラベンダーと，フレンチラベンダーとよばれるスパイクラベンダーが自然交配して生まれたヨーロッパ産の雑種．成分比は真正ラベンダーで，酢酸リナリル：リナロール：カンファー：1,8シネオールが　33：30：0.2：0.6　スパイクラベンダーで 5：43：13：24　ラバンジンで，23：41：4：5．ラバンジンは真正ラベンダーに比してカンファーが多いので乳酸が体の中に蓄積されないように代謝を促し，筋肉が固くなるのを防ぐのでスポーツアロマセラピーでもよく使われる．免疫活性，抗炎症，鎮静などに用いられる．リナロールも多く心身活性作用，血行促進，空気の殺菌，リフレッシュ作用

などをもつ．

ラビング法（ウォーターレス法）
rubbing　新しい手術時手洗い方法．従来ではスポンジと専用消毒剤（クロルヘキシジンまたはポビドンヨード含有）を用いたスクラブ（こすり洗い）法が標準的な手洗い法となっていたが，スクラブの最後にアルコール含有擦式消毒薬（ラビング剤）を用いる．

ラベンサラ・アロマティカ〈精油〉
（学名：*Ravensara aromatica*）
クスノキ科の植物．酸化物 1,8-シネオールが 30-60％，α-テルピネオール，β-ピネンなどが主成分．安全な精油で，感染症などに用いられ，幼児にも使うことができる．原液も使用可能．毒性がありアロマセラピーでは使えないラベンサラ・アニサータ ravensara anisata と区別する必要がある．

ラベンダー〈精油〉 lavender　シソ科の背丈の低い常緑樹（30cm〜1m）の1属である．イングリッシュ・ラベンダー，フレンチラベンダー，フリンジドラベンダー，ウーリーラベンダーなどがある．花を楽しむほか，花や茎，葉などに芳香がありハーブとしても扱われる．蒸留して得られた精油は香料や香水の材料になる．花を乾燥させたものはポプリになる．ラベンダーの名前はラテン語のラヴァンド（洗う）にちなみ，古代ローマにおいて入浴剤のように広く利用されていた．また，衣類を洗う際，香り付けにラベンダーが用いられたという説もある．種類は形状や生態からいくつかのグループに分けられる．

- 真正ラベンダー　true lavender（学名：*Lavender angustifolia*）イングリッシュ・ラベンダー．地中海原産，一般的にラベンダーといえばこの種を指す．多くの改良品種があり，代表的な品種としてロイヤルパープル，ヒドコート，オカムラサキ，濃紫3号などが挙げられる．
- スパイク・ラベンダー　spike lavender（学名：*Lavender latifolia*）地中海沿岸，ポルトガル，ユーゴスラビアなどに分布する．葉が灰緑色で幅が広いので，ヒロハラベンダーともよばれる．ラベンダーの中では耐暑性に優れる．

ラン科〈植〉　学名：*Orchidaceae*
被子植物単子葉類の1つで，多年草でつる状や低木になるものもある．その多くが美しく，独特の形の花を咲かせる．熱帯から亜熱帯で生息する．鑑賞価値の高いものが多く，栽培や品種改良が進められている．栽培や品種改良が進められている．バニラは，ラン科バニラ属のつる性植物から採られた香料．

卵巣　ovary

卵巣機能不全［症］　ovarian in-

sufficiency (dysfunction)
ランナー膝 runner's knee
卵胞刺激ホルモン follicle stimulating hormone (FSH)　下垂体前葉の好塩基性細胞から分泌される分子量約3万の糖タンパクホルモンで卵巣に作用し卵胞発育を促進する．少量のLHと協同してエストロゲンの分泌を促す．正常月経周期婦人では，血中FSH濃度は，卵胞期および黄体期で2-20 mIU/ml，排卵期で3-25 mIU/mlの範囲にある．

り

リウマチ rheumatism　膠原病の1つで結合組織（筋肉・腱・関節など）に炎症が起こる疾患．
- 関節リウマチ　rheumatoid arthritis (RA)　リウマチが特に関節症状を起こす状態．
- 慢性関節リウマチ　chronic rheumatoid arthritis　関節のリウマチが慢性化し徐々に関節を破壊していく状態．
- リウマチ結節　rheumatic tuberculum　リウマチの症状の1つで皮下，筋肉内に腫瘤ができる状態．
- リウマチ熱　rheumatic fever　発熱と多発性関節炎の症状が主体だが，心臓の肥大も起きることがある．

リウマチ因子 rheumatoid factor
リウマチ結節 rheumatoid nodule
理学療法 physical therapy, physiotherapy
- 理学療法士　physical therapist (PT)

罹患[率]〔罹病[率]〕 morbidity
リケッチア症 rickettsiosis　節足動物によって媒介され，発疹，発熱を起こす感染症．リケッチアは動物細胞内でのみ増殖する通常細菌より小型の細菌．
リズム障害 dysrhythmia
リッピアアルバ〈植〉 bushy Lippia（学名：*Lippia alba*）　クマツヅラ科リッピア属の低木．アメリカ南部から中南東に生息．柑橘系の香りのレモンバーベナも同類．ハーブティーやシャーベットにも使われる．レモンの香りのさわやかなハーブで，気持ちをリラックスさせ，消化を促す．
リトルリーガーズショルダー little leaguer's shoulder　少年野球の選手に多くみられる肩のスポーツ障

害で，上腕骨の近位骨端軟骨板の炎症あるいは損傷．

リナリルアセテート〈化物〉 linalyl acetate　⇒酢酸リナリル

リナロール〈化物〉 linalool　モノテルペンアルコール($C_{10}H_{18}O$)の1つ．スズラン，ラベンダー，ベルガモット様の芳香をもつ成分である．香料物質の原料となり，ビタミンAやビタミンEの合成中間体でもある．非常に多くの植物の精油成分として見出される．鎮静作用，自律神経調整作用，抗うつ作用，皮膚細胞活性作用，抗菌作用，抗ウイルス作用などがある．イランイラン，コリアンダー，プチグレン，ネロリなどの精油に含まれる．

利尿　cold diuresis, diuresis

利尿作用　diuretic action

リハビリテーション　rehabilitation

リビングウイル　living will　生前宣言ともよばれ，生前に効力を発揮する遺言書．回復の見込みがなく延命治療しか残されていない状況を想定し，あらかじめその状態における治療を拒否する意思を書面に記しておくこと．

リベド（皮斑） livedo　うっ血青斑．（青色）皮斑．

リポタンパク質　lipoprotein　脂質が血漿中でアポタンパク質と結合したもの．脂肪酸のような分極した分子（遊離脂肪酸）を除き，脂質を血漿中に安定に存在させるには，タンパク質（アポタンパク質とよぶ）と結合させる必要がある．リポタンパク質は，トリグリセリド（中性脂肪）および，細胞の生命維持に不可欠なコレステロールを多く含む球状粒子である．種類には，カイロミクロン（キロミクロン），超低比重リポタンパク質（VLDL），中間比重リポタンパク質（IDL），低比重リポタンパク質（LDL），高比重リポタンパク質（HDL），超高比重リポタンパク質（VHDL）がある．

リモネン〈化物〉 limonene　モノテルペン炭化水素の一種($C_{10}H_{16}$)．天然には，d体で，柑橘類の果皮に多く含まれ，その香りを構成する物質の1つである．二重結合を2つ有し，酸化されやすい．ℓ体はハッカ油に含まれ，d/ℓ体はテレビン油などに含まれる．鎮静作用，自律神経調整作用，抗うつ作用，皮膚細胞活性作用，抗菌作用，血圧安定，アセチルコリンエステラーゼ阻害作用などをもつ．

流産　abortion

リュウゼツラン科〈植〉 agavaceae（学名：*Agave*）　被子植物単子葉類に属し，木本または大型の常緑多年草．リュウゼツラン，ユッカ，ドラセナなどを含む．熱帯・亜熱帯の主に乾燥地帯に分布し，日本には自生しない．リュウゼツランなどの多

肉植物もあり，樹液がテキーラの原料とされるものもある．

竜脳樹 学名：*Dryobalanops aromatica* フタバガキ科の常緑大高木．ボルネオ・スマトラまで東アジアに分布．幹から樟脳に似た竜脳が採れる．

良肢位 functional position

両[側]麻痺 diplegia

緑膿菌 *Pseudomonas aeruginosa*

リラクセーション（リラクゼーション） relaxation　広い意味で，休養，息抜き，気晴らし．一般的にストレスがたまっていると感じるときは，疲労や緊張，心理的不安定が持続し，交感神経が活性化している状態である．リラックスした状態とは，このストレスを中和し身体内のバランスが安定していること．肉体も精神もくつろぎ穏やかになっている．呼吸，脈拍は深くゆったりとし血流の淀みもない状態．さらに筋肉も緩みホルモンのバランスも安定している．このように生理的活動を正常化させ，それを意図的に行う技法をリラクセーションとよぶ．アロマセラピーもリラクセーション効果をもたらす方法の1つである．心身の双方に影響をもたらす．

鱗屑 scale, squama

リンパ lymph
- リンパうっ滞　lymphostasis
- リンパ管炎　lymphangitis
- リンパ管腫　lymphangioma
- リンパ管造影[法]　lymphangiography
- リンパ球　lymphocyte
- リンパ球比率　lymphocyte ratio　好中球リンパ球比は neutrophil-lymphocyte ratio (N-LR)
- リンパ腫　lymphoma
- リンパ節　lymph node
- リンパ節炎　lymphadenitis
- リンパ浮腫　lymphedema　リンパ系の異常でリンパ流が障害され，四肢にリンパ液がうっ滞した状態．

リンフォカイン lymphokine　抗原で感作されたリンパ球が産生する活性物質の総称．ただし，免疫グロブリンは除かれる．リンフォカインは，単球やマクロファージから産生される活性物質の総称であるモノカインと対比して用いられる古いよび方で，最近では両者を合わせてサイトカインとよぶ．

リンホトキシン lymphotoxin　腫瘍壊死因子 β tumor neerosis factor-β (TNFβ)．主に活性化リンパ球から産生され，細胞傷害活性を示す分子量2.5万のサイトカイン．繊維芽細胞，血管内皮細胞，アストロサイトなどさまざまな細胞から産生され，活性化β細胞の増殖，破骨細胞およびケラチノサイトの増殖抑制，アポトーシスの誘導，リンパ組織の発達形成に重要な役割を示す．

る

類乾癬 parapsoriasis
ルームスプレー room spray
ルシュカ関節 Luschka joint

れ

冷湿布 cold compress
冷浸法 enflerage ⇒油脂吸着法
霊的な〈形〉 spiritual
冷膿瘍 cold abscess
轢音 crepitation
レーザー laser
レーザー光線療法 laser therapy
レーザードップラー法（電気泳動光散乱測定法） laser doppler flowmetry　ドップラー効果を利用した粒子の泳動速度を測定法．電気泳動している粒子にレーザー光を照射すると粒子からの散乱光は，ドップラー効果により周波数がシフトする．その量から泳動速度を求める．皮膚血流量の分布測定や果物（りんご，トマト，メロンなど）の硬度の測定により果物に侵襲せずに食べごろを知ることができる．
レジノイド resinoid　エッセンシャルオイルの溶剤抽出法の一種．乾燥した植物の樹脂（樹皮）を，有機溶剤を使って抽出し，濃縮した半固形または固形のもの．香水の香りを長持ちさせる定着剤としてよく用いられる．色が濃く，粘性が高いのが特徴．この方法で抽出される精油はフランキンセンスやベンゾインなどがある．
レスキュー・ドーズ rescue dose　がん患者が痛みを感じ始めたとき，痛くなりそうな感覚があるとき，痛みを伴う動作をみせたとき，抑えられない突発的な痛みに対して追加的に投与する鎮痛薬．レスキュー・ドーズには速効性製剤を使用し，基本処方1日量の1/6ないし5-15%を1回量とする
レチノイド retinoid
裂創 laceration
レトロウイルス *retrovirus*
レビー小体型認知症 dementia with

Lewy bodies (DLB) 変性性認知症の1つ.日本ではアルツハイマー型認知症や脳血管性認知症と並び三大認知症とされる.認知障害だけでなく,パーキンソン病のような運動障害も併発するのが特徴.

レモン〈精油〉 lemon (学名：*Citrus limonum, C.limon*) ミカン科の植物.原産国はイタリア.主成分は,リモネン,α,β-ピネン.血流改善作用,血行促進作用,免疫亢進作用がある.

レモンガム〈精油〉 lemon gum

レモングラス〈精油〉 lemongrass (学名：*Cymbopogon citratus* (西インド), *C. flexuosus* (東インド)) イネ科の植物.原産国は中国.主成分は,ネロール,ゲラニオール,シトロネロール.血管拡張作用,鎮痛作用,鎮静作用がある.

レモンバーム(メリッサ)〈精油〉 lemon balm (学名：*Melissa officinalis*) シソ科の多年生のハーブ.南ヨーロッパ原産.ハーブとしては精油の含有量は低く非常に高価である.メリッサはギリシア語でミツバチを意味する.ミツバチがメリッサの花を非常に好むことから,この名が付けられ,メリッサの蜂蜜は美味とされる.精油の主成分は,シトラール,シトロネロール,オイゲノール,ゲラニオールなど.抗鬱,抗ヒスタミン剤,抗酸化,抗細菌,抗ウイルス,神経系強壮,消化器系促進,末梢血管の緩和に用いられる.心身両面に効果のある精油として有名である.

ろ

ロイコトリエン leucotriene
老人性乾皮症 senile xerosis
老人性脂腺増殖症 senile sebaceous hyperplasia
老人性皮膚萎縮症 atrophia cutis senilis
狼瘡 lupus
漏斗胸 funnel breast, funnel chest, pectus excavatum
老齢化 aging
肋鎖症候群 costoclavicular syndrome
肋軟骨 costal cartilage
ロコモティブシンドローム(運動器症候群) locomotive syndrome
ローション lotion

ローズ〈精油〉 rose geranium ⇒ バラ

ローズアブソリュート rose absolute

ローズウォーター rose water

ローズウッド〈精油〉 rosewood（学名：*Aniba rosaeodora*） クスノキ科の植物．原産国ブラジル．主成分は，リナロール，ゲラニオール．消臭作用，抗感染作用がある．

ローズオキシド（ローズオキサイド）〈化物〉 rose oxide バラやローズオイル，アニスなどに含まれる精油成分（$C_{10}H_{18}O$）．ピラン系，モノテルペン系．甘味のある香りをもち，化粧品や石鹸に使われる．

ローズオットー〈精油〉 rose otto（学名：*Rosa damascena*） バラ科の植物．主な産地は，ブルガリア，モロッコ，トルコ．主成分は，シトロネロール，ゲラニオール，フェニルエチルアルコール．水蒸気蒸留法で得られる精油である．

ローズゲルマニウム〈精油〉 rose germanium

ローズヒップ〈精油〉 rose hip（学名：*Rosa rubiginosa*） バラ科の植物．種子を低温圧搾または溶剤抽出で採油する．リノール酸やα-リノレン酸を多く含む．細胞の新陳代謝を促し，皮膚組織の損傷を回復し保護する．

ローズマリー〈精油〉 rosemary（学名：*Rosmarinus officinalis*） シソ科の植物．主な産地はフランス，チュニジア，スペイン，ポルトガル，イタリア．主要成分は，1,8-シネオール，カンファー，ボルネオール，酢酸ボルニル，β-カリオフィレン．数種のケモタイプをもち特性が異なる精油である．

- **ローズマリー・シネオール** rosemary cineole ローズマリーのケモタイプの1つ．主成分は，1,8-シネオール，α-ピネン，カンファー．呼吸器系のうっ滞に使われ，去痰作用がある．

- **ローズマリー・ベルベノン** rosemary verbenone ローズマリーのケモタイプの1つ．優れた再生作用がありスキンケアに使われる．また，去痰作用，神経刺激作用がある．

- **ローズマリー・カンファー** rosemary camphor ローズマリーのケモタイプの1つ．主成分は，α-ピネン，カンファー，1,8-シネオール．カンファー型は筋肉痛に効果，気分効用作用，神経刺激作用がある．

肋間神経 intercostal nerve

肋間神経痛 intercostal neuralgia

ロックローズ〈精油〉 rock rose（学名：*Helianthemum nummularium*） ハンニチバナ科のシスタス，ラブダナムなどの葉や小枝から抽出．主成分はカンフェン，ピネン，ツヨンなどで，抗炎症作用を有する．

肋骨 rib

肋骨痛 costalgia

ローレル〈精油〉 laurel（学名：*Laurus nobilis*） クスノキ科の植物．原産は地中海地方で，イタリア，スペインなどで栽培されている．主成分は，シネオール，フェランドレン，ピネン．風邪症状の緩和や消化器症状の改善などに用いられる．

わ

ワインドアップ現象 wind-up phenomenon 末梢神経のC線維に強い刺激を繰り返すと脊髄後角ニューロンの反応性が変化し，スパイク時間の延長とスパイク数の増加が起こる現象．ワインドアップ現象はシナプスの可塑性を示す現象で，痛覚の過敏化や痛みの増悪に関係しているとされる．NMDA受容体などが脊髄後角ニューロンの感作・過敏化を引き起こすワインドアップ現象に関与している．

ワセリン petrolatun（Vaselin®）

腕神経叢 brachial plexus, plexus brachialis

- **腕神経叢損傷** brachial plexus injury
- **腕神経叢ブロック** brachial [plexus] block
- **腕神経叢麻痺** brachial plexus palsy

英文用語

A

α-bergamotene　α-ベルガモテン
α-bisabolol　α-ビサボロール
α-cedrene　α-セドレン
α-citral　α-シトラール
α-himachalene　α-ヒマカレン
α-humulene　α-フムレン
α-pinene　α-ピネン
α-terpineol acetyl　酢酸α-テルピネル〈化物〉
abduction　外転
abductor　外転筋
Abies sibirica　モミ〈植・精油〉
ablation　剥離
ablation of normally implanted placenta　常位胎盤早剥
abortion　流産
abrasion　擦過傷
abruption　常位胎盤早剥
abscess　膿瘍
absolute　アブソリュート
absorbance　吸光度
acanthosis　表皮肥厚
accessory navicular bone　外脛骨
accidintal swallowing　誤嚥
acetic acid　酢酸
achalasia　アカラシア
achilles tendon　アキレス腱
achilles tendon reflex　アキレス腱反射
achillodynia　アキレス腱痛[症]
acne　痤瘡

acne agminata　集簇性痤瘡
acne artificialis　人工性痤瘡
acne conglobata　集簇性痤瘡
acne demodecica　毛包虫性痤瘡
acne medicamentosa　薬剤[起因]性痤瘡
acne neonatorum　新生児痤瘡
acne rosacea　酒さ性痤瘡
acne vulgaris　尋常性痤瘡
acneiform eruption　痤瘡様発疹
acro-　先端[性]の
acrocyanosis　末端チアノーゼ
acromegaly　末端肥大症
acromioclavicular joint　肩鎖関節
acromion　肩峰
actinic dermatitis　光線過敏性皮膚炎
actinic keratosis　日光角化症
active assistive movement　自動介助運動
active exercise　自動訓練
active movement　自動運動
activities of daily living　日常生活動作
acupuncture　鍼（はり），鍼治療
acupuncturist　鍼師
acute bacterial prostatitis　急性細菌性前立腺炎
acute cystitis　急性膀胱炎
acute epididymitis　急性精巣上体炎
acute pain　急性[疼]痛
acute pyelonephritis　急性腎盂腎炎
acute renal failure　急性腎不全

adaptation 順応, 適応
adduction 内転
adductor 内転筋
adenoshine triphosphate アデノシン三リン酸
adhesion 癒着
adhesive capsulitis 肩関節周囲炎, 五十肩
adhesive tape 絆創膏
adiponectin アディポネクチン
adjustment disorder 適応障害
adolescence 思春期
adverse effect 副作用
aerobic exercise 有酸素[性]運動
aerobics 有酸素[性]運動
aesthetic aromatherapy エステティック・アロマセラピー（英）
afterpains 後陣痛
Agavaceae リュウゼツラン科〈植〉
agenesis 無形成
aging 加齢, 老齢化
aglycone アグリコン〈化物〉
agnosia 失認
agonist 作動薬
AH 抗ヒスタミン剤
ahead sick 未病
air freshener エアフレッシュナー
alantolactone アラントラクトン〈化物〉
alcohol アルコール類
alcohol poisoning アルコール中毒
alcoholism アルコール中毒
aldehyde アルデヒド類〈化物〉

alignment アライメント, 軸の配列調整
allergen アレルゲン
allergenic extract アレルゲンエキス
allergic conjunctivitis アレルギー性結膜炎
allergic contact dermatitis アレルギー性接触皮膚炎
allergic reaction アレルギー[性]反応
allergic rhinitis アレルギー性鼻炎
allergy アレルギー
Allium sativum ガーリック〈植・精油〉
allodynia アロディニア
Aloe vera アロエベラ〈植〉
alopecia 脱毛症
alopecia areata 円形脱毛症
Aloysia triphylla レモンバーベナ
Alpinia zerumbet ゲットウ〈精油〉
Alzheimer['s] disease アルツハイマー病
Ambroise Pare パレ
ambulation 歩行
amenorrhea 無月経
american wormseed アメリカアリタソウ〈植〉
amputation 切断
amputation neuroma 断端神経種
amputation stump 断端
amputation stump plasty 断端形成[術]

amygdala　扁桃体
amyloidosis　アミロイドーシス
anaerobic exercise　無酸素[性]運動
anal laceration　肛門裂創
anal pruritus　肛囲瘙痒症
analg[es]ia　痛覚消失[症]
analgesia　鎮痛
analgesic　鎮痛薬
analysis　分析
anaphylactic shock　アナフィラキシーショック
anastomosis　吻合
androgen　アンドロゲン
anemia　貧血
anesthesia　麻酔[法]，感覚脱失
anesthesis dolorosa　有痛感覚消失
anethole　アネトール〈化物〉
Anethum graveolens　ディル〈精油〉
angel care　エンゼルケア
angelic acid　アンジェリック酸〈化物〉
angelic ester　アンゲリックエステル〈化物〉
angelica　アンジェリカ〈植・精油〉
Angelica archngelica　アンジェリカ〈植・精油〉
angina　狭心症
anhidrosis　無汗[症]
Aniba rosaeodora　ローズウッド〈植・精油〉
animal therapy　アニマルセラピー
anise　アニス〈植〉
aniseed　アニシード〈精油〉

ankle　足関節，足関節部
ankle clonus　足クローヌス
ankle jerk　アキレス腱反射
ankle joint　足関節
ankylosis　強直
Annonaceae　バンレイシ科〈植〉
anomaly　奇形，異常〈形〉
anorexia　食欲不振
anorexia cachexia syndrome　悪液質症候群
anovulation　無排卵
antalgic gait　疼痛回避歩行
anteflexion　前屈
antepartum　分娩前
anterior cingulate cortex　前部帯状回皮質
Anthemis nobilis　カモミール・ローマン
anthroposophical medicine　人智医学
antiaging　抗加齢
antiallergic agent　抗アレルギー剤
antiandrogenic activity　抗アンドロゲン作用
antibacterial action　抗菌[作用]
anticipatory grief　予期悲嘆
anticonvulsant　抗けいれん薬
antidepressant [effect]　抗鬱[作用]
antifungal action　抗真菌作用
antihistamine　抗ヒスタミン剤
anti-inflammatory [action]　抗炎症[作用]
antioxidant　抗酸化[作用]の

antiphlogistic analgetic　消炎鎮痛
anti-scarring　抗瘢痕化
antiseptic　抗菌[作用]
antistress effect　抗ストレス作用
antithrombotic　抗血栓[作用]
antitussive action　鎮咳作用
anxiety　不安
aphtha　アフタ
aphthous stomatitis　アフタ性口内炎
Apiaceae　セリ科〈植〉
apiol　アピオール〈化物〉
aplasia　無形成
aplasia cutis　皮膚欠損症
apocrine sweat gland　アポクリン汗腺
Apocynaceae　キョウチクトウ科〈植〉
apophysis　突起
apoptosis　アポトーシス
appendicitis　虫垂炎
application　塗布
apricot kernel　アプリコットカーネル〈希釈油〉
arachidonic acid　アラキドン酸
arachnoid　くも膜
arachnoiditis　くも膜炎
arch of foot　足アーチ
area cutanea　皮野
areflexia　反射消失
argan oil　アルガンオイル〈希釈油〉
Argania spinosa　アルガンオイル〈希釈油〉
arnica　アルニカ〈希釈油〉
Arnica montana L.　アルニカ〈希釈油〉
aroma bath　アロマバス
aroma compress　アロマ湿布
aroma pot　アロマポット
aromadendrene　アロマデンドレン〈化物〉
aromatherapy　アロマセラピー
aromatherapy treatment　トリートメント
aromatic bath　芳香浴
aromatic plant　芳香植物
aromatic water　芳香蒸留水
aromaticity　芳香性
aromatogramme disk method　アロマトグラムディスク法
aromatogramme method　アロマトグラム法
arrhythmia　不整脈
arsenical keratosis　砒素角化症
art therapy　絵画療法, 芸術療法
Artemisia dracunculus　タラゴン〈植・精油〉
arterial ulcer　動脈性潰瘍
arteriosclerosis　動脈硬化[症]
arteriosclerosis obliterans　閉塞性動脈硬化症
arteriovenous aneurysm　動静脈瘤
arteriovenous malformation　動静脈奇形
arteritis　動脈炎
arthralgia　関節痛
arthritis　関節炎

arthritis purulenta 化膿性関節炎
arthrocentesis 関節穿刺
arthrofibrosis 関節癒着
arthrography 関節造影[法]
arthropathy 関節症
arthroscope 関節鏡
arthrosis 関節症, 変形性関節症
arthrosis deformans 変形性関節症
articular capsule 関節包
articular cavity 関節腔
artificial bone material 人工骨
artificial limb 義肢
ascaridole アスカリドール〈化物〉
ascending 上行の〈形〉
ascending colon 上行結腸
ascites 腹水
ASO 閉塞性動脈硬化症
asphyxia 仮死
aspiration 吸引
aspiration pneumonia 誤嚥性肺炎
assimilation 癒合[症]
assistance exercise 介助運動
assistive exercise 介助運動
asteatosis 皮脂欠乏症
asteatotic eczema 皮脂欠乏性湿疹
Asteraceae キク科〈植〉
asthma 喘息
asthmatical bronchitis 小児喘息
astriction 収斂作用
AT 絵画療法, 芸術療法
ataxia 運動失調
atheroma 粉瘤
atlas cedarwood シダーウッド・アトラス
atonia 無緊張
atopic dermatitis アトピー性皮膚炎
atopic disease アトピー性疾患
atopic disorder アトピー性疾患
atopic dry skin 小児乾燥型湿疹
ATP アデノシン三リン酸
atresia 閉鎖症
atresia of urethra 尿道閉鎖
atrophia cutis 皮膚萎縮症
atrophia cutis senilis 老人性皮膚萎縮症
atrophic vaginitis 萎縮性腟炎
atrophoderma 皮膚萎縮症
atrophy 萎縮
atypical angina 異型狭心症
atypical facial neuralgia 非定型顔面痛
Australian pine オーストラリア松
autonomic nerve 自律神経
autosensitization dermatitis 自家感作性皮膚炎
Avicenna アヴィケンナ
avocado アボカド〈希釈油〉
avulsion 剥離
avulsion fracture 剥離骨折
axilla 腋窩
axillary block 腋窩ブロック
axillary cavity 腋窩
axilllaryhy perhidrosis 腋窩多汗症
axon 軸索
ayurveda アーユルヴェーダ
azulene アズレン〈化物〉

Aδ fiber　Aδ線維

B

β-caryophyllene　カリオフィレン〈化物〉

β-caryophyllene alcohol　カリオフィレノール

β-citronellol　β-シトロネロール

back pain　背部痛

backache　背部痛

bacterial skin flora　皮膚常在細菌叢

bacterial vaginosis　細菌性腟症

bactericidal action　殺菌[作用]

bacteriostatic action　静菌作用

bad breath　口臭

balneotherapy　温泉療法

bandage　包帯

barrier function　バリア機能

base material　基剤, 基材

baseball elbow　野球肘

base note　ベースノート

basil　バジル〈植・精油〉

bath　沐浴

bathing methods　入浴法

bay [laurel]　ベイ[ローレル]〈植・精油〉

BBB　血液脳関門

Beau line　爪甲横溝

bed bath　清拭

bed-ridden　寝たきり〈形〉

bedsore　褥瘡

Bell's palsy　ベル麻痺

benign prostatic hyperplasia　前立腺肥大症

benzaldehyde　ベンズアルデヒド〈化物〉

benzoin　ベンゾイン〈精油〉

benzyl acetate　酢酸ベンジル〈化物〉

benzylbenzoate　安息香酸ベンジル〈化物〉

bereavement　死別

bergamot　ベルガモット〈植・精油〉

bergamotene　ベルガモテン〈化物〉

bergapten　ベルガプテン〈化物〉

Betula　カバノキ科〈植〉

big toe　母趾

bile　胆汁

binomial distribution　二項分布

bioavailability　バイオアベイラビリティー

biofilm　バイオフィルム

biological false positive reaction　生物学的偽陽性反応

biopsy　生検[術]

birch　カバノキ科〈植〉

birth palsy　分娩麻痺

bisabolene　ビサボレン〈化物〉

bisabolene oxide A　ビサボレンオキサイド A〈化物〉

bisabolol　ビサボロール〈化物〉

bisabolol oxide A　ビサボロールオキサイド A〈化物〉

bisabolol oxide B　ビサボロールオキサイド B〈化物〉

bite　刺傷

black cumin seed　ブラッククミンシード〈希釈油〉
black light　ブラックライト
black pepper　ブラックペッパー〈植・精油〉
black spruce　ブラックスプルース
bladder cancer　膀胱癌
bladder outlet obstruction　膀胱排出閉塞
bleeding　出血
blend　ブレンド
blend oil　ブレンドオイル
blending　ブレンディング
block　ブロック
blood purification　血液浄化[作用]
blood-brain barrier　血液脳関門
blow-out fracture　吹き抜け骨折
body fluid　体液
bone　骨
bone atrophy　骨萎縮
bone marrow　骨髄
bone mineral content　骨塩量
bone mineral density　骨塩密度
bone turnover marker　骨代謝マーカー
BOO　膀胱排出閉塞
borage oil　ボリジオイル〈希釈油〉
Borago officinalis　ボリジオイル〈希釈油〉
borneol　ボルネオール〈化物〉
bornyl acetate　酢酸ボルニル〈化物〉
Boswellia carteri　フランキンセンス〈植・精油〉

botanical name　植物の学名
Bowen's disease　ボーエン病
bowleg　内反膝
BPH　前立腺肥大症
brachial [plexus] block　腕神経叢ブロック
brachial plexus　腕神経叢
brachial plexus injury　腕神経叢損傷
brachial plexus palsy　腕神経叢麻痺
brachialgia　上肢痛
breakthrough pain　突出痛
breast　乳房
breast flare　乳房発赤
breast massage　乳房マッサージ
breast reconstruction　乳房再建
bromidrosis　臭汗症
bronchial asthma　気管支喘息
bronchodilator　気管支拡張薬
bruise　挫傷，皮下出血，打撲[傷]
bubble bath　気泡浴，水治療法
buckling　ねじれ
Buerger disease　バージャー病
bulging　突出
bulla　水疱
bullosis　水疱症
bullosis diabeticorum　糖尿病性水疱
bullous　水疱症
burn　熱傷
burning pain　灼熱痛
bursa　滑液包
Burseraceae　カンラン科〈植〉

bursitis 滑液包炎
butterfly erythema 蝶形紅斑
buttock 臀部

C

C fiber C線維
C. flexuosus レモングラス(東インド)〈精油〉
C.limon レモン〈精油〉
CA 癌(がん)
Ca 癌(がん)
cachexia 悪液質
cadinene カジネン〈化物〉
cajuput カユプテ〈植・精油〉
calcaneal paratendinitis アキレス腱周囲炎
calcaneal tendon アキレス腱
calcaneus 踵骨
calcific tendinitis 石灰性[化]腱炎
calcification 石灰化
calcinosis 石灰沈着症
calcium deposit 石灰沈着
calendula カレンデュラ〈精油〉
Calendula officinalis カレンデュラ〈希釈油〉
calendula tincture カレンデュラ・チンキ
calf 腓腹
calf muscles 腓腹筋群
callosity 胼胝
callus 化骨, 胼胝
CAM 補完代替医療
camellia 椿

camphene カンフェン〈化物〉
camphor カンファー〈化物〉, 樟脳
canal stenosis 脊柱管狭窄症
Cananga odorata var. genuina イランイラン〈植・精油〉
cancellous bone 海綿骨
cancer 癌(がん)
cancer pain がん[性]疼痛
cancer survivor がんサバイバー
Candida albicans カンジダ・アルビカンス
candidiasis カンジダ症
canities 白毛[症]
Cannabis sativa ヘンプシードオイル〈希釈油〉
capitate 有頭骨
capsulitis 関節包炎
caraway キャラウェイ〈植・精油〉
carbuncle 癤, 癰(よう)
carbunculus 癤
carcinoma 癌(がん)
carcinoma in situ 表皮内癌
carcinoma spinocellulare 有棘細胞癌
cardamon カルダモン〈植・精油〉
care house 介護施設
caring ケアリング
carious cavity 齲窩(うか)
carious cavity disinfectant 齲窩消毒薬
carminative action 駆風作用
carpal joint 手関節
carpometacarpal joint CM[C]関節

carpus 手首
carrier oil キャリアオイル
Cartharmus tinctorius ベニバナオイル〈希釈油〉
cartilage 軟骨
Carum carvi キャラウェイ〈植・精油〉
carvacrol カルバクロール〈化物〉
caryophyllene oxide カリオフィレンオキサイド
Caryopyllaceae ナデシコ科〈植〉
cast ギプス
causalgia カウザルギー，灼熱痛
cavity liner キャビティライナー
cecum mobile 移動盲腸
cedarwood シダーウッド〈精油〉
cedrene セドレン〈化物〉
cedrol セドロール〈化物〉
Cedrus atlantica シダーウッド〈精油〉
cellulitis 蜂窩織炎
central pain 中枢[性]疼痛
central sensitization 中枢性感作
ceramide セラミド
cerebral hemorrhage 脳出血
cerebral infarction 脳梗塞
cerebral palsy 脳性麻痺
cerebrospinal fluid 髄液，脳脊髄液
cervical disc hernia 頸椎椎間板ヘルニア
cervical discopathy 頸椎椎間板症
cervical myelopathy 頸髄症
cervical orthosis 頸椎装具

cervical spondylosis 頸椎症
cervical spondylotic radiculopathy 頸椎症性神経根症
cervical sprain 頸椎捻挫
cervix 頸
CFVR 冠動脈血流予備能
Chamaecyparis obtusa ヒノキ科〈植・精油〉
Chamaemelum nobile カモミール・ローマン
chamazulene カマズレン〈化物〉
chamomile カモミール〈植・精油〉
chamomile german カモミール・ジャーマン
chamomile roman カモミール・ローマン
chavicol methyl ether チャビコールメチルエーテル〈化物〉
chemical burn 化学熱傷
chemical structure 化学構造
chemiluminescence 化学発光
chemoreceptor 化学受容体
chemotherapy 化学療法
chemotype ケモタイプ
Chenopodium ambrosioides L. アメリカアリタソウ〈植〉，アリタソウ〈植〉
chest pain 胸痛
chewing 咀嚼（そしゃく）
chickenpox 水痘
childhood asthma 小児喘息
childrenbirth class 母親学級
chilblain 凍傷

chloasma of pregnancy (gravidarum)　妊娠性肝斑（雀斑）
cholelithiasis　胆石［症］
chondroitin　コンドロイチン
chromatosis contact dermatitis　色素性接触皮膚炎
chronic arterial obstruction　慢性動脈閉塞症
chronic cystitis　慢性膀胱炎
chronic eczema　慢性湿疹
chronic epididymitis　慢性精巣上体炎
chronic pain　慢性［疼］痛
chronic pain syndrome　慢性疼痛症候群
chronic prostatitis-like syndrome　慢性前立腺炎様症候群
chronic pyelonephritis　慢性腎盂腎炎
chronic renal failure　慢性腎不全
chronic rheumatoid arthritis　慢性関節リウマチ
chronic toxicity　慢性毒性
cicatrical contracture　瘢痕拘縮
cicatrix　瘢痕
cicatrization　瘢痕形成
ciclic sesquiterpenes　環式セスキテルペン
1,8-cineole　1,8-シネオール〈化物〉
cineole　シネオール〈化物〉
cingulate gyrus　帯状回
cinnamic aldehyde　桂皮アルデヒド
Cinnamomum zeylanicum　シナモン葉
cinnamon　シナモン〈植・精油〉
cinnamon leaf　シナモン葉
cinnamon oil　桂皮油
circadian rhythm　サーカディアンリズム
cis-β-osimene　シス-β-オシメン〈化物〉
Cistacease　ハンニチバナ科〈植〉
citral　シトラール〈化物〉
citronella　シトロネラ〈植・精油〉
citronellal　シトロネラール〈化物〉
citronellol　シトロネロール〈化物〉
citronellyl formate　蟻酸シトロネリル〈化物〉
citronellyl acetate　酢酸シトロネリル〈化物〉
citrus　柑橘系
Citrus aurantifolia　ライム〈精油〉
Citrus aurantium var. amara　ネロリ〈精油〉，プチグレン〈精油〉，オレンジ・ビター〈精油〉
Citrus bergamia　ベルガモット〈植・精油〉
Citrus junos　ゆず〈植・精油〉
Citrus limonum　レモン〈植・精油〉
Citrus paradisi　グレープフルーツ〈植・精油〉
Citrus reticulata / C. nobilis　マンダリン〈植・精油〉
Citrus sinensis　オレンジ・スイート〈精油〉
clamp　鉗子

clary sage　クラリセージ〈植・精油〉
classification　分類
claudicatio intermittens　間欠性跛行
claudication　跛行
Claudius Galenos　クラディウス・ガレノス(ガレン)
clavicle　鎖骨
clavus　うおのめ，鶏眼
climacteric (menopausal) symptom　更年期障害
climacteric disturbance (disorder)　更年期障害
climacterium　更年期
clonus　クローヌス
clove　クローブ〈植・精油〉
clove oil　チョウジ〈精油〉
clubbed finger　ばち状指
clubfoot　内反足
cluster headache　群発頭痛
cluster of symptom　症状クラスター
coalition　癒合［症］
coccydynia　尾骨痛
coccygodynia　尾骨痛
coconut　ココナッツ〈希釈油〉
Cocos nucifera　ココナッツ〈希釈油〉
cognitive behavioral therapy　認知行動療法
cognitive impairment　認知機能障害
cohort study　コホート研究
cold abscess　冷膿瘍
cold compress　冷湿布

cold diuresis　利尿
colic pain　疝痛
collagen　コラーゲン
collapse　圧潰
collodiaphyseal angle　頸体角
colorimentric method　比色法
colostrum　初乳
comedo　面皰
comfort　癒し
comfrey　コンフリー〈希釈油〉
Commiphora myrrha　ミルラ〈植・精油〉
compartment block　コンパートメントブロック
compartment syndrome　コンパートメント症候群
compatibility　適合
competition sports　競技スポーツ
complementary & alternative medicine　補完代替医療
complex regional pain syndrome　複合性局所疼痛症候群
compound dislocation　開放脱臼
compound fracture　開放骨折
compounding agent　配合剤
comprehensive care　包括的ケア
compress　圧迫包帯，湿布
compression　圧搾法，圧迫
compression bandage　圧迫包帯
compression dressing　圧迫包帯
compression fracture　圧迫骨折
compression myelopathy　圧迫［性］脊髄症

compression neuropathy 圧迫[性]神経障害

computed tomography コンピュータ断層撮影

conception 妊娠

conduction anesthesia 伝達麻酔[法]

conduction velocity 伝導速度

condyloma acuminatum 尖圭コンジローマ

confusion 混乱

congenital anomaly 先天異常

congestion うっ血

congruence 適合

connective tissue 結合[組]織

conservative 保存[的]

conservative therapy 保存的療法

constipation 便秘

constriction injury model 絞扼性神経損傷モデル

contact dermatitis 接触皮膚炎

contagion 伝染

contagious pustular dermatitis 膿痂疹性湿疹

contraction 収縮

contracture 拘縮

contracture of joint 関節拘縮

contraindication 禁忌

contralateral 対側

contrast material 造影剤

contrast medium 造影剤

contused wound 挫傷

contusion 挫傷, 打撲[傷]

conversion hysteria 癲癇(てんかん)ヒステリー

convulsion 痙攣

cooling down 整理運動(体操), クールダウン

coracoacromial ligament 烏口鎖骨靱帯

coracoid process 烏口突起

cordotomy コルドトミー

coriander コリアンダー〈植・精油〉

Coriandrum sativum コリアンダー〈植・精油〉

corn うおのめ

coronary flow velocity reserve 冠動脈血流予備能

coronary spastic angina 冠攣縮性狭心症

correction 矯正

corrective cast 矯正ギプス

cortical bone 皮質骨

corticosteroid 糖質コルチコイド

cortisol コルチゾール

cortisone コルチゾン

Corylus avellan ヘーゼルナッツオイル〈希釈油〉

cosmetic surgery 美容外科

cosmetics 化粧品

costal cartilage 肋軟骨

costalgia 肋骨痛

costoclavicular syndrome 肋鎖症候群

coumarin クマリン〈化物〉

coxa valga 外反股

coxalgia 股関節痛
coxarthrosis 股関節症，変形性股関節症
coxitis 股関節炎
cramp 痙攣
crawling 四つ這い
crease 皮線
creatinine クレアチニン
crepitation 軋音
CRF 慢性腎不全
crista cutis 皮丘
critical point 臨界点
crohn's disease クローン病
CRPS 複合性局所疼痛症候群
cruciate ligament 十字靭帯
crush syndrome 圧挫症候群，挫滅症候群
crusta lactea 乳痂
cryogenic burn 凍傷
cryosurgery 凍結手術
cryotherapy 凍結療法
cryptococcosis クリプトコッカス症
CSR 頸椎症性神経根症
CT コンピュータ断層撮影
cubitus 肘
cubitus valgus 外反肘
cumin クミン〈植・精油〉
cuminaldehyde クミンアルデヒド〈化物〉
Cuminum cyminum クミン〈植・精油〉
cupressaceae ヒノキ(科)〈植・精油〉
Cupressus sempervirens サイプレス〈精油〉
curette 鋭匙
curretage 搔爬術
cutaneous sensitization 皮膚感作
cutis 皮膚
cutis laxa 皮膚弛緩症
cutis marmorata 大理石様皮斑
cyclic sesquiterpene 環式(状)セスキテルペン
Cymbopogon citratus レモングラス(西インド)〈植・精油〉
Cymbopogon martinii パルマローザ〈精油〉
cymene シメン〈化物〉
cypress サイプレス〈精油〉
cyst 嚢腫，嚢胞
cystomyxoma 粘液嚢腫
cytochrome シトクロム
cytochromeP450 シトクロム P450
cytokine サイトカイン
cytotoxicity 細胞毒性

D

dandruff ふけ
deafferentation pain 求心路遮断性疼痛
death rattle 死前喘鳴
deathwatch 看取り
debridement デブリードマン
decanal デカナール〈化物〉
decision making 意思決定
decubitus 臥位，褥瘡

decubitus ulcer 褥瘡
deep burn 皮下熱傷
deep dermal burn 真皮深層熱傷
deep vein thrombosis 深部静脈血栓症
deep venous thrombosis 深部静脈血栓症
deformans coxae juvenilis ペルテス病
degenerative arthritis 変形性関節症
degranulation 脱顆粒
delayed growth 発育遅延
delayed palsy 遅発[性]麻痺
delayed type allergy 遅延型アレルギー
delayed-type hypersensitivity 遅延型反応
delirium 終末期せん妄, せん妄
delivery 自然分娩, 分娩
deltoid ligament 三角靱帯
dementia 認知症
dementia with Lewy bodies レビー小体型認知症
Demodex folliculorum ニキビダニ
Demodex folliculorum ver hominis 毛包虫
dental 歯科[の]〈形〉
dental caries 齲蝕(うしょく)
dental phenol camphor 歯科用フェノールカンファー
dental plaque 歯垢
dentate line 歯状線

dentifrice 歯磨剤
dentistry 歯科[の]〈形〉
denture ulcer 義歯性潰瘍
deoxidateion 還元
depigmentation 色素脱失[症]
depressed fracture 陥没骨折
depression うつ
depressive symptom うつ症状
dermadrome デルマドローム
dermatan sulfate デルマタン硫酸〈化物〉
dermatitis 皮膚炎
dermatitis solaris 日光皮膚炎
dermatographic test 皮膚紋画症テスト
dermatome ダーマトーム, デルマトーム
dermatophyte 白斑, 皮膚糸状菌[症]
dermatophytosis 皮膚糸状菌[症]
dermis 真皮
dermoepidermal junction 表皮真皮接合[境界]部
dermographism 皮膚描記症
dermography デルモグラフィ
descending pain inhibitory system 下行性疼痛抑制系
desensitization therapy 減感作療法
desquamation 落屑
detoxification 解毒[作用]
devascularization 血行遮断
deviation 偏位
diabetes insipidus 尿崩症

diabetes mellitus 糖尿病
diabetic gangrene 糖尿病性壊疽
diabetic gastoenteropathy 糖尿病胃腸症
diabetic nephropathy 糖尿病腎症
diabetic neuropathy 糖尿病神経症
diabetic retinopathy 糖尿病性網膜症
diarrhea 下痢
diascopy 硝子圧法
diet ダイエット
diet therapy 食事療法
difficulty in urination 排尿困難
diffuser ディフューザー，芳香拡散器
digit 趾，指
digital block 指ブロック
dill ディル〈精油〉
DIP 遠位指（趾）節関節
dipedal walking 二足歩行
dipenten ジペンテン〈化物〉
diplegia 両側麻痺，両麻痺
disability 能力低下
discending 下行の〈形〉
discending colon 下行結腸
disc herniation 椎間板ヘルニア
discharge 排出［物］
discitis 椎間板炎
discopathy 椎間板症
disinfectant action 消毒作用
disk, disc 椎間板
disk diffusion method ディスク拡散法

dislocation 脱臼，転位
displacement 転位
distal 遠位〈形〉
distal interphalangeal joint 遠位指（趾）節関節
distal phalanx 末節骨
distillation 蒸留法
distortion 捻挫
disturbance of sleep induction 入眠障害
disuse atrophy 廃用［性］萎縮
disuse syndrome 廃用症候群
diterpene ジテルペン〈化物〉
diterpenol ジテルペノール〈化物〉
diuresis 利尿
diuretic action 利尿作用
DLB レビー小体型認知症
dolphin therapy イルカ療法
dorsal flexion 背屈
dorsal horn 脊髄後角
dorsal root ganglion 後根神経節
dorsiflexion 背屈
Douglas pouch ダグラス窩
drainage ドレナージ，排液，排液法
drape 覆い布
dressing 包帯
DRG 後根神経節
drop foot 下垂足
drop hand 下垂手
dropper ドロッパー
drug disposition kinetic 薬物体内動態
drug eruption 薬疹

dry mouth　ドライマウス
dry socket　ドライソケット
dry type inhalation technique　乾式吸入法
Dryobalanops aromatica　竜脳樹
DTH　遅延型反応
dull pain　鈍痛
dura mater　硬膜
DVT　深部静脈血栓症
dysautonomia　自律神経失調症
dysesthesia　感覚異常（自発的におこる）
dyshidrosis　汗疱
dyshidrotic eczema　異汗性湿疹
dyskeratosis　異常角化
dyslipidemia　脂質異常症
dysmenorrhea　月経困難症
dysphagia　嚥下障害
dysplasia　異形成
dyspnea　呼吸困難
dysraphism　癒合不全
dysrhythmia　リズム障害
dystrophy　異栄養症
dysuria　排尿困難，排尿痛

E

earache　耳痛
early pregnancy　妊娠初期
early childhood　幼児期
ecchymosis　斑状出血，皮下溢血
ECG　心電図
ectopic　異所性の〈形〉
ectopic bone formation　異所性骨形成
ectopic calcification　異所性石灰化
ectopic ossification　異所骨化
eczema　湿疹
eczema impetiginous　膿痂疹性湿疹
ED　勃起不全〔症〕
edema　水腫，浮腫
edema of lower limbs (extremities)　下腿浮腫
EEG　脳波
effleurage　エフラージュ，軽擦法
ejaculation　射精
ejaculatory incompetence　射精不全症
Elaeis gineensis　パームカーネル〈希釈油〉
elastic fiber　弾性線維
elasticity　弾性
elbow　肘
elbow joint　肘関節
elecampane　エレキャンペーン〈精油〉
electric coordinate system　電気座標系
electric fan type diffuser　電動ファン式ディフューザー
electric injury　電撃傷
electrocardiogram　心電図
electroencephalograph　脳波
electrolysis　電気分解
electromyogram　筋電図
electromyograph　筋電計
elephantiasis　象皮症

Elettaria cardamomum カルダモン〈植・精油〉
elevation 挙上
ELISA エライザ
embolism 塞栓症
EMG 筋電図
emollient ointment 皮膚軟化剤
emotion 情動
emotional reaction 情動反応
emphysema 肺気腫
empowerment エンパワーメント
empty-nest syndrome 空の巣症候群
EMR 内視鏡的粘膜切除
emulsion 乳剤
emulsion ointment 乳剤性軟膏
enanthema 粘膜疹
endocrine 内分泌
endometriosis 子宮内膜症
endorphin エンドルフィン
endoscopic mucosal resection 内視鏡的粘膜切除
endoscopic papillotomy 内視鏡的乳頭切開
endoscopic sphincterotomy 内視鏡的乳頭括約筋切開
endoscopic submucosal dissection 内視鏡的粘膜下層剥離術
endothelium 内皮
enflerage 冷浸法
enfleurage アンフルラージュ, 油脂吸着法
enrichment エンリッチメント

environmental factor 環境因子
enzyme labeled antibody technique 酵素標識抗体法
enzyme linked immuno sorbent assay エライザ
ephelis 雀卵斑
epidermal appendage 皮膚付属器, 表皮付属器
epidermal atrophy 表皮萎縮
epidermal burn 表皮熱傷
epidermal cyst 表皮嚢腫
epidermal-dermal junction 表皮真皮接合[境界]部
epidermis 表皮
epidural analgesia 硬膜外鎮痛法
epidural block 硬膜外ブロック
epidural space 硬膜外腔
epidural spinal cord stimulation 硬膜外脊髄電気刺激法
epilepsy 癲癇(てんかん)
epiphyseal line 骨端線
epitheli[ali]zation 上皮化
epithelial cell layer 上皮細胞層
epithelium 上皮
eponychium 爪上皮
EPT 内視鏡的乳頭切開
equilibrium 平衡状態
erectile dysfunction 勃起不全[症]
Ericaceae ツツジ科〈植〉
erosion びらん
eruption 皮疹
erysipelas 丹毒
erythema 紅斑

erythema multiforme exudativum 多形[滲出性]紅斑

erythema mycoticum infantile 乳児寄生菌性紅斑

erythromelalgia 皮膚紅痛症

ESD 内視鏡的粘膜下層剥離術

essential hypertension 本態性高血圧

essential oil 精油, エッセンシャルオイル

EST 内視鏡的乳頭括約筋切開

ester エステル類〈化物〉

esthetic aromatherapy エステティック・アロマセラピー（米）

estragole エストラゴール〈化物〉

estragona タラゴン〈植・精油〉

estrogen エストロゲン

estrogenic effect エストロゲン様作用

eucalyptol ユーカリプトール〈化物〉

eucalyptus ユーカリ〈植・精油〉, ユーカリ・ラジアータ

eucalyptus blue gum ブルーガム〈精油〉, ユーカリ・グロブルス

Eucalyptus citriodora レモンユーカリ

Eucalyptus globulus ユーカリ・ブルーガム〈精油〉, ユーカリ・グロブルス

Eucalyptus radiata ユーカリ・ラジアータ

Eucalyptus smithii ガリーガム〈精油〉

Eugenia caryophyllata クローブ〈植・精油〉

eugenol オイゲノール〈化物〉

eugenol acetyl 酢酸オイゲニル〈化物〉

European pine ヨーロッパ松

European red pinescotch pine ヨーロッパ・アカマツ〈精油〉

evacuation 排除

evening primrose イブニングプリムローズ〈希釈油〉, 月見草

exanthema subitum 突発性発疹[症]

exclusion 排除

excoriation 擦過傷, 表皮剥離

excretion 排泄

excursion 可動域

exercise 運動, 訓練, 体操

expectorant action 去痰作用

expression 圧搾法

extension 伸展

extensor 伸筋

external carotid artery 外頸動脈

external jugular vein 外頸静脈

external rotation 外旋

extirpation 摘出[術]

extraction 抽出法

extrinsic 外因性

exudate 浸出液

F

Fabaceae マメ科〈植〉

facial [nerve] palsy ベル麻痺

facial nerve palsy　顔面神経麻痺
facial steam　フェイシャルスチーム
facilitation　促通
fall　転倒
family　科名
farnesol　ファルネソール〈化物〉
fascia　筋膜
fascia lata　大腿筋膜
fascitis　筋膜炎
fat　油脂
fatigue　疲労
fatigue fracture　疲労骨折
fatty acid　脂肪酸
FCF　フロクマリンフリー
felon　瘭疽
femoral head prosthetic replacement　大腿骨頭置換［術］
femoral neck [fracture]　大腿骨頸部［骨折］
fennel　フェンネル〈植・精油〉
fernesene　ファルネセン〈化物〉
fetal death　死産
fetus　胎児
fever　発熱
fibromyalgia　線維筋痛症
finger　指
finger pulp　指腹
fingertip　指尖
first-step　第1段階
fissured nipple　乳頭亀裂
fitness　フィットネス
fitting　適合
flap　皮弁

flare　発赤
flat feet　扁平足（偏平足）
flatfoot　扁平足（偏平足）
flaxseed oil　亜麻仁油〈希釈油〉
flexion　屈曲，前屈
flexion contracture　屈曲拘縮
flexor retinaculum　屈筋支帯
floral water of orange flower　オレンジフラワーウォーター
fluctuation　波動
fluoroscopy　X線透視
focal infection　病巣感染
focus　病巣
Foeniculum vulgare　フェンネル〈植・精油〉
follicle stimulating hormone　卵胞刺激ホルモン
folliculitis　毛包［嚢］炎
foot arch　足アーチ
foot bath　足浴
foot pain　足痛
foot sole　足のうら
footdrop　下垂足
forceps　鉗子
forearm　前腕
foreign body giant cell　異物巨細胞
foremilk　初乳
forest therapy　森林セラピー
fracture　骨折
Frankel classification　Frankel分類
Frankincense　フランキンセンス〈植・精油〉

frankincense 乳香
freckle 雀卵斑
free [vascularized] flap 遊離[血管柄付き]皮弁
free graft 遊離移植
free skin graft 遊離植皮[片]
free testosterone 遊離型テストステロン
frequent micturition 頻尿
frequent urination 頻尿
friction フリクション，強擦法
frostbite しもやけ，凍傷
frozen shoulder 肩関節周囲炎，五十肩，凍結肩
FSH 卵胞刺激ホルモン
fulgurant pain 電撃[様]痛
full bath 全身浴
functional arm 機能的義手
functional brace 機能装具，機能的装具
functional dysmenorrhea 原発性(機能性)月経困難症
functional orthosis 機能装具，機能的装具
functional position 機能肢位，良肢位
fundus of uterus 子宮底
fungus 真菌[症]
funnel breast 漏斗胸
funnel chest 漏斗胸
furanocoumarin フラノクマリン〈化物〉
furfural フルフラール〈化物〉
furfurol フルフロール〈化物〉
furocoumarin フロクマリン〈化物〉，フラノクマリン〈化物〉
furocoumarin-free フロクマリンフリー
furuncle 節
furunculosis 癤腫症
furunculus 節
fusion 癒合[症]

G

γ-amino-butyric acid A receptor $GABA_A$ 受容体
gait 歩行，歩容
gait pattern 歩容
gallbladder 胆嚢
ganglion ガングリオン，神経節
gangrene 壊疽
gargle 含嗽剤
gargling 含嗽
garlic ガーリック〈植・精油〉
gas chromatograph mass spectrometer ガスクロマトグラフ質量分析
gas chromatography ガスクロマトグラフィー
gas exchange ガス交換
gastric cancer 胃癌
gastric gland 胃腺
gastritis 胃炎
gate control theory ゲートコントロール説
Gaultheria procumbens ウィンタ

ーグリーン〈植・精油〉
GC ガスクロマトグラフィー
GCMS ガスクロマトグラフ質量分析
general fatigue 全身倦怠感
generalized hyperhidrosis 全身性多汗症
generic name 属名
genetic factor 遺伝的素因
genital 性器[性]の〈形〉
genital candidiasis 性器カンジダ症
genu valgum 外反膝
genu varum 内反膝
Gentella asiatica インディアンペニーワート〈植〉
Geraniaceae フウロソウ科〈植〉
geranial ゲラニアール〈化物〉
geraniol ゲラニオール〈化物〉
geranium ゼラニウム〈植・精油〉
geranium bourbon ゼラニウム・ブルボン
geranium egypt ゼラニウム・エジプト
geranyl acetate ゲラニルアセテート〈化物〉
geranyl acetate 酢酸ゲラニル〈化物〉
geranylformate 蟻酸ゲラニル〈化物〉
geranylic acid ゲラニル酸[類]〈化物〉
germacrene D ゲルマクレン D〈化物〉
gestation 妊娠

gestational edema 妊娠浮腫
giant cell 巨細胞
gibbus [deformity] 亀背
gigantocyte 巨細胞
ginger ジンジャー〈精油〉
gingerol ジンゲロール〈化物〉
gingivitis 歯肉炎
globulol グロブロール〈化物〉
glossodynia 舌痛[症]
glucosamine グルコサミン〈化物〉
glucuronidation グルクロン酸抱合
glutathione グルタチオン〈化物〉
glutathione-S-transferase グルタチオン-S-トランスフェラーゼ〈化物〉
glycoside 配糖体, グリコシド
GnRH agonist ゴナドトロピン放出ホルモンアゴニスト
gonadotropin 性腺刺激ホルモン
gonadotropin-releasing hormone agonist ゴナドトロピン放出ホルモンアゴニスト
gonalgia 膝関節痛, 膝痛
gonarthrosis 膝関節症, 変形性膝関節症
gonitis 膝関節炎
goose bumps reaction test 鳥肌反応検査
gout 痛風
gouty arthritis 痛風性関節炎
grade グレード
graft 移植[術]
grafting 移植[術]

gramineae　イネ科〈植〉
granular layer　顆粒層（小脳）
granulation　肉芽
granuloma　肉芽腫
granulomatosis　肉芽腫症
grapefruit　グレープフルーツ〈植・精油〉
grapeseed　グレープシード〈希釈油〉
Graves' disease　グレーブス病
gravidarum　妊娠悪阻
great toe　母趾
greater trochanter　大転子
grief　悲嘆
grief care　遺族ケア
growing pain　成長痛
growth　成長
growth period　成長期
GST　グルタチオン-s-トランスフェラーゼ〈化物〉
guaiacol　グアヤコール〈化物〉
Guillain-Barré syndrome　ギラン・バレー症候群
gully gum　ガリーガム〈精油〉

H

hacking　叩打法
hair　毛髪
hair follicle　毛包
hair papilla　毛乳頭
half-body bathing　半身浴
halitosis　口臭
hallux　母趾
hallux valgus　外反母趾

HAM-D　ハミルトンうつ病評価尺度
Hamilton depression scale　ハミルトンうつ病評価尺度
hamstring[s]　ハムストリング[ス]
hand bath　手浴
hand eczema　手湿疹
hand-shoulder syndrome　肩手症候群
Hansen's disease　ハンセン病
hapten　ハプテン
Hartmann operation　ハルトマン手術
Hashimoto disease　橋本病
hazelnut oil　ヘーゼルナッツオイル〈希釈油〉
HDL　高密度リポタンパク質
headache　頭痛
healing　癒し
heart burn　胸やけ
heart rate monitor　心拍計
Heberden nodes (arthrosis)　ヘバーデン結節
heel cord　アキレス腱
Helianthemum nummularium　ロックローズ〈植・精油〉
Helianthus annuus　サンフラワー〈希釈油〉
helichrysum　ヘリクリサム〈植・精油〉
Helichrysum angustifolium　ヘリクリサム〈精油〉
Helichrysum italicum　ヘリクリサム〈植・精油〉

Helicobacter pylori ピロリ菌
heliotherapy 日光療法
hematoma 血腫
hematuria 血尿
hemiplegia 半側麻痺，片麻痺
hemolytic jaundice 生理的黄疸
hemorrhage 出血
hemorrhoid 痔
hemostasis 止血
hemostat 止血剤
hempseed oil ヘンプシードオイル〈希釈油〉
hepatic coma 肝性昏睡
hereditary angioneurotic edema 遺伝性血管神経症性浮腫
herniated intervertebral disc 椎間板ヘルニア
herniation of lumbar disc （腰椎）椎間板ヘルニア
herpes ヘルペス，疱疹
herpes simplex 単純疱疹
herpes simplex virus 単純ヘルペスウイルス
herpes zoster 帯状疱疹
heterotopic ossification 異所骨化
hiba ヒバ〈植・精油〉
hiccup 吃逆
high performance liquid chromatography 高速液体クロマトグラフィー
high-density lipoprotein 高密度リポタンパク質
himachalene ヒマカレン〈化物〉

hinokitiol ヒノキチオール〈化物〉
hip bath 座浴，坐浴
hip pain 股関節痛
hippocampus 海馬
Hippokrates ヒポクラテス
hissop ヒソップ〈植・精油〉
histamine ヒスタミン
Hodgkin's lymphoma ホジキンリンパ腫
holistic 全人的，ホリスティック
hollow foot 凹足
homeopathy ホメオパシー
hormone replacement therapy ホルモン補充療法
hormone-like action ホルモン類似作用
horny cell layer 角質細胞層
horse therapy ホースセラピー，乗馬療法
horticultural therapy 園芸療法
hospice ホスピス
hospital (-acquired) infection 院内感染
hot compress 温湿布
HPLC 高速液体クロマトグラフィー
HRT ホルモン補充療法
HSV 単純ヘルペスウイルス
Human papillomavirus ヒト乳頭腫ウイルス
humpback 円背
humulene フムレン〈化物〉
Hungary water ハンガリー水
hyaline ヒアリン

hyaluronan　ヒアルロン酸
hyaluronate　ヒアルロン酸
hyaluronic acid　ヒアルロン酸
hydridifusion　ハイドロディフュージョン法
hydrocele　水腫
hydrodistillation　直接蒸留法
hydronephrosis　水腎症
hydrophilic ointment　親水軟膏
hydrotherapy　水治療法
hydroxylysine　ヒドロキシリジン〈化物〉
hydroxyproline　ヒドロキシプロリン〈化物〉
hypalg[es]ia　痛覚鈍麻
hyper[a]emia　充血
hyperalgesia　痛覚過敏[症]
hypercalcaemia　高カルシウム血症
hypercalcemia　高カルシウム血症
hypercholesterolemia　高コレステロール血症
hyperemesis　妊娠悪阻
hyperhidrosis　多汗[症], 発汗過多
hyperhidrosis palmaris et plantalis　手掌足底多汗症
Hypericaceae　オトギリソウ科〈植〉
Hypericum perforatum　セント・ジョーンズ・ワート〈希釈油〉
hyperpigmentation　色素増加[症]
hyperplasia　過形成
hyperreflexia　反射亢進
hypersensitivity　過敏症
hypertension　高血圧
hypertherm[o]esthesia　温覚過敏[症]
hyperthermia　温熱療法
hypertonic contraction　過強陣痛
hypertrichosis　多毛[症]
hypertriglyceridemia　高中性脂肪血症
hypertrophic osteoarthropathy　肥厚性骨関節症
hypertrophic scar　肥厚性瘢痕
hypertrophy　肥厚, 前立腺肥大症
hyperuricemia　高尿酸血症
hyperventilation syndrome　過換気症候群
hypesthesia　感覚低下
hypophysis　下垂体
hypothalamus　視床下部
hypothermia　低体温[症]
Hyssopus officinalis　ヒソップ〈植・精油〉

I

IASP　世界疼痛学会
iatrogenic　医原性
Ibn Sina　イブン・シーナ
IBS　過敏性腸症候群
IC　インフォームドコンセント
ICT　感染制御チーム
icterus　黄疸
idiopathic　特発性
IFN　インターフェロン
IgE antibody　IgE抗体
IL　インターロイキン

immediate type allergy 即時型アレルギー(過敏反応)

immune function 免疫能

immune system 免疫系

immunity 免疫

immunocompetent cell 免疫担当細胞

immunotherapy 免疫療法

impetigo 膿痂疹

impetigo contagiosa 伝染性膿痂疹

impingement syndrome インピンジメント症候群

implant インプラント

implantation 移植[術]

impressio[n] 圧痕

improvement of blood flow 血流促進作用[効果]

incarceration 嵌頓(かんとん)

incision 切開

incisure 切開

incomplete dislocation 亜脱臼

incontinence 失禁

incontinence of urine 尿失禁

index 示指(じし)

index finger 示指(じし)

indian penywort インディアンペニーワート〈植〉

indigenous bacteria 常在菌

induration 硬結

industrial grade インダストリアルグレード

infancy 幼児期

infant 乳児

infantile seborrhea 乳児脂漏性湿疹

infarction 梗塞

infected wound 感染創

infection 伝染

infection control team 感染制御チーム

infectious arthritis 感染性関節炎

infectious mononucleosis 伝染性単核症

infertility 不育症, 不妊[症]

infiltration 浸潤

inflammability 引火性

inflammation 炎症

influenza インフルエンザ

informed consent インフォームドコンセント

infrared rays 赤外線

ingrown nail 陥入(爪)

ingrown toenail 陥入(爪)

inhalation technique 吸入法

insomnia 不眠[症]

instability 不安定性

insular cortex 島皮質

integrated medicine 統合医療

integrative medicine 統合医療

intense pain 激痛

intercellular edema 表皮細胞間浮腫

intercostal nerve 肋間神経

intercostal neuralgia 肋間神経痛

interferon インターフェロン

interleukin インターロイキン

intermittent claudication 間欠性跛

行

internal derangement of knee joint 膝内障

internal fixation 内固定

internal rotation 内旋

international association for the study of pain 世界疼痛学会

interruption of pregnancy 妊娠中絶

intersitial cystitis 間質性膀胱炎

intervertebral disc 椎間板

intractable pain 頑痛

intracutaneous test 皮内反応

intraepidermal bulla 表皮内水疱

intrinsic 内因性, 内在性

Inula helenium. エレキャンペーン〈精油〉

inversion 内反

IR spectroscopy 赤外分光法

iridaceae アヤメ科〈植〉

irrigation 洗浄

irritable bowel syndrome 過敏性腸症候群

ischemia 虚血

ischemic heart disease 虚血性心疾患

ischemic pain 虚血性疼痛

ischialgia 坐骨神経痛

isoamyl angelate アンゲリカ酸イソアミル〈化物〉

isobutyl angelate アンゲリカ酸イソブチル〈化物〉

isomenthone イソメントン〈化物〉

isopinocamphone イソピノカンファー〈化物〉

isoprene イソプレン〈化物〉

isoprene unit イソプレン単位

itch 瘙痒[症]

IUPAC nomenclature system IUPAC命名法

izumi fever 泉熱

J

J. officinale ジャスミン〈精油〉

japanese cedar スギ

japanese peppermint ハッカ（薄荷）

japanese silver fir モミ〈植・精油〉

jasmine ジャスミン〈精油〉

Jasminum grandiflorum ジャスミン〈精油〉

jasmone ジャスモン〈化物〉

jaundice 黄疸

jaw 顎

Jean Valnet ジャン・バルネー

jet lag 時差ぼけ

joint 関節

joint capsule 関節包

joint cavity 関節腔

joint contracture 関節拘縮

joint fluid 関節液

joint mobility 関節可動性

joint puncture 関節穿刺

joint space 関節裂隙

jojoba oil ホホバオイル〈希釈油〉

JRA 若年性関節リウマチ

jumper's knee ジャンパー膝

juniper berry ジュニパーベリー〈精油〉

Juniperus communis ジュニパーベリー〈精油〉

Juniperus virginiana シダーウッド・バージニア

juvenile rheumatoid arthritis 若年性関節リウマチ

K

kampo 漢方
keeled chest 鳩胸
keloid[al] scar 瘢痕ケロイド
keratinocyte ケラチノサイト
keratosis 角化症
keratotic disorder 角化症
ketone ケトン類〈化物〉
khellin ケリン〈化物〉
kinematics 運動学
kinesiology 運動学
kinesitherapy 運動療法
kneading ニーディング，揉捏法
knee joint 膝関節
knee pain 膝痛
knock-knee X脚，外反膝
knuckle pad ナックルパッド
KOH technique パーカーインキ
Kupperman index クッパーマンの更年期指数
kuromoji クロモジ〈植〉
kyphosis 後弯

L

labor 分娩
labor (birth) pain(s) 陣痛
labor stage 分娩期
laceration 断裂，裂創
lactone ラクトン〈化物〉
lamiaceae シソ科
lamina propria 粘膜固有層
laminectomy 椎弓切除［術］
laser レーザー
laser doppler flowmetry レーザードップラー法
laser therapy レーザー光線療法
last pregnancy 妊娠末期
late onset hypogonadism syndrome 加齢男性性腺機能低下症候群
lateral condyle 外側顆
lateral mass 外側塊
lateral spinothalamic tract 外側脊髄視床路
Lauraceae クスノキ科〈植〉
laurel ローレル〈植・精油〉
Laurus nobilis ローレル〈植・精油〉
lavage 洗浄
lavandulyl acetate 酢酸ラバンデュリル〈化物〉
lavandin ラバンジン〈精油〉
lavender ラベンダー〈植・精油〉
Lavender angustifolia 真正ラベンダー
Lavender latifolia スパイク・ラベンダー

laxity 弛緩, 弛緩性[症]
LDL 低密度リポタンパク質
leg cramps こむら返り
Legg-Calvē-Perthes disease ペルテス病
lemon レモン〈植・精油〉
Lemon balm レモンバーム〈植・精油〉
lemon eucalyptus レモンユーカリ
lemon gum レモンガム〈精油〉
lemon verbena レモンバーベナ
lemongrass レモングラス〈植・精油〉
Leptospermum scoparium マヌカオイル〈植・精油〉
let-down of the milk 乳管開通
leucotriene ロイコトリエン
leukemia 白血病
leukonychia 爪甲白斑
LH 黄体ホルモン
lichen 苔癬
lichen amyloidosis アミロイド苔癬
life review ライフレヴュー
lifestyle ライフスタイル
lifestyle related disease 生活習慣病
ligament 靱帯
ligation 結紮
limb 肢
limbic system 大脳辺縁系
lime ライム〈植・精油〉
limonene リモネン〈化物〉
limp 跛行
linalool リナロール〈化物〉
linalyl acetate 酢酸リナリル〈化物〉, リナリルアセテート〈化物〉
Lindera umbellata クロモジ〈植〉
Linum usitatissimum 亜麻仁油〈希釈油〉
lip 口唇
lipoma 脂肪腫
lipophilicity 脂溶性
lipoprotein リポタンパク質
Lippia alba リッピアアルバ〈植〉
Lippia citriodora バーベナ〈精油〉
liquor 髄液, 脳脊髄液
little leaguer's shoulder リトルリーガーズショルダー
livedo リベド, 皮斑
livedo reticularis 網状皮斑
liver cirrhosis 肝硬変
living will リビングウイル(生前の意思表示)
lndigestion 消化不良
local 限局性
local anesthesia 局所麻酔[法]
local anesthetic 局所麻酔薬
local bath 部分浴
local hyperhidrosis 局所性多汗症
localized 限局性
localized pruritus 限局性(局所性)[皮膚]瘙痒症
lochia 悪露
locking 嵌頓
locomotion 歩行
locomotive organ 運動器
locomotive syndrome 運動器症候群, ロコモティブシンドローム

long finger　中指
long wavelength UV　長波長紫外線
lordosis　前弯
lotion　ローション
low anterior resection　低位前方切除術
low back　腰部
low back pain　腰痛［症］
low plasma level of HDL　低HDL血症
low-density lipoprotein　低密度リポタンパク質
lower back　腰部
lower limb protesthesis　義足
lower limb varix　下肢静脈瘤
lower limb vein thrombosis　下肢静脈血栓症
lower urinary tract symptom　下部尿路症状
lumbago　腰痛［症］
lumbar　腰椎の
lumbar [spinal canal] stenosis　腰部脊柱管狭窄［症］
lumbar anesthesia　腰椎麻酔［法］
lumbar discopathy　（腰椎）椎間板症
lumbar puncture　腰椎穿刺
lumbar spinal column　腰部脊柱
lumbar spine　腰椎
lumbar vertebra　腰椎
lumbosacral　腰仙［部］の〈形〉
lumbosacral angle　腰仙角
lupus　狼瘡

Luschka joint　ルシュカ関節
luteal phase　黄体期
luteinizing hormone　黄体ホルモン
LUTS　下部尿路症状
luxatio　脱臼
lycaste aromatica　アロマティカ〈植〉
lying-in woman　褥婦
lymph　リンパ
lymph node　リンパ節
lymphadenitis　リンパ節炎
lymphangiography　リンパ管造影［法］
lymphangioma　リンパ管腫
lymphangitis　リンパ管炎
lymphedema　リンパ浮腫
lymphocyte　リンパ球
lymphocyte ratio　リンパ球比率
lymphokine　リンフォカイン
lymphoma　リンパ腫
lymphostasis　リンパうっ滞
lymphotoxin　リンホトキシン

M

Macadamia integrifolia　マカダミアナッツ〈希釈油〉
macadamia nut oil　マカダミアナッツ〈希釈油〉
maceration　温浸法
macrophage　貪食細胞, マクロファージ
magnetic resonance imaging　磁気共鳴撮像

Magnoliaceae モクレン科〈植〉

major depression 大うつ病

malaise 倦怠感

malformation 奇形

malignant rheumatoid arthritis 悪性関節リウマチ

malingering 詐病

mamma 乳房

mammary gland 乳腺

mammary reconstruction 乳房再建

mandarin マンダリン〈植・精油〉

manipulation 徒手整復

manuka マヌカ〈植・精油〉

Marguerite Maury マルグリット・モーリー

marjoram マジョラム〈植・精油〉

marrow 骨髄

martini パルマローザ〈精油〉

mass spectrometry 質量分析

massage マッサージ

massage of the uterus 子宮マッサージ

massager マッサージ師

massagist マッサージ師

masseur マッサージ師（男性）

masseuse マッサージ師（女性）

mast cell 肥満細胞

mastic oil マスティック〈植・精油〉

mastication 咀嚼, そしゃく

mastitis 乳腺炎

mastodynia 乳房痛

maternity blues マタニティーブルーズ症候群

Matricaria recutica カモミール・ジャーマン

matricin マトリシン〈化物〉

maximum desire to void 最大尿意

McGill pain questionnaire マクギル疼痛質問票

MDV 最大尿意

measles 麻疹

mechano-nociceptor 機械的侵害受容器

medial malleolus 内踝

medical aromatherapy メディカル・アロマセラピー

medical malpractice 医療過誤

medical mycology 医真菌学

medical practitioners law 医師法

medicated bath 薬浴

medication 薬物療法

medicine 医薬品

Melaleuca alternifolia ティートリー〈植・精油〉

Melaleuca cajeputi カユプテ〈植・精油〉

Melaleuca viridiflora ニアウリ〈植・精油〉

melanocyte メラノサイト

Melissa officenalis レモンバーム, メリッサ〈植・精油〉

meniscectomy 関節半月板切除

meniscus 関節半月, 半月板

menopause 閉経

menses 月経

menstruation 月経

mental disorder　精神疾患
Mentha pulegium　ペニーロイヤル〈植・精油〉
Mentha x piperita L.　ペパーミント〈植・精油〉
menthofuran　メントフラン〈化物〉
menthol　メントール〈化物〉
menthone　メントン〈化物〉
menthyl acetate　酢酸メンチル〈化物〉
meralgia　大腿痛［症］
metabolic syndrome　メタボリックシンドローム
metabolism　代謝
metacarpophalangeal joint　MCP関節, 中手指節関節
metacarpus　中手骨
metal fatigue　金属疲労
metastasis　転移
metastatic skin cancer　転移性皮膚癌
metatarsophalangeal joint　MTP関節
metatarsus　中足骨
metatarsus latus　開帳足
methyl chavicol　メチルカビコール〈化物〉
methyl eugenol　メチルオイゲノール〈化物〉
methyl phenyl ether　メチルフェニルエーテル〈化物〉
methyl N-methylanthranilate　メチル-N-メチルアントラニレート〈化物〉
methyl salicylate　サリチル酸メチル〈化物〉
methylallyl angelate　アンゲリカ酸メチルアリル〈化物〉
methylbutyl angelate　アンゲリカ酸メチルブチル〈化物〉
metra　子宮
MIC　最小発育阻止濃度
micelle formation　ミセル化
microbial substitation　菌交代現象
miction　排尿
miction pain　排尿痛
micturition　排尿
micturition pain　排尿痛
middle [of] pregnancy　妊娠中期
middle finger　中指
middle note　ミドルノート
middle phalanx　中節骨
middle wavelength UV　中波長紫外線
midwife　助産師
migraine　片頭痛
miliaria　水晶様汗疹
milium　稗粒腫
milk　乳汁
milk crust　乳痂
milk letdown　乳汁排出
milk regurgitation　溢乳
mineralization　石灰化
minimum inhibitory concentration　最小発育阻止濃度
misdirection　過誤支配

mixed infection 混合感染
mobility 可動性
moisturizing effect 保湿効果
molluscum contagiosum 伝染性軟属腫
monastic medicine 修道院医学
monoterpene モノテルペン炭化水素〈化物〉
monoterpene alcohol モノテルペンアルコール〈化物〉
monoterpenol モノテルペノール〈化物〉
monounsaturated fatty acid 1価不飽和脂肪酸
morbidity 病的状態，罹患[率]
morning sickness 悪阻，つわり
morning stiffness 朝のこわばり
mortality 死亡率
mortion sickness 乗り物酔い
Morton disease モートン病
Morton metatarsalgia モートン中足痛[症]
Morton neuroma モートン神経腫
mother's milk 母乳
mother's milk congestion 乳汁うっ滞
motion 運動
motor 運動性
motor disorder 運動器疾患
motor nerve 運動神経
motor neuron 運動ニューロン
mouillette ムエット
mouth 口

mouthwash 含嗽剤
MPQ マギル疼痛質問票
MRI 磁気共鳴撮像
mucin 粘液
mucocele 粘液囊腫
mucous layer 粘液層
mucous membrane 粘膜，粘膜上皮
MUFA 1価不飽和脂肪酸
multidisciplinary pain treatment 集学的疼痛治療
Mumps virus ムンプスウイルス
muscle 筋肉
muscle atrophy 筋委縮
muscle belly 筋腹
muscle cutaneous flap 筋皮弁
muscle elasticity meter 筋弾力計
muscle relaxant action 筋弛緩作用
muscle relaxation 筋弛緩
muscle relaxation effect 筋肉弛緩[効果]
muscle rupture 筋断裂
muscle spasm 筋痙攣
muscle strain 肉ばなれ
muscle tension headache 筋緊張性頭痛
muscle tonus 筋緊張
muscles of mastication 咀嚼筋
muscularis mucosae 粘膜筋板
musculocutaneous flap 筋肉弁
musculofascial lumbago 筋筋膜性腰痛症
myalgia 筋肉痛
mycoplasma マイコプラズマ

mycoplasma infection　マイコプラズマ感染症
mycoplasmosis　マイコプラズマ感染症
mycosis　真菌［症］
myelinated nerve fiber　有髄神経線維
myelo-　脊髄［性］の
myeloma　骨髄腫
myocardial infarction　心筋梗塞
myodynia　筋肉痛
myodystrophia　筋ジストロフィー
myoma uteri　子宮筋腫
myorrhexis　筋断裂
myospasm　痙縮，痙攣
myrcene　ミルセン〈化物〉
Myristica fragrans (fragans)　ナツメグ〈植・精油〉
myristicaceae　ニクズク科
myrrh　ミルラ〈植・精油〉
myrtle　マートル〈植・精油〉
Myrtus communis　マートル〈植・精油〉
mytaceae　フトモモ科〈植〉
myxedema　粘液水腫
myxoma　粘液腫

N

nail　爪
nail bed　爪床
nail plate　爪甲
nail wall　爪郭
narcosis　麻酔［法］
narcotic analgesic　麻薬性鎮痛薬
nasal　経鼻
nasal absorption　経鼻吸収
nasal pharynx　咽頭鼻部
naturopathy　自然療法
nausea　悪心
neck　頸
neck brace　頸椎装具
neck shaft angle　頸体角
neck shoulder arm syndrome　頸肩腕症候群
neck-related headache　頸性頭痛
necrosis　壊死
necrotizing fasci［i］tis　壊死性筋膜炎
needle reaction　針反応
neomenthol　ネオメントール〈化物〉
neonatal period　新生児期
neonate　新生児
neoplasm　腫瘍，新生物
neral　ネラール〈化物〉
nerol　ネロール〈化物〉
nerol acetate　酢酸ネリル〈化物〉
neroli　ネロリ〈精油〉
nerolidol　ネロリドール〈化物〉
nerve　神経
nerve block　伝達麻酔［法］，神経ブロック
nerve conduction velocity　神経伝導速度
nerve ending　神経終末
nerve fiber　神経線維
nerve growth factor　神経成長因子

nerve root 神経根
Netherton's syndrome ネザートン症候群
neural arch 椎弓
neuralgia 神経痛
neurilem[m]ona 神経鞘腫
neurinoma 神経鞘腫
neuro- 神経の
neurogenic bladder 神経因性膀胱
neuroma 神経腫
neuron 神経細胞, ニューロン
neuronal plasticity 神経可塑性
neuropathic pain 神経因性疼痛, 神経障害性疼痛
neuropathy 神経障害
neurotmesis ニューロトメシス, 神経断裂症
neurotoxicity 神経毒性
neurotoxin 神経毒
neurotransmitter 神経伝達物質
newborn baby 新生児
NGF 神経成長因子
niaouli ニアウリ〈植・精油〉
niaouli cineole ニアウリ・シネオール
niaouli linalool ニアウリ・リナロール
nicotine dependence ニコチン依存症
nicotine patch ニコチンパッチ
nicotinic acid ニコチン酸
nidus 病巣
nipple 乳頭

nipple crack 乳頭亀裂
nipple injury 乳頭損傷
N-methyl-D-aspartate receptor NMDA受容体
NMR 核磁気共鳴
nociceptive pain 侵害受容性疼痛
nociceptor 侵害受容器
nocturnal enuresis 夜尿症
nomenclator binominalis 二名法
nonanal ノナナール〈化物〉
nonopioid analgesic 非オピオイド鎮痛薬
non-reassuring fetal distress 胎児機能不全
nonsteroidal anti-inflammatory drugs 非ステロイド性抗炎症薬
non-stress test ノンストレステスト
nonunion 偽関節
non-weight bearing 免荷
nosocomial infection 院内感染
note ノート
NSAIDs 非ステロイド性抗炎症薬
NST 栄養サポートチーム
NST ノンストレステスト
nuclear layer 顆粒層(網膜, 皮質)
nuclear magnetic resonance 核磁気共鳴
numbness 痺れ(しびれ)
nummular eczema 貨幣状湿疹
nursing home 介護施設
nutmeg ナツメグ〈植・精油〉
nutrition support team 栄養サポートチーム

O

OA 変形性関節症
obesity 肥満[症]
obesity 肥満
obstetric[al] palsy 分娩麻痺
obstruction 閉塞
obturator nerve 閉鎖神経
OC 経口避妊薬
occipital neuralgia 後頭神経痛
occlusion 閉塞
occupational therapist 作業療法士
occupational therapy 作業療法
ocimene オシメン〈化物〉
Ocimum basilicum バジル〈植・精油〉
Ocimum sanctum メチルオイゲノール〈化物〉
octanal オクタナール〈化物〉
3-octanol 3-オクタノール〈化物〉
3-octanone 3-オクタノン〈化物〉
odor eliminating effect 消臭作用
Oenothera biennis イブニングプリムローズ〈希釈油〉
official drug 局方薬
ointment 軟膏
old scar 陳旧性瘢痕
Olea europaea オリーブ〈希釈油〉, スクワラン〈希釈油〉
Oleaceae モクセイ科〈植〉
oleaginous ointment 油脂性軟膏
olfaction 嗅覚
olfactory bulb 嗅球

olfactory epithelium 嗅上皮細胞
olfactory examination 嗅覚試験法
olfactory substance におい物質
olibanol オリバノール〈化物〉
oliguria 乏尿
olive オリーブ〈希釈油〉
omalgia 肩痛
omoclavicular 肩甲鎖骨
onco- 腫瘍[性]の
oncology 腫瘍学
onychia periungualis 爪周囲炎
onychocryptosis 陥入(爪)
onychodysplasia 爪甲形成異常
onycholysis 爪甲剥離症
onychomycosis 爪真菌症
open dislocation 開放脱臼
open fracture 開放骨折
open reduction 観血的整復[術]
opioid オピオイド, 麻薬
opioid analgesic オピオイド鎮痛薬
opioid receptor オピオイド受容体
opioid rotation オピオイドローテーション
oppressive 圧痛
optical rotation 旋光[度]
optical sensitization 光感作(作用)
optical topography 光トポグラフィー
oral 経口, 口腔
oral absorption 経口吸収
oral candidiasis 口腔カンジダ症
oral care 口腔ケア
oral contraceptives 経口避妊薬

oral mucositis　口腔粘膜炎
oral pharynx　咽頭口部
orange bitter　オレンジ・ビター〈精油〉
orange sweet　オレンジ・スイート〈精油〉
orbita　眼窩
Orchidaceae　ラン科〈植〉
orchitis　精巣炎
oregano　オレガノ〈植・精油〉
organa uropoetica　泌尿器
organic　続発性(器質的)月経困難症
organic grade　オーガニックグレード
Origanum majorana　マジョラム〈植・精油〉
Origanum marjorana　スイート・マージョラム〈精油〉
Origanum vulgare L.　オレガノ〈植・精油〉
orthop[a]edics　整形外科[学]
os-　骨の
os naviculare secundarium　外脛骨
os tibiale externum　外脛骨
oscillating type diffuser　振動式ディフューザー
osmidrosis　臭汗症
osmidrosis axillae　腋臭症
ossification　骨化
osteitis　骨炎
osteoarthritis　変形性関節症, 骨関節炎
osteoarthrosis　変形性関節症
osteochondritis　ペルテス病
osteomalacia　骨軟化症
osteomyelitis　骨髄炎
osteonecrosis　骨壊死
osteophyte　骨棘
osteoporosis　骨粗鬆症
osteosynthesis　骨接合[術]
ostitis　骨炎
OT　作業療法士
otalgia　耳痛
ovarian insufficiency [dysfunction]　卵巣機能不全[症]
ovary　卵巣
overactive bladder　過活動膀胱
oxidation　酸化
oxide　オキサイド

P

P. patchouli　パチュリー〈精油〉
packing　圧迫法
Paget's disease　パジェット病
pain　痛み, 疼痛
pain behavior　疼痛行動
pain clinic　ペインクリニック
pain matrix　ペインマトリックス
pain relief　疼痛緩和
pain scale　疼痛スケール
pain score　疼痛スコア
pain sensation　痛覚
pain spot　痛点
pain stimulation　痛み刺激, 痛覚刺激
pain threshold　疼痛閾値

painful arc [sign]　有痛弧[徴候]
palliative care　緩和ケア
palliative care team　緩和ケアチーム
palliative medicine　緩和医療
palm　手掌
palm kernel　パームカーネル〈希釈油〉
palmar erythema　手掌紅斑
palmar flexion　掌屈
palmarosa　パルマローザ〈精油〉
palmoplantar hyperkeratosis　掌蹠角化症
palpitation　動悸
palsy　麻痺
p-amino salicylic acid　パラアミノサリチル酸〈化物〉
panaritium　瘭疽
panic disorder　パニック障害
papilloma　乳頭腫[症]
para-aminosalicylic acid　パラアミノサリチル酸〈化物〉
paracentesis　穿刺
Paracoccidioidomycosis　パラコクシジオイデス症
paraffinoma　パラフィノーマ
parainfluenza virus　パラインフルエンザウイルス
paralysis　麻痺
paralytic contracture　麻痺性拘縮
paralytic dislocation　麻痺性脱臼
paralytic gait　麻痺性歩行
paramyxo virinae　パラミキソウイルス科（群）
paraparesis　不全対麻痺
paraplegia　対麻痺
parapsoriasis　類乾癬
parasympathetic nervous　副交感神経
paresis　不全麻痺
paresthesia　感覚異常（外的刺激による）
paresthesia　錯感覚
paronychia　爪[周]囲炎，瘭疽
paronychial leukoplakia　爪囲白斑
paroxysmal　発作性
partial bath　部分浴
parturiation　分娩
PAS　パラアミノサリチル酸〈化物〉
passive exercise　他動訓練
passive movement　他動訓練
paste　泥膏
patch test　パッチテスト
patchouli　パチュリー〈植・精油〉
patella　膝蓋骨
pathogen　病原体
pathogenic fungi　病原性真菌
pathologic[al]　異常〈形〉，病的〈形〉
patient satisfaction　患者満足度
patient-controlled analgesia　患者自己調節鎮痛法
PCA　患者自己調節鎮痛法
PCB intoxication　油症
PCKD　多嚢胞腎
p-cymene　パラシメン〈化物〉
pectus carinatum　鳩胸

pectus excavatum 漏斗胸
pedialgia 足痛
pedicle 有茎の〈血管を有した〉
pedicle [skin] flap 有茎皮弁
Pelargonium odoratissimum ゼラニウム〈植・精油〉
pelvis 骨盤
pemphigus 天疱瘡
penile 陰茎の〈形〉
pennyroyal ペニーロイヤル〈植・精油〉
peppermint ペパーミント〈植・精油〉
peptic ulcer 消化性潰瘍
perception 知覚
percutaneous 経皮
percutaneous absorption 経皮吸収
periarthritis 関節周囲炎
periarthritis scapulohumeralis 肩関節周囲炎, 五十肩
perinatal period 周産期
perineal laceration 会陰裂傷
perineum 会陰
perineural 神経周囲[性]の〈形〉
periodontal disease 歯周病
periodontopathic bacteria 歯周病原生菌
perioral dermatitis 口囲皮膚炎
periosteum 骨膜
periostitis 骨膜炎
peripheral artery disease, peripheral arterial disease 末梢動脈疾患
peripheral circulation 末梢循環
peripheral nerve 末梢神経
peripheral nervous system 末梢神経系
peripheral neuropathy 末梢神経障害
periphery 末梢
peritendinitis 腱周囲炎
peritoneal carcinomatosis がん性腹膜炎
peritoneal dissemination 腹膜播種
peritonitis carcinomatosa がん性腹膜炎
pernio 凍瘡
Persea americana アボカド〈希釈油〉
perspiration 発汗, 発汗作用
Perthes disease ペルテス病
pes 足
pes abductus 外転足
pes anserinus 鵞足
pes cavus 凹足
pes planus 扁平足(偏平足)
pes pronatus 回内足
pes transversoplanus 開帳足
pes valgus 外反足
pes varus 内反足
petechia 点状出血
petitgrain プチグレン〈精油〉
petrissage ペトリサージュ
petrolatun ワセリン
Peyer's patch パイエル板
phalanx 指節
phantom pain 幻肢痛

pharmacokinetics 薬物動態[学]
pharmacological effect 薬理作用
pharmacological property 薬理特性
pharyngeal cartilage 咽頭軟骨
pharyngeal tonsil 咽頭扁桃
pharynx 咽頭
pharynx lid cartilage 咽頭蓋軟骨
phellandrene フェランドレン〈化物〉
phenol フェノール類〈化物〉
phenol and zinc oxide liniment フェノール亜鉛華リニメント〈化物〉
phenol ether フェノールエーテル〈化物〉
phenylacetic acid フェニル酢酸〈化物〉
phenylethyl alcohol フェニルエチルアルコール〈化物〉
Philipp Franz Balthasar von Siebold シーボルト
phlebi- 静脈の
phlebitis 静脈炎
phlegmone 蜂窩織炎
photoaging 光加齢
photoallergic contact dermatitis 光アレルギー性接触皮膚炎
photoallergic reaction 光アレルギー性反応
photocontact dermatitis 光毒性接触皮膚炎
photodynamic reaction 光ダイナミック反応
photopatch test 光貼付試験

photosensitivity 光線過敏症
photosensitizer 光感作物質
phototoxic contact 光接触皮膚炎
phototoxicity 光毒性
phthalide フタリド〈化物〉
physical disability 身体障害
physical pain 身体的苦痛
physical reaction from stress 身体的ストレス反応
physical therapist 理学療法士
physical therapy 物理療法, 理学療法
physically disabled person 身体障害者
physiotherapy 物理療法, 理学療法
phytotherapy 植物療法
Picea mariana. ブラックスプルース〈精油〉
Pierre Fauchard フォシャール
pigeon breast 鳩胸
pigeon chest 鳩胸
pigmentation 色素沈着
pigmentation of pregnancy 妊娠性色素沈着
pigmented spot 色素斑
PIH 妊娠高血圧症候群
pilonidal sinus 毛巣嚢腫
Pimpinella anisum アニシード〈精油〉
Pimpinella anisum L. アニス〈植〉
pin prick test ピンプリックテスト
Pinaceae lindley マツ科〈植〉
pincer nail 巻き爪

pine　パイン〈植・精油〉
pinene　ピネン〈化物〉
pinocarveol　ピノカルベオール〈化物〉
pinocarvone　ピノカルボン〈化物〉
Pinus sylvestris　スコッチパイン〈精油〉
Pinus sylvestris　松〈植・精油〉, ヨーロッパ・アカマツ〈精油〉, ヨーロッパ松
PIP joint　近位指節間関節
Piper nigrum　ブラックペッパー〈植・精油〉
Piperaceae　コショウ科〈植〉
Pistacia lentiscus var. chia　マスティック〈植・精油〉
pituitary body　下垂体
pituitary gland　下垂体
pityriasis　枇糠疹
pityriasis vericolor　癜風
PKD　多囊胞腎
placenta　胎盤
placental abruption　常位胎盤早剥
planta pedis　足のうら
plantalgia　足底痛
plantar arch　足アーチ, 足弓, 足底
plaque　プラーク
plaque control　プラークコントロール
plaster　ギプス
plaster bandage　ギプス包帯
plaster cast　ギプス包帯
plaster of Paris　ギプス

plaster slab　ギプスシーネ
plastic　形成[の]〈形〉
plastic deformity　塑性変形
plasticity　可塑性, 塑性
plasty　形成術
platelet aggregation　血小板凝集
Plectranthus amboinicus　アロマティカ〈植〉
plexus brachialis　腕神経叢
PMS　月経前症候群
pneumonia　肺炎
Poaceae Barnhart.　イネ科〈植〉
podalgia　足痛
podarthritis　足関節炎
Pogostemon cablin　パチュリー〈植・精油〉
poikiloderma　多形皮膚萎縮
poliosis　白毛[症]
pollakisuria　頻尿
pollakiuria　頻尿
pollex　親指, 母指
pollinosis　花粉症
polyarteritis nodosa　結節性多発動脈炎
polychlorinated biphenyl intoxication　油症
polycystic kidney disease　多囊胞腎
polymodal nociceptor　ポリモーダル侵害受容器
polymorphous light eruption　多形日光疹
polyunsaturated fatty acid　多価不飽和脂肪酸

polyuria 多尿症
pomade ポマード
poples 膝窩
popliteal fossa 膝窩
porker ink パーカーインキ
position 肢位,体位
postherpetic neuralgia 帯状疱疹後神経痛
postmenopausal 閉経後の
postoperative pain 術後痛
postpartum 産褥,分娩後
post-stroke pain 卒中後痛
post-traumatic stress disorder 心的外傷後ストレス障害
posture 姿勢
potassium iodide ヨウ化カリウム
pouch 囊
powder 粉末剤
prefrontal cortex 前頭前野
pregnancy 妊娠
pregnancy induced hypertension 妊娠高血圧症候群
premature ejaculation 早漏
premenopausal 閉経前の
premenstual syndrome 月経前症候群
premonitory (false) pain (s) 前(駆)陣痛
pressing プレッシング,圧迫法
pressure bandage 圧迫包帯
pressure pain 圧痛
pressure sore 褥瘡
preterm delivery 早期産

prevalence 有病率
prick test プリックテスト,単刺試験
prickle cell 有棘細胞
prickle cell layer 有棘層
primary dysmenorrhea 原発性(機能性)月経困難症
primary irritant contact dermatitis 一次刺激性接触皮膚炎
primiparity 初産
process 突起
prodrug プロドラッグ
product liability act 製造物責任法
progesterone プロゲステロン〈化物〉
prolactin プロラクチン
prolonged (protracted) labor 遷延分娩
pronation 回内
prone position 腹臥位
prostaglandin プロスタグランジン〈化物〉
prostate specific antigen 前立腺特異抗原
prostatic 前立腺[性]の〈形〉
prostatic cancer 前立腺癌
prosthesis 人工挿入物
protection of the perineum 会陰保護
proteinuria タンパク尿
protoporphyrin プロトポルフィリン〈化物〉
protrusion 突出
provocation test 誘発テスト

proximal 近位〈形〉
proximal interphalangeal joint 近位指節間関節
Prunus armeniaca アプリコットカーネル〈精油〉
Prunus dulcis スイートアーモンド〈希釈油〉
prurigo 痒疹
pruritus ani 肛囲瘙痒症
pruritus cutanea 皮膚瘙痒症
pruritus hiemalis 冬季[皮膚]瘙痒症
pruritus senilis 老人性[皮膚]瘙痒症
pruritus universalis 汎発性[皮膚]瘙痒症
PSA 前立腺特異抗原
pseudomembranous enteritis 偽膜性腸炎
pseudoarthrosis 偽関節
pseudogout 偽性痛風，偽痛風
Pseudomonas aeruginosa 緑膿菌
psoralen ultraviolet A therapy PUVA療法
psoriasis 乾癬
psoriatic arthritis 乾癬(せん)性関節炎
psychogenic pain 心因性疼痛
psychological preference test 心理・性格テスト
psychological distress 精神的苦痛
psychological effect 心理的効果
psychooncology サイコオンコロジー
psychosomatic disease 心身症
psychotherapy 心理療法

PT 理学療法士
PTSD 心的外傷後ストレス障害
pubertas 思春期
puberty 思春期
pubic bone 恥骨
pubic symphysis 恥骨結合
pudendal pruritus 陰部瘙痒症
puerpera 褥婦
puerperal thrombophlebitis 産褥血栓静脈炎
puerperant 褥婦
puerperium 産褥
PUFA 多価不飽和脂肪酸
pulegone プレゴン〈化物〉
pulled elbow 肘内障
pulmonary embolism 肺血栓塞栓症，エコノミークラス症候群
pulmonary fibrosis 肺線維症
pulmonary thromboembolism 肺血栓塞栓症，エコノミークラス症候群
pulse wave velocity 脈波伝播速度
puncture 穿刺
puritus 瘙痒[症]
purulent arthritis 化膿性関節炎
purulent discharge 膿漏
pus うみ（膿）
pustular bacterid 膿疱性細菌疹
pustule 膿疱[症]
pustulosis palmaris et plantaris 掌蹠膿疱症
PUVA therapy PUVA療法
PWV 脳波伝播速度
pyoderma 膿皮症

pyoderma cheonicum 慢性膿皮症
pyodermia 膿皮症
pyodermia chronica 慢性膿皮症
pyogenic 化膿[性]〈形〉
pyogenic arthritis 化膿性関節炎

Q

QOL クオリティ・オブ・ライフ
quadrantectomy 乳腺1/4切除術
quadriplegia 四肢麻痺
quality control 品質管理
quality degradation 品質劣化
quality of life クオリティ・オブ・ライフ
quasi drug 医薬部外品

R

R.M. Gattefosse ガットフォセ
RA 関節リウマチ
rachi[o]centesis 腰椎穿刺
rachi[o]tomy 椎弓切除[術]
rachotomy 椎弓切除[術]
radial 橈側の〈形〉
radial artery 橈骨動脈
radial deviation 橈側変位
radial nerve 橈骨神経
radiation dermatitis 放射線皮膚炎
radical operation 根治術
radicular pain 根性痛
radiculitis 神経根炎
radiculopathy 神経根症
radio- 放射線の,放射性の
radioallergosorbent test 放射性アレルゲン吸着試験
radiofrequency thermocoagulation 高周波(電気的)熱凝固法
radioimmunoassay 放射免疫測定法
radiopaque 放射線不透過の〈形〉
range of motion 可動域
range of movement 可動域
RAST 放射性アレルゲン吸着試験
ravensara aromatica ラベンサラ・アロマティカ〈精油〉
rCBF 局所脳血流
RCC 腎細胞癌
recumbency 臥位,臥床
recumbent position 臥位
recurrence 再発
recurrent pregnancy loss 不育症
referred pain 関連痛
reflex 反射
reflex arc 反射弓
reflex sympathetic dystrophy 反射性交感神経性萎縮症
refractive index 屈折率
regional 限局性
regional cerebral blood flow 局所脳血流
rehabilitation リハビリテーション
relapse 再燃
relaxant effect 弛緩作用
relaxation 弛緩,リラクセーション
release 剥離,剥離術
removal 摘出[術],排除
renal 腎臓の〈形〉
renal carcinoma 腎癌

renal cell carcinoma　腎細胞癌
renal function　腎機能
repetition　反復
replacement　置換[術]
rescue dose　レスキュー・ドーズ
resinoid　レジノイド
respiratory infection　呼吸器感染
resting position　安静位
retarded ejaculation　遅延射精
rete ridge　表皮突起
retinoid　レチノイド
retroflexion　後屈
retronasal aroma　咀嚼香
retrovirus　レトロウイルス
rhagade of the nipple　乳頭亀裂
rheumatic fever　リウマチ熱
rheumatic tuberculum　リウマチ結節
rheumatism　リウマチ
rheumatoid arthritis　関節リウマチ
rheumatoid factor　リウマチ因子
rheumatoid nodule　リウマチ結節
rhinophyma　鼻瘤
RIA　放射免疫測定法
rib　肋骨
rickets　くる病
rickettsiosis　リケッチア症
ring finger　環指
risk factor　危険因子
rock rose　ロックローズ〈植・精油〉
rock-rose family　ハンニチバナ科〈植〉
ROM　可動域

room spray　ルームスプレー
root　神経根
Rosa centifolia　バラ〈植・精油〉
Rosa damascena　バラ〈植・精油〉, ローズオットー〈精油〉
Rosa rubiginosa　ローズヒップ〈植・精油〉
rosacea　酒皶(しゅさ)
Rosaceae　バラ科〈植〉
rosacea-like dermatitis　酒さ様皮膚炎
rose　丹毒, バラ〈植・精油〉
rose absolute　ローズアブソリュート
rose geranium　ローズ〈植・精油〉
rose hip　ローズヒップ〈植・精油〉
rose otto　ローズオットー〈精油〉
rose oxide　ローズオキシド, ローズオキサイド〈精油〉
rose water　ローズウォーター
rosemary　ローズマリー〈植・精油〉
rosemary camphor　ローズマリー・カンファー
rosemary cineole　ローズマリー・シネオール
rosemary verbenone　ローズマリー・ベルベノン
rosewood　ローズウッド〈植・精油〉
Rosmarinus officinalis　ローズマリー〈植・精油〉
rotation　回旋, 捻転
rotation[al] flap　回転皮弁
rotation[al] skin graft　回転皮弁
round back　円背

rubbing　ラビング法
rubella　風疹
runner's knee　ランナー膝
rupture　断裂
Rutaceae　ミカン科〈植〉

S

sabinene　サビネン〈化物〉
sabinol　サビノール〈化物〉
safflower　ベニバナオイル〈希釈油〉
safurole　サフロール〈化物〉
sage　セージ〈植・精油〉
sagittal　矢状〈形〉
salivary gland　唾液腺
Salvia sclarea　クラリセージ〈植・精油〉
Salvia officinalis　セージ〈植・精油〉
sampling method　標本抽出法
sandalwood　サンダルウッド〈精油〉, ビャクダン科〈植物〉
Santalaceae　ビャクダン科〈植物〉
santalene　サンタレン〈化物〉
santalol　サンタロール〈化物〉
Santalum album　サンダルウッド〈植・精油〉
santlina　サントリナ〈植・精油〉
saphenous nerve　伏在神経
saphenous vein　伏在静脈
sarcoidosis　サルコイドーシス
sarcoma　肉腫
Sarcopes scabiei var hominis　ヒゼンダニ

sassafras　サッサフラス〈精油〉
Sassafras albidum　サッサフラス〈植・精油〉
saturated fatty acid　飽和脂肪酸
Satureja hortensis　ウィンターセイボリー〈植・精油〉
scale　鱗屑
scar　瘢痕
scar contracture　瘢痕拘縮
scarlatina　猩紅熱
scarlet fever　猩紅熱
scarring　瘢痕化
Schellong test　シェロング起立試験
schwannoma　神経鞘腫
sciatic nerve　坐骨神経
sciatica　坐骨神経痛
scientific name　学名
scintigraphy　シンチグラフィー
sclareol　スクラレオール〈化物〉
scoliosis　側弯[症]
scotch pine　スコッチパイン〈精油〉, 松〈植・精油〉
scratch test　掻破試験, スクラッチテスト
SCS　脊髄電気刺激法
scurvy　壊血病
SDV　最大尿意
sebaceous gland　皮脂腺
seborrheic dermatitis　脂漏性皮膚炎
seborrheic eczema　脂漏性湿疹
seborrhoea oleosa　油性脂漏
sebum　皮脂

secondary 続発性(器質的)月経困難症
secondary hypertension 二次性高血圧
second-step 第2段階
sedation セデーション，鎮静
self-care セルフマネージメント
self-management セルフマネージメント
semilunar cartilage 半月板
Semliki Forest virus セムリキ森林ウイルス
senile pigmented spot 老人性色素斑
senile pruritus 老人性[皮膚]瘙痒症
senile sebaceous hyperplasia 老人性脂腺増殖症
senile xerosis 老人性乾皮症
sensation 感覚
sense of position 位置覚
sense of touch 触覚
sensitivity to cold 冷え性(症)
sensory disturbance 感覚障害
sensory nerve 感覚神経，知覚神経
separation 脱臼
sepsis 敗血症
septic arthritis 化膿性関節炎
septicemia 敗血症
serious vomitting of pregnancy 妊娠悪阻
serosa 漿膜
serotonin セロトニン〈化物〉
serous papule 漿液性丘疹
sesame セサミ〈希釈油〉

sesamoid bone 種子骨
Sesamum indicum セサミ〈希釈油〉
sesquiterpene セスキテルペン〈化物〉
sesquiterpene alchol セスキテルペンアルコール〈化物〉
severe labor pain 過強陣痛
sex [steroid] hormone replacement therapy 性ステロイドホルモン補充療法
sexual function 性機能
sexual impulse 性欲
sexually transmitted disease 性感染症
Sezary syndrome セザリー症候群
SFME マイクロ波無溶媒抽出法
shading bottle 遮光ビン
sharp pain 鋭痛
shell ginger ゲットウ〈植・精油〉
shivering 悪寒
shooting pain 電撃[様]痛
short wavelength UV 短波長紫外線
shoulder girdle 肩甲帯，上肢帯
shoulder periarthritis 肩関節周囲炎
shoulder-hand syndrome 肩手症候群
side effect 副作用
Siebold シーボルト
sign 徴候
Simmondsia chinensis ホホバオイル〈希釈油〉
sinensal シネンサール〈化物〉

singlet oxygen　一重項酸素
SIP　交感神経非依存性疼痛
skin　皮膚
skin abrasion　皮膚剥削術
skin cancer　皮膚癌
skin irritation　皮膚刺激
skin lesion　皮疹
skin surgery　皮膚外科
skin traction　介達牽引
slapped cheek disease　伝染性紅斑（リンゴ病）
sleep disorder（disturbance）　睡眠障害
sling　吊り包帯
smallpox　天然痘
smelling test　嗅診
smoking cessation　禁煙
smoking cessation clinic　禁煙外来
SMP　交感神経依存性疼痛
snapping finger　弾発指
social pain　社会的苦痛
soft X-ray　軟X線
sole　足のうら
solvent extraction　揮発性溶剤抽出法
solvent-free microwave extraction　マイクロ波無溶媒抽出法
somatosensory area　体性感覚野
sore　痛み，潰瘍，褥瘡
sore throat　咽頭痛
spa therapy　スパセラピー
spasm　痙縮，痙攣
spasmolysis　鎮痙

spastic gait　痙性歩行
spastic pain　痙攣痛
spastic palsy　痙性麻痺
spasticity　痙縮，痙性
specific gravity　比重
specific lesion　皮膚特異疹
specific name　種小名
spectroscopy　分光法
speech therapist　言語療法士
speech-language therapist　言語療法士
spike lavender　スパイク・ラベンダー
spinal canal　脊柱管
spinal canal stenosis　脊柱管狭窄症
spinal cord electrical stimulation　脊髄電気刺激法
spinal fluid　髄液，脳脊髄液
spinalioma　有棘細胞癌
spinothalamic tract　脊髄視床路
spiritual　霊的な
spiritual care　スピリチュアルケア
spiritual pain　スピリチュアルペイン
spirocheata　スピロヘータ
splay foot　開帳足
splint　シーネ
splint　副子
spondylitis　脊椎炎
spondylo-　脊椎[性]の
spondylolysis　脊椎分離症
spondylosis　脊椎症
spondylosis deformans　変形性脊椎症

spongiosa　海綿骨
spongiosis　表皮細胞間浮腫
spongy bone　海綿骨
spontaneous cure　自然治癒
spontaneous labor　自然分娩
spontaneous pain　自発痛
sporotrichin reaction　スポロトリキン反応
sporotrichosis　スポロトリコーシス
sports aromatherapy　スポーツ・アロマセラピー
sports injury　スポーツ外傷
sprain　捻挫
spray　噴霧剤
spread foot　開帳足
spur　骨棘
squalane　スクワラン〈希釈油〉
squalene　スクアレン
squama　鱗屑
squamous cell carcinoma　扁平上皮癌，有棘細胞癌
St. John's wort　セント・ジョーンズ・ワート〈希釈油〉
stability　安定性
staphylococcus　ブドウ球菌
star anise　スターアニス〈植・精油〉
stasis　うっ血
stasis dermatitis　うっ滞（うっ血）性皮膚炎
STD　性感染症
steam distillation　水蒸気蒸留法（直接法）
stearoptens　ステアロプテン類〈化物〉
sterility　不妊［症］
sternoclavicular joint　胸鎖関節
steroid　ステロイド［剤］
steroid acne　ステロイド痤瘡
stiff shoulder　肩こり
stiffness　硬直，こわばり
stillbirth　死産
sting　刺傷
stomachache　胃痛
stomatitis　口内炎
strain　筋（腱）挫傷，緊張
strangulation　嵌頓（かんとん）
stranguria　排尿痛
stratum corneum　角質層
stratum lucidum　透明層
stratum reticulare　網状層
stratum spinosum　有棘層
Streptococcus matans　ミュータンス菌
stress　応力，ストレス
stress fracture　疲労骨折
stress relief　ストレス緩和
stressor　ストレッサー
stretching　ストレッチング
striae of pregnancy (gravidarum)　妊娠線
stripping [procedure]　剥離
stroke　脳卒中
stroking　ストローキング
strong desire to void　最大尿意
strophulus infantum　小児ストロフルス

stump　断端
styloid process　茎状突起
Styray benzoin　ベンゾイン〈精〉
Styracaceae　エゴノキ科〈植〉
subarachnoid hemorrhage　くも膜下出血
subarachnoid space　くも膜下腔
subcutaneous tissue　皮下組織
subepidermal bulla　表皮下水疱
subluxation caput　亜脱臼
submucosa　粘膜下層
subpapillary layer of dermis　乳頭下層
substantia corticalis　皮質
substantia geratinosa　膠様質
subugual hematoma　爪甲下血腫
suckling baby　乳児
suction　吸引
sudamen　水晶様汗疹
sug[g]illation　皮下溢血
sulcus cutis　皮溝
sunburn　日光皮膚炎
sunflower　サンフラワー〈希釈油〉
supercritical fluid　超臨界流体
supercritical fluid extraction　超臨界流体抽出法
superficial　表在の[性]〈形〉
superficial dermal burn　真皮浅層熱傷
superficial mycosis　表在性真菌症
supination　回外
supine position　背臥位
supplement　サプリメント

supportive care　サポーティブケア
suppository　坐剤, 座薬
suppression of the labor pain　陣痛緩和(抑制)
suppurative arthritis　化膿性関節炎
surfactant　表面活性物質
surgical therapy　手術療法
suture　縫合
swallowing　嚥下
sweat gland　汗腺
sweating　発汗(作用)
sweet almond　スイートアーモンド〈希釈油〉
sweet marjoram　スイート・マージョラム〈植・精油〉
symmetric[al]　対称性〈形〉
sympathetic nerve　交感神経
sympathetically independent pain　交感神経非依存性疼痛
sympathetically maintained pain　交感神経依存性疼痛
Symphytum officinale　コンフリー〈希釈油〉
symptom　徴候
symptom management　症状マネジメント
symptom relief　症状緩和
symptomatic therapy　対症療法
synapse　シナプス
syncope　失神
synovia　滑液
synovial fluid　関節液
synovium　滑膜

syphilis 梅毒
syrap シロップ剤
systemic contact dermatitis 全身性接触皮膚炎

T

talc タルク
talipes cavus 凹足
talipes excavatus 凹足
talipes planovalgus 外反偏平足
talipes valgus 外反足
talipes varus 内反足
tap 穿刺, 打診
tardy palsy 遅発[性]麻痺
target cell 標的細胞
tarragon タラゴン〈植・精油〉
tarsale 足根骨
tarsalgia 足根痛
tea tree ティートリー〈植・精油〉
team approach to health care チーム医療
team medicine チーム医療
tear 断裂
telangiectasia 末梢血管拡張症
temporal lobe 側頭葉
temporomanditular disorder 顎関節症
tender point 圧痛点
tenderness 圧痛
tendinitis 腱炎
tendinitis calcarea 石灰性(化)腱炎
tendon 腱
tendon sheath 腱鞘

tendovaginitis 腱鞘炎
tennis elbow テニス肘
TENS 経皮的神経電気刺激療法
terminal care ターミナルケア
terminal medicine 終末医療
terminal phase ターミナル期
termination of pregnancy 妊娠中絶
terpene テルペン〈化物〉
terpenoid テルペノイド〈化物〉
terpinen-4-ol テルピネン-4-オール〈化物〉
terpinene テルピネン〈化物〉
terpineol テルピネオール〈化物〉
terpinolene テルピノレン〈化物〉
terpinyl acetate 酢酸テルピニル〈化物〉
terra cotta テラコッタ
testicular tumor 精巣腫瘍
testitis 精巣炎
tetanus 破傷風
tetraplegia 四肢麻痺
TG トリグリセリド, 中性脂肪
thalamus 視床
thalassotherapy タラソセラピー, 海洋療法
the Japanese pharmacopoeia 日本薬局方
the Pharmaceutical Affairs Law 薬事法
the pharmacopoeia of Japan 日本薬局方
thenar eminence 母指球
thenar muscle 母指球筋

therapeutic exercise 運動療法
thermesthesia 温覚
thermography サーモグラフィー
thermonociceptor 温熱性侵害受容器
thermoregulation 体温調節
thermotherapy 温熱療法
third-step 第3段階
thoracic outlet syndrome 胸郭出口症候群
threatened abortion 切迫流産
threatened premature delivery (labor) 切迫早産
throat infection 咽喉感染症
thrombosis 血栓症
thromboxane トロンボキサン
thrush 鵞口瘡
thujene ツジェン〈化物〉
thujone ツジョン〈化物〉
Thujopsis dolabrata ヒバ〈植・精油〉
thumb 親指
thyme タイム〈精油〉
thymol チモール〈化物〉
Thymus vulgaris タイム〈精油〉
thyroid gland 甲状腺
Tibetan esoteric Buddhism medicine チベット密教医学
tibial nerve 脛骨神経
tibial tuberosity 脛骨粗面
tincture チンキ
tinea 白癬[菌]
tinea versicolor 癜風

tocolysis 陣痛緩和（抑制）
toe 足指, 趾
toe gait 爪先歩行
toe[ing]-in-gait うちわ歩行
tomography 断層撮影[法]
tone 緊張
tonic effect 強壮作用
tonsil 扁桃
tonus トーヌス
tooth 歯
top note トップノート
tophus 痛風結節
topical anti-inflammatory analgesic 局所消炎鎮痛剤
topical steroids ステロイド外用剤
torque トルク
torsion 捻転
torticollis 斜頸
total elbow arthroplasty 肘関節全置換[術]
total elbow replacement 肘関節全置換[術]
total knee arthroplasty 膝関節全置換[術]
total knee replacement 膝関節全置換[術]
total pain トータルペイン, 全人的痛み
totryptophane トリプトファン
toxicoderma 中毒疹
trabecular bone 海綿骨
tracheal stenosis 気管狭窄
training 訓練, トレーニング

transcutaneous electrical nerve stimulation 経皮的神経電気刺激療法
transplantation 移植[術]
transrectal 経直腸
transrectal absorption 経直腸吸収
transvaginal 経腟
transvaginal absorption 経腟吸収
transverse carpal ligament 屈筋支帯
transverse colon 横行結腸
traumatic cervical syndrome 外傷性頸部症候群
traumatology 外傷[学]
treatment after exercise 運動後トリートメント
treatment before exercise 運動前トリートメント
treatment of obesity 肥満治療
treatment partially covered by insurance 混合診療
trichophytia 白癬(菌)
trichotillomania トリコチロマニア
trigeminal neuralgia 三叉神経痛
trigger fingeri 弾発指
trigger point トリガーポイント, ひきがね点, 誘発点
trigger zone トリガーゾーン
triglyceride トリグリセリド, 中性脂肪
triplet oxygen 三重項酸素
Triticum vulgare 小麦胚芽〈希釈油〉

trivial name 慣用名
true lavender 真正ラベンダー
truncus 体幹
trymethylpsoralen トリメチルソラレン
tuberculin reaction ツベルクリン反応
tuberculin‒type hypersensitivity ツベルクリン型遅延型反応
tuberculosis cutis 皮膚結核[症]
tumor 腫瘍
twins 双胎
type 1 allergic disease Ⅰ型アレルギー疾患
tyrosinase チロシナーゼ〈化物〉
tyrosine チロシン〈化物〉
tzanck test ツァンク試験

U

ulcer 潰瘍
ulcerative colitis 潰瘍性大腸炎
ulna 尺骨
ulnar nerve 尺骨神経
ultraviolet 紫外線
umbelliferone ウンベリフェロン〈化物〉
Unani medicine ユナニ医学
unidentified complaint 不定愁訴
upper arm 上腕
upper limb prosthesis 義手
upper respiratory tract infection 上気道感染症
urethral 尿道の〈形〉

urethral stenosis 尿道狭窄
urethral stricture 尿道狭窄
urethritis 尿道炎
urethrostenosis 尿道狭窄
urinalysis 尿検査
urinary 尿の〈形〉
urinary frequency 頻尿
urinary incontinence 尿失禁
urinary organ 泌尿器
urinary retention 尿閉
urination 排尿
urine analysis 尿検査
urine storage 尿貯留
urolithiasis 尿路結石症
urologic neoplasm 泌尿器疾患
urticaria 蕁麻疹
uterine fundus 子宮底
uterine massage 子宮マッサージ
uterus 子宮
UV 紫外線
UVA 長波長紫外線
UVB 中波長紫外線
UVC 短波長紫外線

V

vaginitis 腟炎
vagus nerve 迷走神経
valerian バレリアン〈精油〉
Valerianaceae オミナエシ科〈植〉
Valeriana officinalis バレリアン〈精油〉
valeric acid 吉草酸
valgus 外反〈形〉
variant 変種
varicella 水痘
varices 静脈瘤
varicose vein 静脈瘤
variola 天然痘
varix 静脈瘤
varus 内反〈形〉
VAS 視覚的評価スケール
vascular endothelial cell 血管内皮細胞
vascular reaction of the skin 皮膚血管反応
vasculitis 血管炎, 脈管炎
Vaselin® ワセリン
vasoconstriction 血管収縮
vasodilatation 血管拡張
vasodilator action 血管拡張作用
vasomotor nerve 血管運動神経
vasospastic angina 異型狭心症
vein 静脈
vena 静脈
venous return 静脈還流
venous thromboembolism 静脈血栓塞栓症, エコノミークラス症候群
verbena バーベナ〈精油〉
Verbenaceae クマツヅラ科〈植〉
verginian cedarwood シダーウッド・バージニア
verruca 疣贅
vertebra 椎骨
vertebral arch 椎弓
vertebral body 椎体
vetiver ベチバー〈植・精油〉

Vetiveria zizanioides ベチバー〈植・精油〉
vibration 振動法
vihāra ビハーラ
Violaceae スミレ科〈植〉
viridiflorol ビリジフロロール〈化物〉
virus ウイルス
visceral fat accumulation 内臓脂肪型肥満
visceral pain 内臓痛
viscerocutaneous syndrome デルマドローム
visnagin ビスナギン〈化物〉
visual analogue scale 視覚的評価スケール
vital tooth 生活歯
Vitis vinifera グレープシード〈希釈油〉
volar flexion 掌屈
volatility 揮発性
volvulus 腸軸捻転症
vomiting 嘔吐
vulvitis 外陰炎

W

waist backache 腰背部痛
warm compress 温湿布
warm[th] sensation 温覚
water distillation 水蒸気蒸留法(間接法)
water-absorption ointment 吸水軟膏
water-repellent ointment 疎水性軟膏
water-soluble ointment 水溶性軟膏
WDR neuron 広作働域ニューロン
weak pain(s) 微弱陣痛
weight-bearing 荷重
wet inhalation technique 湿式吸入法
wheatgerm oil 小麦胚芽〈希釈油〉
wheelchair 車椅子
whiplash injury むち打ち損傷
whitlow 瘭疽
WHO three-step analgesic ledder WHO 3段階除痛ラダー
wide dynamic range neuron 広作働域ニューロン
wind-up phenomenon ワインドアップ現象
winter savory ウィンターセイボリー〈植・精油〉
wintergreen ウィンターグリーン〈植・精油〉
withdrawal symptom 禁断症状
womb 子宮
wound 創傷
wrist 手関節, 手首
wrist joint 手関節
wryneck 斜頸

X

xeroderma pigmentosum 色素性乾皮症
xerosis 皮脂欠乏症, 皮膚乾燥症

Y

ylang-ylang イランイラン〈植・精油〉
ylang-ylang extra イランイランエキストラ
ylang-ylang first イランイランファースト
ylang-ylang second イランイランセカンド
ylang-ylang third イランイランサード
Yusho 油症
yuzu ゆず〈植・精油〉

Z

zinc oil チンク油
zinc oitment チンク油
zinc oxide eagenol 酸化亜鉛ユージノール
zinc powder 亜鉛華
Zingiber officinale ジンジャー〈精油〉
zingiberaceae ショウガ科〈植〉
Zygo phyllaceae ハマビシ科〈植〉

付　録

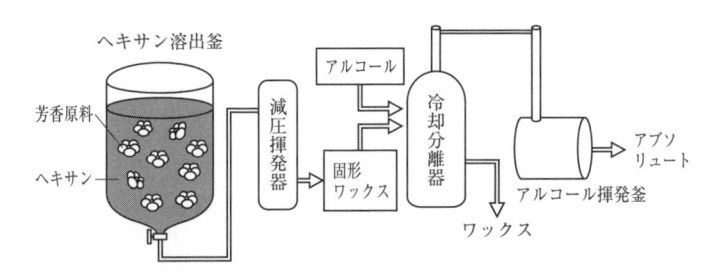

溶剤抽出方法

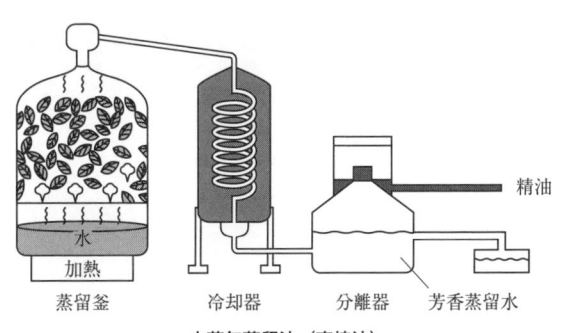

（ヘキサン溶出釜／芳香原料／ヘキサン／減圧揮発器／アルコール／固形ワックス／冷却分離器／アルコール揮発釜／アブソリュート／ワックス）

水蒸気蒸留法（直接法）

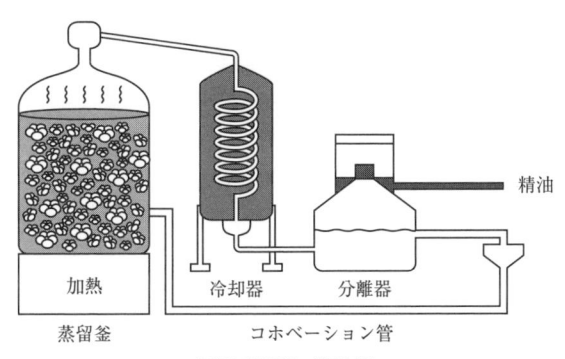

蒸留釜　冷却器　分離器　芳香蒸留水　精油

水蒸気蒸留法（間接法）

蒸留釜　冷却器　分離器　コホベーション管　精油

付録 精油一覧

精油名	学名	科名	和名	英名
アニス、アニシード	Pimpinella anisum	セリ科	アニス	anise
アンジェリカ	Angelica archangelica	セリ科	当帰(トウキ)	angelica
アンジェリカ・シード				angelica seed
アンジェリカ・ルート				angelica root
イランイラン	Cananga odorata	バンレイシ科	イランイランノキ	ylang-ylang
イランイランエキストラ				ylang-ylang extra
イランイランサード				ylang-ylang third
イランイランセカンド				ylang-ylang second
イランイランファースト				ylang-ylang first
ウインターグリーン	Gaultheria procumbens	ツツジ科	トウリョクジュ	winter green
ウインターセイボリー	Satureja montana	シソ科	キダチハッカ	winter savory
オレガノ、オリガナム	Origanum vulgare	シソ科	ハナハッカ	oregano, origanum
オレンジ・スイート	Citrus vulgaris, Citrus sinensis	ミカン科	アマダイダイ、オレンジ	orange sweet
オレンジ・ビター	Citrus aurantium	ミカン科	ダイダイ	orange bitter
ガーリック	Allium sativum	ユリ科	ニンニク	garlic essential oil
カモミール・ジャーマン	Matricaria chamomilla	キク科	カミツレ	chamomile german
カモミール・ローマン	Chamaemelum nobile	キク科	カミツレ	chamomile roman
カユプテ	Melaleuca leucadendron	フトモモ科	カユプテ	cajuput
カルダモン	Elettaria cardamomum	ショウガ科	ショウズク	cardamon
カンファー	Cinnamomum camphora	クスノキ科	樟脳	camphor
キャラウェイ	Carum carvi	セリ科	ヒメウイキョウ	caraway
クミン	Cuminum cyminum	セリ科	ウマゼリ	cumin
クラリセージ	Salvia sclarea	シソ科	オニサルビア	clary sage
グレープフルーツ	Citrus paradisi	ミカン科	グレープフルーツ	grapefruit
クローブ	Eugenia caryophyllata	フトモモ科	チョウジ	clove
クロモジ	Lindera umbellata	クスノキ科	クロモジ	kuromoji

付録 精油一覧

ゲットウ	*Alpinia zerumbet,* *Alpinia speciosa*	ショウガ科	ゲットウ	shell ginger
コリアンダー	*Coriandrum sativum*	セリ科	コエンドロ	coriander
サイプレス	*Cupressus sempervirens*	ヒノキ科	イタリアイトスギ	cypress
サッサフラス	*Sassafras albidum*	クスノキ科	サッサフラス	sassafras
サンダルウッド	*Santalum album*	ビャクダン科	ビャクダン	sandal wood
シダーウッド・アトラス	*Cedrus atlantica*	マツ科	エンピツビャクシン	atlas cedarwood
シダーウッド・バージニア	*Juniperus virginiana*	ヒノキ科	エンピツビャクシン	verginian cedarwood
シトロネラ	*Cymbopogon nardus*	イネ科	コウスイガヤ	citronella
シナモン	*Cinnamomum zeylanicum*	クスノキ科	セイロンニッケイ	cinnamon
シナモン・リーフ				cinnamon leaf
ジャスミン	*Jasminum grandiflorum*	モクセイ科	ソケイ	jasmine
ジュニパーベリー	*Juniperus communis*	ヒノキ科	セイヨウネズ	juniper berry
ジンジャー	*Zingiber officinale*	ショウガ科	ショウガ	ginger
スイート・マージョラム	*Origanum majorana*	シソ科	マヨラナ	sweet marjoram
スギ	*Cryptomeria japonica*	スギ科	ニホンリュウサンなど	japanese cedar
セージ	*Salvia officinalis*	シソ科	ヤクヨウサルビア	sage
ゼラニウム	*Pelargonium odoratissimum*	フウロソウ科	ニオイテンジクアオイ	geranium
ゼラニウム・エジプト				geranium egypt
ゼラニウム・ブルボン				geranium bourbon
タイム	*Thymus vulgaris*	シソ科	タチジャコウソウ	thyme
タラゴン（エストラゴン）	*Artemisia dracunculus*	キク科	タラゴン	tarragon (estragona)
ティートリー	*Melaleuca alternifolia*	フトモモ科	ギョリュウバイ	tea tree
ディル	*Anethum graveolens*	セリ科	イノンド	dill
ナツメグ	*Myristica fragrans*	ニクズク科	ニクズク	nutmeg
ニアウリ	*Melaleuca viridiflora*	フトモモ科	ニアウリ	niaouli
ニアウリ・シネオール				niaouli cineole
ニアウリ・リナロール				niaouli linalool

付録　精油一覧

精油名	学名	科名	和名	英名
ネロリ	Citrus aurantium var. amara	ミカン科	ダイダイ, トウカ (橙花)	neroli
バーベナ	Lippia citriodora	クマツヅラ科	ビジョザクラ	varvena
レモンバーベナ			コウスイボク, ボウシュウボク	lemon varvena
パイン	Pinus sylvestris	マツ科	アカマツ	pine
スコッチパイン				scotch pine
バジル	Ocimum basilicum	シソ科	メボウキ	basil
パチュリー	Pogostemon patchouli	シソ科	カッコウ	patchouli
ハッカ (薄荷)	Mentha arvensis	シソ科	ニホンハッカ	japanese peppermint
パルマローザ	Cymbopogon martini	イネ科	イトスギ	palmarosa
バレリアン	Valeriana officinalis	オミナエシ科	セイヨウカノコソウ	valerian
ヒソップ	Hyssopus officinalis	シソ科	ヤナギハッカ	hyssop
ヒノキ	Chamaecyparis obtusa	ヒノキ科	ヒノキ	cupressaceae
ヒバ	Thujopsis dolabrata	ヒノキ科	ヒバ	aomori hiba, noto hiba
フェンネル	Foeniculum vulgare var. amara	セリ科	ウイキョウ	fennel
プチグレン	Citrus aurantium var. amara	ミカン科	ダイダイ	petitgrein
ブラックスプルース	Picea mariana	マツ科	クロトウヒ	black spruce
ブラックペッパー	Piper nigrum	コショウ科	クロコショウ	black pepper
フランキンセンス	Boswellia carterii	カンラン科	ニュウコウ	frankincen
ベイ (ローレル)	Laurus nobilis	クスノキ科	ゲッケイジュ	bay (laurel)
ベチバー	Vetiveria zizanoides	イネ科	カスカスガヤ	vetiver
ペパーミント	Mentha piperita	シソ科	セイヨウハッカ	peppermint
ヘリクリサム (イモーテル)	Helichrysum angustifolium	キク科	ムギワラギク	helivhrysum (immortelle)
ベルガモット	Citrus bergamia	ミカン科	ベルガモット	bergamot
ベンゾイン	Styrax benzoin	エゴノキ科	アンソクコウ	benzoin
マートル	Mytus communis	フトモモ科	ギンバイカ	myrtle
マヌカ	Leptospermum scoparium	フトモモ科	ギョリュウバイ	manuka

マンダリン	*Citrus reticulata*	ミカン科	マンダリン	mandarin
ミルラ	*Commiphora myrrha*	カンラン科	モツヤク	myrrh
メリッサ、レモンバーム	*Melissa officinalis*	シソ科	コウスイハッカ	melissa, lemon balm
モミ	*Abies sibirica, Abies balsamea* *Abies firma, Abies sachainensis*	マツ科	モミ	japanese silver fir
ユーカリプタス		フトモモ科	ユーカリ	eucalyptus
ユーカリ・グロブルス (ユーカリ・ブルーガム)	*Eucalyptus globulus*			eucalyptus globulus
ユーカリ・ラジアータ	*Eucalyptus radiata*			eucalyptus radiata
ユーカリ・シトリオドラ (レモンユーカリ)	*Eucalyptus citriodra*			eucalyptus citriodra
ユズ	*Citrus junos*	ミカン科	ユズ	yuzu
ライム	*Citrus aurantifolia*	ミカン科	ライム	lime
ラバンジン	*Lavandula hybrida*	シソ科	ラバンジン	lavandin
ラベンサラ・アロマティカ	*Ravensara aromtica*	クスノキ科	ラベンサラ	ravensara aromatica
ラベンダー		シソ科	ラベンダー、ラワンデル	lavender
真正ラベンダー	*Lavandula officinalis*			lavender
スパイクラベンダー	*Lavandula spica*			spike lavender
レモン	*Citrus limon*	ミカン科	レモン	lemon
レモングラス	*Cymbopogon citratus*	イネ科	レモングラス、レモンガヤ	lemon grass
ローズ	*Rose centifolia, Rose damascena*	バラ科	バラ	rose
ローズオットー	*Rose damascena*	バラ科	バラ	rose otto
ローズウッド	*Aniba rosaeodora*	クスノキ科	シタン	rosewood
ローズマリー	*Rosmarinus officinalis*	シソ科	マンネンロウ	rosemary
ローズマリー・カンファー				rosemary camphor
ローズマリー・シネオール				rosemary cineol
ローズマリー・ベルベノン				rosemary verbenone

付録　希釈油一覧

希釈油名	学　名	科　名	英　名
アプリコットカーネル	*Prunus armeniaca*	バラ科	apricot kernel
アボカド	*Persea americana*	クスノキ科	avocado
亜麻仁	*Linum usitatissimum*	アマ科	flax oil
アルガン	*Argania spinosa*	アカテツ科	argan oil
アルニカ	Arnica montana	キク科	arnica
イブニングプリムローズ（月見草）	*Oenothera biennis*	アカバナ科	evening primrose
ウィートジャーム	*Triticum velgare*	イネ科	wheatgerm
オリーブ	*Olea europaea*	モクセイ科	olive
オリーブ・スクワラン（植物スクワラン）	*Olea europaea*	モクセイ科	squalane
カレンデュラ	*Calendula officinalis*	キク科	calendula
グレープシード	*Vitis vinifera*	ブドウ科	grape seed
ココナッツ	*Cocos nucifera*	ヤシ科	coconut
サンフラワー	*Helianthus annuus*	キク科	sunflower
スイートアーモンド	*Prunus amygdalus var. dulcis*	バラ科	sweet almond
セサミ	*Sesamum indicum*	ゴマ科	sesame
セント・ジョーンズ・ワート	*Hypericum perforatum*	テリハボク科	st. john's wort
カメリア（椿）	*Camellia japonica*	ツバキ科	camellia
パームカーネル	*Elaeis guineensis, Elaeis oleifera*	ヤシ科	palm kernel
ブラッククミンシード	*Nigella sativa*	キンポウゲ科	black cumin seed
ヘーゼルナッツ	*Corylus avellana*	カバノキ科	hazelnut
ベニバナ（紅花）	*Carthamus tinctorius*	キク科	safflower
ヘンプシード	*Cannabis sativa*	アサ科	hemp seed
ホホバ	*Simmondsia chinensis*	シモンジア科	jojoba
ボリジ	*Borago officinalis*	ムラサキ科	borage
マカダミアナッツ	*Macadamia ternifolia*	ヤマモガシ科	macadamia nut
ローズヒップ	*Rosa canina*	バラ科	rose hip

Trivial name (慣用名)	IUPAC 命名法

モノテルペン炭化水素類 mono terpene hydrocabon

ρ-cymene (パラシメン)	1-methyl-4-(1-methylethyl)benzene
fenchone (フェンコン)	1,3,3-trimethylnorbornane-2-one
pinene (ピネン)	
α-pinene (アルファピネン)	(1S, 5S)-2, 6, 6-trimethyl bicyclo[3.1.1]-2-heptene
β-pinene (ベータピネン)	(1S, 5S)-6, 6-dimethyl-2-methylenebicyclo[3.1.1]-2-heptane
limonene (リモネン)	4-isopropenyl-1-methylcyclohexene
myrcene (ミルセン)	7-methyl-3-methyleneocta-1, 6-diene
ocimene (オシメン)	
α-ocimene (アルファオシメン)	3, 7-dimethyl-1, 3, 7-octatriene
β-ocimene (ベータオシメン)	3, 7-dimethyl-1, 3, 6-octatriene
phellandrene (フェランドレン)	
α-phellandrene (アルファフェランドレン)	(R)-2-methyl-5β-isopropyl-1, 3-cyclohexadiene
β-phellandrene (ベータフェランドレン)	(S)-3-isopropyl-6-methylene-1-cyclohexene
sabinene (サビネン)	1-isopropyl-4-methylenbicyclo[3.1.0]hexane
terpinene (テルピネン)	
α-terpinene (アルファテルピネン)	1, 3-p-menthadiene
β-terpinene (ベータテルピネン)	1(7), 3-p-menthadiene
γ-terpinene (ガンマテルピネン)	1, 4-p-menthadiene

セスキテルペン炭化水素類 sesqui terpene hydrocabon

β-caryophyilene (ベータカリオフィレン)	(1R, 4E, 9S)-8-methylene-4, 11, 11-trimethylbicyclo[7.2.0]undec-4-ene
bisabolene (ビサボレン)	
α-bisabolene (アルファビサボレン)	4-(1, 5-dimethyl-1, 4-hexadienyl)-1-methylcyclohexene
β-bisabolene (ベータビサボレン)	[S(−)]-1-methyl-4-(5-methyl-1-methylene-4-hexenyl)cyclohexene
γ-bisabolene (ガンマビサボレン)	4-(1, 5-dimethyl-4-hexenylidene)-1-methyl-1-cyclohexene
cadinene (カジネン)	(1S, 4aβ, 8aβ)-decahydro-1β, 6β-dimethyl-4β-(1-methlethyl)didehydronaphthalen
chamazulene (カマズレン)	1, 4-dimethyl-7-ethylazulene
himachalene (ヒマカレン)	
α-himachalene (アルファヒマカレン)	(4aS)-2, 4a, 5, 6, 7, 8, 9, 9aβ-octahydro-3, 5, 5-trimethyl-9-methylene-1H-benzocycloheptene

Trivial name（慣用名）	IUPAC 命名法

セスキテルペン炭化水素類 sesqui terpene hydrocabon

himachalene（ヒマカレン）
  β-himachalene
  （ベータヒマカレン） (R)-2, 4a, 5, 6, 7, 8-hexahydro-3, 5, 5, 9-tetramethyl-1H-benzocycloheptene
  γ-himachalene
  （ガンマヒマカレン） [4aS(−)]-2, 4aβ5, 6, 7, 9aβ-hexahydro-3, 5, 5, 9-tetramethyl-1H-benzocycloheptene
fernesene（ファルネセン）
  α-fernesene
  （アルファファルネセン） (3E, 7E)-3, 7, 11-trimethyl-1, 3, 6, 10-dodecatetrene
  β-fernesene
  （ベータファルネセン） (6E)-7, 11-dimethyl-3-methylene-1, 6, 10-dodecatriene
γ-bisabolene
  （ガンマビサボレン） 4-(1, 5-dimethyl-4-hexenylidene)-1-methyl-1-cyclohexene
germacrene D（ゲルマクレン D） (1E, 6E, 8S)-1-methyl-5-methylene-8-isopropyl-1, 6-cyclodecadiene
terpinolene（テルピノレン） 1-methl-4-isopropylidene-1-cyclohexene

モノテルペンアルコール類 mono terpene alchol

citronellol（シトロネロール） 3, 7-dimethyl-6-octen-1-ol
geraniol（ゲラニオール） (E)-3, 7-dimethyl-2, 6-octadien-1-ol
linalool（リナロール） 3, 7-dimethyl-1, 6-octadien-3-ol
menthol（メントール） 2-isopropyl-5-methylcyclohexan-1-ol
nerol（ネロール） Z-3, 7-dimethyl-2, 6-octadiene-1-ol
terpinen-4-ol
  （テルピネン-4-オール） [S, (+)]-4-methyl-1-isopropyl-3-cyclohexen-1-ol
terpineol（テルピネオール）
  α-terpineol
  （アルファテルピネオール） 1-methyl-4-(1-hydroxy-1-methylethyl)-1-cyclohexene
  β-terpineol
  （ベータテルピネオール） 1-methyl-4-(1-methylethenyl)cyclohexanol

セスキテルペンアルコール類 sesqui terpene alchol

bisabolol（ビサボロール） bisabola-3, 7(11)-dien-10-ol
cedrol（セドロール） (3R, 6R)-2, 3, 4, 5, 6, 7, 8, 8a-octahydro-3, 6, 8, 8-tetramethyl-1H-3aα
elemol（エレモール） (1R)-4α-ethenyl-3β-(1-methylethyl)-α, α, 4-trimethyl-1β-cyclohexanemethanol
farnesol（ファルネソール） 3, 7, 11-trimethyl-2, 6, 10-dodecatrien-1-ol
nerolidol（ネロリドール） 3, 7, 11-trimethyl-1, 6, 10-dodecatrien-3-ol

Trivial name (慣用名)	IUPAC 命名法

セスキテルペンアルコール類 sesqui terpene alchol

pateholol (パチュロール)	(1R)-3, 4, 4aβ, 5, 6, 7, 8, 8a-octahydro-4α, 8aβ, 9, 9-tetramethyl-1α, 6α-methanonaphthalen-1β(2H)-ol
viridiflorol (ビリジフロロール), himbacool (ヒンバッコール)	(1aR)-1aβ, 2, 3, 4, 4aβ, 5, 6, 7, 7aα, 7bβ, -decahydro-1, 1, 4β, 7β-tetramethyl-1H-cycloprop[e]azulen-4α-ol

ジテルペンアルコール類 di terpene alchol

sclareol (スクラレオール)	(1R, αR, 4aα)-decahydro-2α-hydroxy-α, 2, 5, 5, 8aβ-pentamethyl-α-vinyl-1-naphthalene-1-propanol

フェノール類 phenol

carvacrol (カルバクロール)	6-methyl-3-(1-methylethyl)phenol
eugenol (オイゲノール)	4-allyl-2-methaxyphenol
thymol (チモール)	2-isopropyl-5-methylphenol

フェノールエーテル類 phenol ether

anethole (アネトール)	1-mthoxy-4-(1-propenyl)benzene
chavicol methyl ether (チャビコールメチルエーテル), estragole (エストラゴール)	1-allyl-4-methoxybenzene
safrole (サフロール)	1-allyl-3, 4-methylenebisoxybenzene

アルデヒド類 aldehyde

anisaldehyde (アニスアルデヒド)	1-methoxy-4-formylbenzene
cinnamaldehyde (シンナムアルデヒド, 桂皮アルデヒド)	(E)-3-phenylpropenal
citral* (シトラール)	3, 7-dimethyl-2, 6-octadienal
citronellal (シトロネラール)	3, 7-dimethyl-6-octen-1-al
cuminaldehyde (クミンアルデヒド)	4-(1-methylethyl)-benzaldehyde
geranial* (ゲラニアール)	(E)-3, 7-dimethyl-2, 6-octadienal
neral* (ネラール)	(Z)-3, 7-dimethyl-2, 6-octadienal
nonyl aldehyde (ノニルアルデヒド), nonanal (ノナナール)	1-octanecarbaldehyde

* シトラールは，ゲラニアールとネラールの混合体
シトラール，ネラールはシス-トランス異性体
ゲラニアール：α-シトラール(トランス体)
ネラール：β-シトラール(シス体)

Trivial name (慣用名)	IUPAC 命名法
ケトン類 ketone	
β-dione (ベータジオン), italidione (イタリジオン)	1,2-bis(3-iodophenyl)ethane-1,2-dione
camphor (カンファー)	1,7,7-trimethylbicyclo[2.2.1]heptan-2-on
jasmone (ジャスモン)	2-[(Z)-2-pentenyl]-3-methyl-2-cyclopenten-1-one
menthone (メントン)	(2S,5R)-trans-2-isopropyl-5-methylcyclohexane-1-on
pinocarvone (ピノカルボン)	6,6-dimethyl-2-methylenebicyclo[3.1.1]hepton-3-one
pulegone (プレゴン)	(R)-5-methyl-2-(1-methylethlidene)cyclohexanone
thujone (ツヨン, ツジョン)	1-isopropyl-4-methylbicyclo[3.1.0]hexane
verbenone (ベルベノン)	4,4,6-trimethylbicyclo[3.1.1]hept-3-en-2-on
エステル類 (ester)	
benzyl acetate (酢酸ベンジル)	benzenemethanol acetate
geranyl acetate (酢酸ゲラニル)	(E)-3,7-dimethyl-2,6-octadien-1-ol acetate
linalyl acetate (酢酸リナリル)	acetic acid 3,7-dimethyl-1,6-octadien-3-yl
methyl salicylate (サリチル酸メチル)	2-hydroxybenzoic acid methyl
オキシド類 oxide	
1,8-cineol (1,8-シネオール, ユーカリプトール)	1,3,3-trimethyl-2-oxabicyclo[2.2.2]octane
bisabolol oxide (ビサボロールオキシド)	
bisabolol oxide A (ビサボロールオキシドエー)	(3S)-tetrahydro-2,2,6-trimethyl-6β-[(S)-4-methyl-3-cyclohexen-1-yl]-2H-pyran-3-ol
bisabolol oxide B (ビサボロールオキシドビー)	2-[(2R,5S)-tetrahydro-5-methyl-5-[(R)-4-methyl-3-cyclohexene-1-yl]furan-2-yl]propane-2-ol
rose oxide (ローズオキシド)	1-[(tetrahydro-4-methyl-2H-pyran)-2-yl]-2-methyl-1-propen
ラクトン類 lactone	
alantolactone (アラントラクトン)	(3aR,5S,8aR,9aR)-3α,5,6,7,8,8a,9,9a α-octahydro-3-methylen-5β,8aβ-dimethylnaphtho[2,3-b]furan-2(3H)-one
bergapten (ベルガプテン)	4-methoxy-7H-furo[3,2-g][1]benzopyran-7-one
coumarin (クマリン)	3-chromen-2-one
psoralen (ソラレン)	7H-furo[3,2-g][1]benzopyran-7-one

a-, an-	無, 非	anoxia（無酸素症）, aphasia（失語症）
abdomino-	腹部の	abdominoperineal（腹会陰の）
acro-	先端, 末端	acromegaly（先端巨大症）
adeno-	腺	adenocarcinoma（腺癌）, adenoid（アデノイドの）
adipo-	脂肪	adipocyte（脂肪細胞）, adipogenesis（脂肪生成）
adreno-	副腎	adrenocortical（副腎皮質の）, adrenotropic（副腎刺激性の）
andro-	男性	androgen（アンドロゲン）
angio-	血管	angiogenesis（血管新生）, angiography（血管造影法）
ante-	前	antepartum（分娩前の）, anterior（前(方)の）⇔ post-
antero-	前	anterolateral（前外側の）⇔ postero-
anti-	反, 抗	antibody（抗体）, antibiotic（抗生剤）
arterio-	動脈	arteriosclerosis（動脈硬化）, arteriovenous（動静脈の）
arthro-	関節	arthrocentesis（関節穿刺）, arthropathy（関節症）
audio-	聴覚	audiogram（聴覚検査）, audiovisual（視聴覚の）
auto-	自己	autoimmunity（自己免疫）, autonomic（自律の）
bi-	二, 重	bilateral（両側の）, bigeminy（二段脈）
bio-	生	biopsy（生検）, bioengineering（生体工学）
brachy-	短	brachydactyly（短指症）
brady-	遅	bradycardia（徐脈）
broncho-	気管支	bronchoscopy（気管支鏡）, bronchodilator（気管支拡張剤）
carcino-	がん	carcinoma（がん）, carcinogenesis（発がん）
cardio-	心臓	cardiomegaly（心(臓)肥大）, cardiogenic（心原性の）
cephalo-	頭	cephalohydrocele（頭水瘤）, cephalometry（頭蓋計測法）
cerebro-	脳	cerebrovascular（脳血管の）, cerebromeningitis（脳脊髄膜炎）
chemo-	化学	chemotherapy（化学療法）, chemotaxis（走化性）
chole-	胆汁	cholelithiasis（胆石症）, cholestasis（胆汁うっ滞）
chondro-	軟骨	chondrosarcoma（軟骨肉腫）, chondronecrosis（軟骨壊死）
chromo-	色	chromosome（染色体）
con-	共に	concurrent（同時に）, concordant（一致した）
contra-	反対, 逆	contralateral（反対側の）, contraindication（禁忌）
cortico-	皮質	corticosteroid（副腎皮質ホルモン）
cysto-	囊胞, 膀胱	cystoscopy（膀胱鏡検査）, cystolithiasis（膀胱結石症）
cyto-	細胞	cytotoxicity（細胞傷害性）, cytology（細胞診断学）
de-	分離, 脱	dehydration（脱水）, detoxification（解毒）
derm[at]o-	皮膚	dermatology（皮膚科学）, dermography（皮膚描記法）
dextro-	右	dextrocardia（右胸心）⇔ sinistro-
di-	二	dimer（二量体）, diphasic（二相性の）
dia-	通って	diaphragma（横隔膜）, diathermia（ジアテルミー）
dis-	分離	discordance（不一致）, discomfort（不快感）
dorso-	背	dorsolateral（背側の）⇔ ventro-

dys-	困難, 不良	dysmenorrhea (月経困難), dyspepsia (消化不良)
ecto-	外	ectoderm (外胚葉), ectopic (異所性の) ⇔ endo-
electro-	電気	electrocardiogram (心電図), electrocautery (電気メス)
en-	中	encapsulated (被包された), encasement (内包)
endo-	内	endogenous (内因性の), endocrine (内分泌) ⇔ exo-
entero-	腸	enterococcus (腸球菌), enterotoxin (腸毒素)
epi-	上	epidural (硬膜外), epithelium (上皮)
erythro-	赤	erythrocyte (赤血球), erythropoietin (エリスロポエチン)
eu-	正常, 良好	euthyroid (正常の甲状腺機能), euglycemia (正常血糖)
ex-	外	excretion (排泄), external (外の) ⇔ in-
exo-	外	exocrine (外分泌), exophthalmos (眼球突出) ⇔ endo-
extra-	外	extracellular (細胞外), extravasation (血管外遊出) ⇔ intra-
fibro-	線維	fibroblast (線維芽球), fibrosis (線維化)
gastro-	胃	gastroscopy (胃内視鏡検査), gastrostomy (胃瘻造設)
glyco-	糖	glycogen (グリコーゲン), glyconeogenesis (糖質新生)
gyneco-	婦人	gynecology (婦人科学), gynecomastia (女性化乳房)
hemi-	半分	hemiplegia (半側麻痺), hemisphere ((脳)半球)
hemo-	血液	hemoglobin (ヘモグロビン), hemostasis (止血)
hepato-	肝	hepatoma (肝腫瘍), hepatomegaly (肝腫大)
hetero-	異種	heterogeneous (不均質の), heterozygous (異型接合の) ⇔ homo-
homeo-	同種	homeostasis (恒常性)
homo-	同種	homogeneous (均質の), homozygous (同型接合の) ⇔ hetero-
hydro-	水	hydronephrosis (水腎症), hydrophilic (親水性の)
hyper-	過度, 上	hyperthyroidism (甲状腺機能亢進), hypertension (高血圧) ⇔ hypo-
hypo-	下, 低下, 不全, 欠損	hypoxia (低酸素症), hypoglycemia (低血糖) ⇔ hyper-
hystero-	子宮	hysterooophorectomy (子宮卵巣摘出術)
iatro-	医師, 医療	iatrogenic (医原性)
idio-	特殊	idiopathic (特発性)
in-	内, 無	inspiration (吸息, 吸入), insufficiency (不全)
infra-	下方	infracostal (肋骨下の), infraorbital (眼窩下の) ⇔ supra-
inter-	間, 中間	intercostal (肋間の), interstitial (間質の)
intra-	内	intracellular (細胞内), intravenous (静脈内) ⇔ extra-
ipsi-	同	ipsilateral (同側の)
iso-	等, 同	isotope (同位元素), isozyme (同位酵素)
juxta-	近傍	juxtaglomerular (傍糸球体の), juxtaposition (近位)
kerato-	角質	keratosis (角化症), keratolysis (表皮剥脱)

laparo-	腹	laparoscopy（腹腔鏡），laparotomy（開腹術）
leuko-	白	leukocyte（白血球），leukoplakia（白斑症）
levo-	左	levocardia（左胸心）
lipo-	脂肪	lipogenesis（脂肪形成），liposarcoma（脂肪肉腫）
litho-	石	lithotomy（切石術），lithogenesis（結石形成）
macro-	巨大	macroscopic（肉眼の），macrophage（マクロファージ，大食細胞）⇔ micro-
mal-	不良	malnutrition（栄養不良），malformation（奇形）
mega-	巨大	megacolon（巨大結腸），megakaryocyte（巨核球）
melano-	黒	melanoma（黒色腫），melanocyte（メラニン形成細胞）
meningo-	髄膜	meningitis（髄膜炎），meningoencephalitis（髄膜脳炎）
meno-	月経	menopause（閉経），menorrhea（月経）
meso-	中, 間	mesocolon（結腸間膜），mesoderm（中胚葉）
meta-	後, 変化	metastasis（転移），metabolism（代謝）
micro-	微小	microorganism（微生物），microscope（顕微鏡）⇔ macro-
mono-	単	monocyte（単球），monoclonal（単クローンの）
multi-	多	multicentric（多中心性の），multiple（多発性の）
myelo-	骨髄	myeloma（骨髄腫），myelocyte（骨髄球）
myo-	筋	myocarditis（心筋炎），myoma（筋腫）
neo-	新	neoplasm（悪性新生物），neonate（新生児）
nephro-	腎	nephropathy（腎症），nephrosis（ネフローゼ）
neuro-	神経	neuropathy（神経障害），neurotransmission（神経伝達）
normo-	正常	normotensive（正常血圧の），normothermia（正常体温の）
oligo-	欠乏	oliguria（乏尿），oligohydrosis（発汗過少症）⇔ poly-
omo-	肩, 生（なま）	omodynia（肩痛），omotocia（早産）
onco-	腫瘍	oncogene（がん遺伝子），oncology（腫瘍学）
ophthalmo-	眼	ophthalmology（眼科学），ophthalmoscope（検眼鏡）
ortho-	直	orthopnea（起座呼吸），orthostatic（直立の）
osteo-	骨	osteoporosis（骨粗鬆症），osteoclast（破骨細胞）
pan-	汎, 全体	pancytopenia（汎血球減少症），pandemic（汎発性流行の）
para-	傍, 対	parathyroid（副甲状腺），paraplegia（対麻痺）
patho-	病気	pathology（病理学），pathogen（病原体）
pedo-	足	pedometer（歩数計），pedology（小児科学）
per-	通して	percutaneous（経皮的），peroral（経口的）
peri-	周りの	perinatal（周産期の），perivascular（血管周囲の）
phlebo-	静脈	phlebitis（静脈炎），phlebotomy（瀉血）
pneumo-	肺	pneumothorax（気胸），pneumococcus（肺炎球菌）
polio-	灰色	poliomyelitis（灰白髄炎）
poly-	多	polycystic（多嚢胞の），polyuria（多尿）⇔ oligo-
post-	後	postoperative（術後の），postmortem（死後の）⇔ pre-
postero-	後	posterolateral（後外側の）⇔ antero-

pre-	前	preoperative（術前の），premedication（麻酔前投薬）⇔ post-
pro-	前	prophylaxis（予防），prothrombin（プロトロンビン）
proto-	原	prototype（原型），protozoa（原生動物）
pseudo-	偽	pseudomembrane（偽膜），pseudomyxoma（偽性粘液腫）
psycho-	精神	psychology（心理学），psychotherapy（心理療法）
radio-	放射(性,能)	radiotherapy（放射線治療法），radioactivity（放射活性）
re-	再	reoperation（再手術），regeneration（再生）
reno-	腎	renogram（レノグラム），renovascular（腎血管の）
retro-	後ろ	retroperitoneum（後腹膜），retrograde（逆行性の）⇔ ante-
rhino-	鼻	rhinorrhea（鼻汁），rhinolaryngitis（鼻咽頭炎）
sarco-	肉	sarcoidosis（類肉腫症，サルコイドーシス），sarcoma（肉腫）
scleo-	硬	scleoderma（硬皮症），sclerotherapy（硬化療法）
semi-	半ば	semicoma（半昏睡），semilunar（半月状の）
sero-	血清	seronegative（血清学的陰性），serology（血清学）
somato-	体	somatotropic（成長ホルモンの），somatosensory（体性感覚の）
spodylo-	脊椎	spondylolysis（脊椎分離症），spondylomyelitis（灰白髄炎）
steato-	脂肪	steatorrhea（脂肪便），steatosis（脂肪変性）
sub-	下方	subcutaneous（皮下），subphrenic（横隔膜下の）
super-	上,過度の	superoxide（過酸化物），superfamily（類似遺伝子群）
supra-	上方	supraclavicular（鎖骨上の），suprarenal（腎上の，副腎の）⇔ infra-
syn-	共,結合	synthesis（合成），synergy（相乗作用）
tachy-	速	tachycardia（頻脈）⇔ brady-
thermo-	熱	thermometer（体温計），thermography（サーモグラフィ）
thoraco-	胸	thoracotomy（開胸術），thoracoscope（胸腔鏡）
thrombo-	血栓	thromboembolism（血栓塞栓），thrombectomy（血栓除去）
trans-	通って	transplantation（移植），transluminal（経腔(管)的に）
tri-	三	trilogy, triad（三主徴），tricuspid（三尖弁の）
ultra-	超	ultrafiltration（限外濾過），ultrasound（超音波）
un-	無,未	unconsciousness（無意識），undifferentiation（未分化）
uni-	単一	unilateral（一側性の），unidirectional（一方向の）
uro-	尿	urology（泌尿器学），urogenital（泌尿生殖器の）
vaso-	血管	vasodilator（血管拡張），vasospasm（血管攣縮）
ventriculo-	心室,脳室	ventriculography（心室(脳室)造影法），ventriculotomy（脳室切開術）
ventro-	腹	ventrolateral（腹側外側の）⇔ dorso-

-algesia	痛	analgesia（無痛症），hyperalgesia（痛覚過敏）
-algia	痛	neuralgia（神経痛），arthralgia（関節痛）
-ase	酵素	transaminase（アミノ基転移酵素），protease（タンパク質分解酵素）
-blast	芽球	lymphoblast（リンパ芽球），osteoblast（骨芽球）
-cele	瘤	encephalocele（脳瘤），hydrocele（水瘤）
-centesis	穿刺	thoracocentesis（胸腔穿刺），paracentesis（穿刺）
-coccus	球菌	staphylococcus（ブドウ球菌），pneumococcus（肺炎球菌）
-cyte	細胞	lymphocyte（リンパ球），erythrocyte（赤血球）
-derma	皮膚	scleroderma（硬皮症），erythroderma（紅皮症）
-ectasis	拡張	teleangiectasis（毛細血管拡張症），bronchiectasis（気管支拡張症）
-ectomy	切除	appendectomy（虫垂切除術），gastrectomy（胃切除術）
-emia	血液の状態	anemia（貧血），leukemia（白血病）
-gen	〜生じたもの	allergen（アレルゲン），antigen（抗原）
-genesis	発生	carcinogenesis（発がん），embryogenesis（胚形成）
-gram	図，記録	electrocardiogram（心電図），electroencephalogram（脳波）
-graphy	造影，記録	angiography（血管造影法），pyelography（腎盂造影法）
-ism	状態	hyperthyroidism（甲状腺機能亢進症），metabolism（代謝）
-itis	炎症	gastritis（胃炎），pancreatitis（膵炎）
-logy	学	hematology（血液学），psychology（心理学）
-lysis	溶解	hemolysis（溶血），enterolysis（腸管癒着剥離）
-malacia	軟化症	osteomalacia（骨軟化症），encephalomalacia（脳軟化症）
-megaly	肥大	splenomegaly（脾腫），cardiomegaly（心肥大）
-meter	計測器	spirometer（肺活量計），carorimeter（熱量計）
-oid	類似，様	opioid（アヘン様合成麻酔薬），sarcoid（類肉腫）
-oma	腫瘍	myoma uteri（子宮筋腫），carcinoma（がん）
-osis	症，増加	leukocytosis（白血球増加症），plasmacytosis（形質細胞増加症）
-pathy	症，疾患	nephropathy（腎症），neuropathy（神経障害）
-penia	欠乏	neutropenia（好中球減少症），thrombocytopenia（血小板減少症）
-pexy	固定	omentopexy（大網固定術），gastropexy（胃固定術）
-phagia	嚥下，食べる	aerophagia（空気嚥下症），dysphagia（嚥下障害）
-phasia	言語	aphasia（失語症）
-phonia	声	aphonia（失声症），rhinophonia（鼻声）
-plasia	形成	hyperplasia（過形成），metaplasia（異形成）
-plasty	形成術	angioplasty（血管形成術），tympanoplasty（鼓室形成術）
-plegia	麻痺	hemiplegia（片麻痺），paraplegia（対麻痺）
-pnea	呼吸	apnea（無呼吸），dyspnea（呼吸困難）
-poiesis	生産	erythropoiesis（赤血球産生），hematopoiesis（造血）

-ptosis	下垂	gastroptosis (胃下垂), blepharoptosis (眼瞼下垂)
-rrhaphy	縫合	herniorrhaphy (ヘルニア縫合), perineorrhaphy (会陰縫合)
-rrhea	流出, 漏出	lymphorrhea (リンパ漏), diarrhea (下痢)
-sclerosis	硬化	nephrosclerosis (腎硬化症), arteriosclerosis (動脈硬化症)
-scope	鏡	gastrofiberscope (胃内視鏡), laparoscope (腹腔鏡)
-stasis	うっ滞	cholestasis (胆汁うっ滞), hemostasis (止血)
-stomy	開口	colostomy (人工肛門造設), gastrojejunostomy (胃空腸吻合)
-tomy	石灰	tracheotomy (気管切開), laparotomy (開腹術)
-trophy	栄養	hypertrophy (肥大), atrophy (萎縮)
-uria	尿	anuria (無尿), polyuria (多尿)

年　代	世　界	日　本
BC 50000〜BC 40000 年	オーストラリアの先住民がティートリーを傷薬として用いる.	
BC 4000 年頃	メソポタミアで芳香物質が宗教儀式，疫病に対抗するために使われる.	
BC 3000 年頃	エジプトで芳香物質を宗教儀式や香料，医療，化粧のために薫香，浸剤として使われる.	
BC 1300 年頃	ツタンカーメン王墓に香油が埋葬される.	
BC 1200 年頃	インドで聖典『リグ・ヴェーダ』編纂.	
BC 1000 年頃	『アタルヴァ・ヴェーダ』編纂.	
BC 460〜BC 375 年	ヒポクラテス：医学の祖，弟子らによりヒポクラテス全集が編纂される.	
BC 370〜BC 285 年頃	テオフラストス：植物学の祖，『植物誌』を著す.	
BC 330 年頃	アレクサンドロスが東方遠征を行い，東西の香りが交流する.	
23 頃〜79 年	プリニウス：博物学の祖，『博物誌』を編纂.	
50〜70 年	薬学の祖ディオスコリデスが『マテリア・メディカ（薬物誌）』を編纂.	
129〜199 年頃	ガレノスが古代医学の集大成とされるコールドクリームを創始する.	
2 世紀頃	インド二大古典医学書の一つ『チャラカ・サンヒター』が編纂される.	
2〜3 世紀頃	中国で，生薬の薬効について述べられた最古の薬物（本草）書『神農本草経』がまとめられる.	
3〜4 世紀頃	インド二大古典医学書の一つ『スシュルタ・サンヒター』が編纂される.	
589 年		仏教伝来.
595 年		香木（沈香）が日本（淡路島）に伝わる.

年　代	世　界	日　本
5世紀末〜6世紀初頭	陶弘景が『神農本草経集注』を記す．	
753年		鑑真が沈香，白檀などの香薬を調合して作る薫物を伝える．
平安時代前期		京都離宮八幡宮（大山崎町）で長木（油搾り道具）による搾油が行われる．
918年頃		日本最古の薬物事典『本草和名』が深根輔仁によって編纂される．
平安時代		宮廷を中心に空薫物として部屋や着物に香をたきしめる「移香」が楽しまれる．
980〜1037年	イブン・シーナが精油蒸留法を確立し，『医学典範（カノン）』を記す．	
1095〜1291年	十字軍の遠征により地中海分化が交流．東西のハーブ，スパイス，アラビア医学，水蒸気蒸留法が欧州に伝わる．	
1140年	シチリアにて国王より医師免許（開業許可）が出される．	
1173年	サレルノ医科大学にてサレルノ養成訓(サレルノ健康法)がまとめられる．	
鎌倉時代		薫物に代わり香木そのものが好まれ，聞香の方法が確立される．
1220年	モンペリエにて医学教師らがギルド（組合）を結成する．	
1289年	モンペリエ大学にて国籍や宗教を問わず医学教育が行われる．	
室町時代		香道が芸道として確立される．
1370年	蒸留されたローズマリーとタイムにアルコールを注いだハンガリアンウォーターが作られる．	
室町時代後期		香木の判定法（六国五味）や組香が体系化される．

年代	世界	日本
1493〜1541年	パラケルススが錬金術を行う．	
1569年	ウィーン写本（マテリア・メディカ）が作られる．	
1597年	ジョン・ジェラートが『本草あるいは一般の植物誌』を記す．	
江戸時代		中国から線香の製造技術が伝わる．
1616年	ニコラス・カルペッパーが『薬草誌』を記す．	
1640年	ジョン・パーキンソンが『広範囲の本草学書』を記す．	
1709年	フェミニスが胃薬として用いられるオーアドミラブル（ケルン水）を創出する．	
1742年	ケルン水がオーデコロンとして商標登録される．	
1872年以降		香水（においみず）として桜水，白薔薇など国産の洋風フレグランスが発売される．
1920年代	ジョバンニ・ガッティーが精油の心理作用を研究する．	
1937年	ルネ・モーリス・ガットフォセが『芳香療法』を著す．	
1930年代	レナード・カヨラが精油の心理作用とスキンケアへの応用研究を行う．	
1933年		北見薄荷工場が完成し，ニホンハッカ油の生産が始まる．
1961年	マルグリット・モーリーが著書『生命と若さの秘密』にて精油を利用したトリートメントの方法を示す．	
1964年	ジャン・バルネが軍医として精油を使用し効果を実証する．	

年　代	世　界	日　本
1970年代	パオロ・ロベスティが香りの心理的・精神的効果の有効性を発見する．	
1978年	ロバート・ティスランドが『アロマセラピーの理論と実際』を記す．	
1980年代		日本にアロマテラピーが伝わる．
1990年代		各地でアロマテラピースクールが開設される．
1995年		アロマテラピーが急速にマスコミで紹介され始める．
1997年7月		日本アロマセラピー学会の前身であるメディカルアロマセラピー連絡会発足．
1997年11月		日本アロマセラピー学会(JSA)設立．
1998年2月		第1回日本アロマセラピー学会学術総会開催（大阪）．
2001年10月		第1回日韓アロマセラピー会議開催（京都）．
2011年4月		一般社団法人 日本アロマセラピー学会設立．
2012年8月		第1回国際アロマセラピー会議開催（京都）．

アロマセラピー用語集

平成 25 年 10 月 20 日　発　行

編　者　　日本アロマセラピー学会

発行者　　池　田　和　博

発行所　　丸善出版株式会社
　　　　　〒101-0051　東京都千代田区神田神保町二丁目17番
　　　　　編集：電話(03)3512-3263／FAX(03)3512-3272
　　　　　営業：電話(03)3512-3256／FAX(03)3512-3270
　　　　　http://pub.maruzen.co.jp/

© Japanese Society of Aromatherapy, 2013

組版印刷・中央印刷株式会社／製本・株式会社 星共社

ISBN 978-4-621-08718-3 C 3547　　　　　Printed in Japan

本書の無断複写は著作権法上での例外を除き禁じられています．